森田療法と精神分析的精神療法

Morita Therapy and Psychoanalytic Psychotherapy

北西憲二／皆川邦直／三宅由子／長山恵一／豊原利樹／橋本和幸 著

Kenji Kitanishi, Kuninao Minagawa, Yuko Miyake, Keiichi Nagayama, Toshiki Toyohara, Kazuyuki Hashimoto

はじめに

この本にまとめられている論文はわれわれが二十年余にわたって続けてきた研究会の成果の一部である。一部といったのは、それぞれのメンバーがこの研究会でのやり取りを通して有形、無形の影響を受け、それが臨床実践として生かされ、あるいはすでにそれぞれの論文として発表しているものも少なからずあるからである。

まず読者の理解のために、この研究会の成り立ちとその後の経緯を述べ、それとの関連からここに納められている論文の位置づけについて解説をし、それを序に代えたいと思う。

この研究会は、一九八五年に私が東京都精神医学総合研究所に赴任したばかりの皆川邦直を訪れたときから始まる。そこで皆川と私が話し合い、森田療法と精神分析的精神療法の比較研究を行なおうと、この領域に興味あるメンバーに声をかけて研究会はスタートした。そのきっかけは近藤喬一先生が作ってくれた。一九八四年第二回森田療法学会が浜松で行なわれ、そのシンポジウム「精神療法とは何か」の司会の近藤喬一先生とシンポジストの小此木啓吾先生との間で「これからはお互い直接話し合うような比較研究も必要ですよね」という会話がなされたという。その後、近藤先生と私が何かの折に話し合ったときにこのことが話題に上った。近藤先生は当時、東京都精神医学総合研究所の非常勤研究員を務めており、比較研究に興味を持った私に皆川と話し合ってみるように勧めてくれた。

私は当時、東京慈恵会医科大学第三病院で森田療法の専門施設での治療に携わりながら、森田療法の研究に従事していた。その研究テーマは、「森田療法の治療構造の意味とは」「そこでの患者の変容過程とは」「そこでの治療者－患者関係の意味とは」などであり、今までの研究方法では不十分であると考えていた。当時の第三病院のメンバーの合言葉は「構造に言葉を与えよ」であった。それはこの本でも一つの大きなテーマとなるのだが、森田療法における不問ということはいったいどのような意味があるのか、それを明らかにしたいという意味が込められている。不問とは直接的には患者の症状を取り上げないことで、さらには内面を問わないこと、そして言語的な介入よりも直接的な体験を重視する森田療法の伝統的な治療者の態度を指すものである。このような問題意識から私は一緒に治療を行なっていたメンバーにいろいろなところで勉強してくるように勧めていた。

さて皆川と話し合い、症例検討を中心に研究会を進めていった。お互いの学派では自明のことも、実はそうでない、人間の理解の方法や患者の変化のプロセスが分からない、ということが次第に共有されてきた。それをお互いに理解し合うことが、相互の臨床の幅を広げ、さらには精神療法の領域を豊かにするのではないか、と考えるようになった。そして学会にその成果を発表しようという機運が高まってきたときに、精神医学の方法論や疫学、統計の専門家である三宅由子が加わった。この研究会が発足して二、三年のわれわれの試行錯誤が、本書第Ⅰ部第1章「比較研究の方法論」としてまとめられている。比較研究を行なううえでの道しるべに現在でもなりうるものと考えている。これは一九九〇年に『精神科治療学』第五巻二号に載っている論文がもととなっている。

そしてわれわれの最初の発表は、一九八七年東京慈恵会医科大学森温理教授(当時)が会長で主催した第八三回日本精神神経学会であった。そこで「森田療法と精神分析的精神療法の比較研究その（1）対象選択プロセスについて」(『精神神経誌』八九巻、一九八七年、九六七頁)、「その（2）治療対象の比較」(同、八九巻、一九八七年、九六八頁)を発表した。われわれはこの研究会の当初からそれぞれの治療対象の精神病理理解やその対象選択プロセスに興味を持ち、症例を通して議論を重ねていた。これらの発表をもとに、『精神科治療学』に、本書

第Ⅰ部第1章、第3章のもととなる論文を発表した。

それ以後、第八四回日本精神神経学会で「その（3）同一症例に対する初回面接の比較」（『精神神経誌』九〇巻、一九八八年、一一三五頁）、「その（4）「葛藤」の定義の再検討——同一症例の検討を通して」（同、九〇巻、一九八八年、一一三六頁）、第八五回日本精神神経学会で「その（5）対人恐怖の診断の手続きと精神病理理解の異同について」（『精神神経誌』九一巻、一九八〇年、一〇九二頁）、「その（6）治療適応の相違について」（同、九二巻、一九九〇年、九二四頁）、「その（7）心理検査からみた病態と治療適応」（同、九二巻、一九九〇年、九二五頁）などを発表した。

そして症例の相互の提示と検討を進めながら、われわれの成果を論文にしていこうということになった。まず『精神科治療学』にケース・カンファランスとして「恐慌性障害（不安神経症）患者の診断手順と治療可能性について」（四巻、一九八九年、一五八七–一五九六頁）、「対人恐怖（赤面恐怖）患者の診断手順と治療可能性について」（五巻、一九九〇年、四二六–四三六頁）、「対人恐怖（自己臭恐怖）患者の診断手順と治療可能性について」（五巻、一九九〇年、一一九五–一二〇四頁）、「確認強迫を伴った対人恐怖（自己・他者視線恐怖）患者の診断手順と治療可能性について」（五巻、一九九〇年、一五七九–一五八七頁）を発表した。

相互の精神病理理解、治療への導入、治療経過、そして治療者–患者関係、特に転移の扱いをめぐっての論議を論文にまとめる作業は意外に難航した。それらをまとめてアメリカの雑誌に投稿したが、はっきりとした理由もなく掲載を断られた。そのもととなった論文が第2章「精神病理学と治療論の比較」である。われわれはこの論文で比較研究という方法論を使って、各々の精神病理学と治療論、特に転移に注目した治療者–患者関係を初めて明確化できたのではないか、と考えている。特に治療者の主たる機能が、リアルパーソン対スクリーンとしてまとめられたことは、森田療法の臨床を考えるうえで非常に役に立った。

第3章「治療対象の比較」はわれわれの研究会における論議と臨床的実感が図表となってきれいに現れてい

る。森田療法に関してのこれらの傾向は現在でもほぼ入院に関しては変わらないのではないか、と考えている。第4章の「診断面接の比較　第1節　同一症例初回面接の比較」は出来上がるまでに難航した論文である。同じ症例について、私と皆川が同じ日に面接を行ない、それを患者の承諾を得て、ビデオに撮った。それをすべてテキストとして起こし、分析したものである。このような試みは世界でもめずらしく、お互いの精神病理学と面接方法を浮かび上がらせる優れた方法論であろう。これらのテキストを文章ごとに概念化し、名前を付けるという作業がまず大変であった。今でいう質的研究である。この作業は繰り返し行なわれ、特に皆川のこだわりはかなりのものだった。三宅もそのたびにデータを組み替えしなくてはならないので大変だったと思う。そして最終的な論文にする前でわれわれの作業はとどまっていたのであるが、もういちど今見直してみると、お互いの精神病理学とそれを明らかにするための介入方法の違いが見事に現れている。当時の三宅の苦労が報われたと感じている。そしてこの研究会の最初のころのメンバーだった守屋と共同研究者の山科により、この同一症例の解析が違った立場からなされ、それを第4章第2節に特別に寄稿してもらった。さらに二つの精神療法の特徴が浮き彫りになったと思われる。

ここまでがわれわれの研究会の一九九〇年代半ばまでの仕事である。特に森田療法では伝統的治療法である入院森田療法がその比較検討の対象となっている。森田療法も現在ではむしろ外来森田療法が治療の主流となっているが、入院森田療法の構造に言葉を与え、その意味をわれわれなりに汲み取ったことから外来森田療法の技法が発展していったと私は考えている。そこでもこの比較研究の意義は大きかった。

その後もこの研究会はメンバーが変化しながら、現在まで続いているのだが、三、四年前からわれわれの仕事を一冊の本にまとめることにした。そこで森田療法と精神分析的精神療法の重要な概念を取り出し、現在のメンバーで論議し、それを橋本がまとめたものが、第5章の「専門用語の相互理解をめぐって」である。橋本によってわれわれは二つの療法を理解するための地図を手に入れたことになる。橋本は、東京慈恵会医科大学第三病院で森田療法を学びながら、皆川の精神分析的精神療法のスーパービジョンを受けたいわばバイリンガルである。この役割にうってつけの人である。

そしてこの第Ⅰ部の最後は第6章「治療技法・治療構造・治療概念の比較」と題された長山論文である。長山はこの研究会の当初からのアクティブなメンバーで、研究会の議論の積極的な参加者であるとともに、独自に比較精神療法を展開していった人である。特に精神療法の空間論については鋭い見識をもつ。第2章と読み比べていただくと、この研究会の共通理解の到達点がわかると思う。

第Ⅱ部は、第Ⅰ部とやや異なった成り立ちをもつ。本をまとめていく作業のなかでわれわれの興味はこれらの精神療法の創始者である森田とフロイトの精神病理論と治療論および治療実践に向かった。そこで私と皆川が二人の創始者の精神病理論、治療論について書くことにした。われわれ二人は、森田とフロイトの理論構築と実践のあとを比較的忠実にたどり、それらを明確にしようと試みた。第Ⅱ部第7章「森田正馬の精神病理学と治療論」、第10章「フロイトの精神病理学と治療論」を読み比べてもらうと森田とフロイトの特徴がよくわかると思う。それは二人の個性を超えて、東洋と西洋という違いも反映しているようでもある。それについては第12章「森田とフロイト――人間理解の方法論をめぐって」を参照してほしい。

森田は治療実践の人である。その当時のいわゆる神経衰弱者（今でいう不安障害――なかでも強迫的な恐怖症者）への優れた治療の実践者であった。たぶん当時、世界でこのようなタイプの患者を最も多く治した人であろう。そこで彼は多くの真実をつかんでいたはずだが、それを理論化する努力よりも、むしろ治すことそのものに情熱を傾けた人であった。彼の業績をたどっていくと自己治癒と治療実践が先行し、それに引き続いて東洋的な認識論に基づいた理論が作られていったということがよくわかる。彼の面目躍如は、面接や形外会という患者との集まりの記録にある。そこで彼は自在に患者の神経症的認識を浮き彫りにし、それに対する修正を迫っていくのである。私にとって森田の業績をまとめる作業は、そのまま自分の臨床に直結するものであった。

皆川のまとめたフロイト論は、森田と対照的である。フロイトはなによりも理論化に対する激しいそして執拗とも思える情熱を持った人であった。彼にとってメタサイコロジーの構築こそ何よりも優先すべきことであったように感じられる。したがって森田の精神病理学はそのまま治療論に直結するのであるが、フロイトの精神病理論学は臨床という枠組みを超えて、人間の構造的理解や発達論、家族論、文化論とつながっていく。それは二十世紀の人間哲学といってもよいと思う。森田が一方では理論にすぎると攻撃したのも、自分の精神療法の独自性を主張したいという新しい精神療法が生まれたときの差別化の欲求を差し引いても、森田の立場からいえばさもありなんと思う。

さて森田とフロイトの臨床に立ち帰って、その特徴を明らかにしたいというわれわれの願望が、豊原の森田、およびフロイト症例の分析となって現われている。森田の根岸症例（第8章）、通信治療症例（第9章）、そしてフロイトのラット・マン症例（第11章）は、この研究会で二年以上にわたって月に一回論議した。森田の症例では明治、大正時代の悩みを持った若者が森田の自在な介入によって変化していく様子が生き生きと描かれている。フロイト症例では、フロイトがみずから作り上げようとしている精神病理学をラット・マンに見て取ろうとしていく飽くなき理論化への追求が印象的であった。ここで記述されている森田、フロイト症例とも豊原の思いと相まって十九世紀当初の創成期の森田療法と精神分析の現場が生々しくわれわれに迫ってくる。豊原は当初、森田療法を学び、後に精神分析的精神療法を学んだ人である。その解釈は、対象関係論や自己心理学に基づいている。われわれの研究会の始まりに、森田療法と精神分析的精神療法の相互理解のためにコフートの自己心理学を用いたことを思い出させて興味深いものがある。自己心理学、特に自己愛理論は森田療法を理解するうえで重要な橋渡し概念となりうる。

そして私の立場から、第12章で森田とフロイトの人間理解の方法論について論じた。

十九世紀末から二十世紀にかけていわば大精神療法の時代であった。われわれはこの時代に二つのいわば対極的な精神療法を手に入れたことを感謝すべきであろう。フロイトは森田を知らず、森田は決してフロイトを正しく理解したとは思えないが、これら二つの精神療法の本質的特徴を理解し、日常臨床に役立たせ、さらに理論的な照合を行なうことはわれわれの役割であろう。これらの検討がさらにわれわれの臨床を豊かにするだけでなく、今後の精神療法の治療論に寄与することが望まれる。本書がその第一歩となれば望外の喜びである。

最後に三宅が、フロイトと森田の時代背景についてまとめた（第13章）。この年表を参照されながら、おのおのの精神病理学や治療論、治療実践を読んでいただければ、読者の理解はさらに深まるものと思われる。

本書を作ることになった研究会のメンバーは、研究会を通して二つの精神療法について深く知ることになった。私と皆川はお互いの精神療法を学ぶことによってさらに自分のよって立つ精神療法の本質的特徴を深く知り得たと思う。そして自分の行なっている精神療法が自分のアイデンティティだという確信を強めた。長山、豊原、橋本はいわば両方の精神療法をトレーニングとして学んだわけだが、それぞれの論文を読んでいただければわかるように、それぞれ主として自分が依拠する精神療法があり、それを補完する意味でほかの精神療法があるといってよいだろう。よい臨床とは、多くの場合、折衷的な精神療法である。森田療法あるいは精神分析的精神療法にその主たる立場をおくにしても、患者をどのように理解し、どのような介入を行なうかを決めるときに、ほかの精神療法を知っていることは決して意味のないことではないだろう。

私の経験では、このような形で精神分析的精神療法を学ぶことは、森田療法をさらに深く知る機会を増やすとともに、その実際の精神療法をより柔軟に行なうことを可能とした。さらに必要に応じて力動的な観点を自らの臨床に組み込むことで、自分自身の森田療法理解と治療実践がより幅広いものになった。

最後に、このような研究会を作るきっかけを作っていただいた町田市民病院神経科近藤喬一医長（当時）、慶応義塾大学医学部精神神経科学教室・保崎秀夫教授（当時）、小此木啓吾助教授（当時）、東京都精神医学総合研究所・吉松和哉参事研究員（当時）に感謝の意を捧げたい。

また研究会の当初のメンバーで熱心に討議をともにしてくれた橋本元秀氏（元・井の頭病院院長）、栢野雅之氏（当時、井の頭病院）、立松一徳氏（当時、東京慈恵会医科大学第三病院精神神経科）、中村敬氏（東京慈恵会医科大学第三病院精神神経科）、深津千賀子氏（当時、慶応義塾大学医学部精神神経科）、久保田幹子氏（当時、東京慈恵会医科大学第三病院精神神経科）、に感謝したい。特に橋本元秀氏は、当初最もアクティブなメンバーの一人であったが、所属機関の管理職に就いたため、残念ながら途中で研究会の出席がままならなくなった。その後、二〇〇四年に氏の訃報を聞いた。橋本氏と自己愛をめぐって討論したこと、その温厚な人柄が懐かしく思い出される。ここに哀悼の意を表したい。

二〇〇七年　七月

北　西　憲　二

目次：森田療法と精神分析的精神療法

第4章　診断面接の比較　55

第Ⅱ部

第7章　森田正馬の精神病理学と治療論

第一部

第1章

比較研究の方法論

北西　憲二、皆川　邦直、三宅　由子
橋本　和幸、豊原　利樹、長山　恵一

第1節　はじめに

精神療法は、精神科における有力な治療手段でありながら、精神科治療のなかで、必ずしも正当に位置付けられているとはいえない側面をもつ。それは、その有用性や効果の評価が難しいためであるが、これはさまざまな精神療法がその適応や効果についての比較研究を行なってこなかったことも大きな一因であろう。すなわち、当の精神療法の内部で検討されるだけでは、それぞれの治療法の対象と効果の客観的評価はできないとわれわれは考える。異種の精神療法の比較研究は、ある専門化された精神療法を行なう治療者と異種の精神療法の専門家が互いに、どのような患者を、いつ、どのように、治療するのかを知らせ合う作業を通して、双方の異同を明らかにしていく過程である。そうすることによって、自分の行なう精神療法について、より深い理解が得られることが期待される。

そこでわれわれは以下に述べることを目的とした比較研究を継続してきた。本章での目的は、森田療法と精神分析的精神療法という二つの精神療法の比較研究会の過程を述べ、有用な比較研究の成果を得るための方法論について考察することである。ここで方法論をとりあげる理由は、臨床に還元しうる精神療法の比較研究のなかで、われわれの出会った多くの困難を克服する過程は、方法論として提示する意味が充分あると考えるからである。

第2節　文献的展望（一九九〇年まで）

ここでの文献的展望は、一九九〇年までのもので、この章のもととなった論文（北西ら、一九九〇）の発表時点までのものである。その後も両精神療法の比較研究は行なわれたが、比較研究の方法論について筆者らは寡聞にして知らず、この時点までの展望で十分であろうと思われる。

さて森田療法と精神分析的精神療法との比較研究の効用と問題点は、戦前の森田正馬と丸井清泰との論争（森田、一九三四）のなかにすでに読み取ることができる。つまりこの論争は、お互いの治療法の独自性を考慮することなく、同じ症状に対する理解の相違を主張しても、議論にはならない事実をわれわれに示してくれる。

新福（一九五四）と土居（一九五八）の「とらわれ」の精神病理に関する議論は、「とらわれ」が一つの症状であるとの認識を共有することによって、互いから学び得る可能性を示した。また、新福、西園、土居は、精神分析学会におけるシンポジウム（井村ら、一九六八）で、「とらわれ」と「甘え」の概念について、それぞれの立場から論じた。さらに池田（一九五九）、福島（一九七七）、西園（一九七七）は、森田神経質に対する理論的理解を論じた。また大原と石川ら（一九七八）は森田神経質の一症例を提示して、森田療法の立場と「精神分析」の立場からの患者の精神病理理解を記述した。

一方、近藤章久（一九五八、一九六一、一九六二、一九六四、一九六六）は、実際に森田療法とホーナイ派双方の治療者としての教育を受けた独自の立場から、ホーナイの仮説が古典的な精神分析と森田療法の相互理解に有用である可能性を示唆し、はじめて治療論に踏み込んだ議論を展開した。

藍沢ら（一九六八）は森田療法における「転移」の問題に触れ、近藤喬一は短期精神療法と森田療法を比較し（一九六六）、森田療法における「治療抵抗」（一九七六）に言及した。また西園ら（一九六九）は治癒像を比較し、藍沢（一九八七）はユング派の概念を用いて森田療法理解に検討を加えた。

以上に紹介した従来の比較研究は、①森田神経質、特に「とらわれ」の精神病理に関する研究、②精神分析学概念を用いて森田療法を理解する研究、の二つの流れに分類することができる。これらの一連の研究の方法論は、「〈精神分析〉から森田神経質をみるとどうみえるか」もしくは「〈精神分析〉の言葉で森田療法を語るとどうなるか」ということである。これらの先行研究をさらに進めるために、われわれはまず、比較精神療法を模索することを目的として研究会を始めた。そのために、新福（一九五九）（専門用語を使わないこと）、およびエクスタインが提唱した比較精神療法の方法、すなわち土居（一九六二）、小此木（一九六四、一九八七）が重視してきた精神療法の構造概念を参考に検討を重ねることにした。

第3節　研究会の構造

異なる種類の精神療法を、相互理解なく比較することはできないと判断した筆者らは、継続的な研究会を定期的にもつことにした。そしてこの研究会の目標は、森田療法と精神分析的精神療法との比較を行ない、それぞれの精神病理概念や治療技法の異同を明らかにして、相互の臨床の改善に役立てることとした。そのために以下の点を研究会発足時の約束ごととした。すなわち第一に互いの専門性を尊重すること（それぞれのグループのリーダーが平等な関係を保つこと）、第二に互いの学派における独特の専門用語の使用を可能な限り避け、平易な日本語を用いて話し合うこと、第三にそれぞれの臨床に基づく実証的な研究を行なうこと、第四に研究会は、その構成員を原則として固定すること、第五に期限をつけないこと、この五点である。

性質の異なる二種の精神療法を比較するために、まず、相互の考え方や方法を討論するための接点を求めることが必要である。そこで手初めに、相互に症例を提示して森田療法と精神分析的精神療法を比較することを出発点とした。この両療法の症例提示から得られる理解と疑問を明らかにする過程から、方法論を記述することが可能になる。

第4節　研究会の経過

基本となる研究会の構造は上述のとおりである。それに従って開かれた研究会の経過を以下に述べる。

1　第一期（第一回〜第四回）

自己紹介の後、一回目にはそれぞれがどのような患者を治療対象としているかを説明した。森田療法では主に森田神経質を、精神分析的精神療法では主に神経症と境界例、そしてときに精神分裂病*を治療することが報告された。しかし、実際にどのような精神病理と精神の健康をもち合わせる患者を対象としているかの具体的な比較なしに、それぞれの精神療法の対象を確認するのはむずかしい。そこで二回目には、それぞれの治療対象をDSM-Ⅲによって比較してみた。その結果、DSM-Ⅲ診断では、診断の種類は森田療法の方が少ないことが分かった。しかし、森田神経質をDSM-Ⅲによって分類し直す作業を通じ、ことに対人恐怖症はDSM-Ⅲのどのカテゴリーに入れてもピッタリするもののないことが理解された（森ら、一九八四）。この問題は後の検討課題

＊　現在では統合失調症という病名が使われている。

として残し、三回目には森田療法の、そして四回目には精神分析的精神療法の治療例を提示し検討しあうことにした。

【森田療法からの症例提示】（長山、一九八四）

患者は大卒二十代前半の男性で会社員。中学一年のころからの確認癖を主訴として自ら受診し、森田療法を受けることになった。臨床診断は森田神経質定型例（強迫観念症）。患者本人の治療意欲は高く、作業にも積極的に取り組んだ。そのため治療は定型的な進展を示し、主治医やほかの患者と摩擦の起こるようなことはなかった旨の報告がなされた。この症例の提示を聞く精神分析グループは、治療者と患者の関係がつかめなかった。そのために患者の精神病理をとらえることがむずかしく、精神神経症であるのか否かも判断しえなかった。

【精神分析的精神療法からの症例提示】（皆川、一九八五）

患者は十代後半の女子高校生。立ちくらみ、転倒発作、不登校を主訴とする転換ヒステリー。精神療法への導入に短期の入院を必要とした。病棟スタッフや他の患者との交流も活発であったが、また思春期患者らしい反抗をテーマとする行動化も目立った。しかし解釈を中心とするアプローチによって、自己の無意識にある葛藤をみつめ、その葛藤への対処を決めていくことができ、退院後も引き続き精神療法が継続された。

森田療法グループは、入院を許可するまでの過程に不自然さを感じた。すなわち入院予約時に本人の治療意欲がはっきりしないまま、比較的簡単に入院を決定している点が理解しがたかった。また治療者－患者関係をとりまく入院治療状況が分からなかった。また、この患者の症状構造（不安のあり方と不安への取り組み方）、葛藤の様式、治療の展開などを理解するのがむずかしかった。しかし、精神分析的精神療法では治療関係における転移の展開から患者の病理をつかみとろうとする点、またそこから治療的な働きかけを検討する点が理解された。

2 第二期（第五回～第七回）

森田療法グループは、対人関係をもとに患者の病理を理解し、治療方針を決定していく精神分析グループの理解を助けるために、森田療法の治療経過としては治療の場における対人関係のありかたが表に現われるような症例の提示が良いと判断した。そして五回目に以下に述べる症例を提示した。

【森田療法からの症例提示】（北西ら、一九八七）

症例は三十代前半の男性、会社員。主訴は対人緊張と視線恐怖。入院治療初期には患者集団への違和感や、疎外感がその葛藤の中心になる入院生活を送っていた。ここまでの経過は定型的であったが、起床十六日目、どうしようもない行き詰まりを感じた患者は、皆の注目を浴びるような突飛な行動をした。これが他の患者にうけ、その日のミーティングはその話題で持ちきりとなった。このようなエピソードが出現することは、森田療法の治療経過においては稀なことである。治療者は日記ではピシャリと、面接では苦笑して、「浮わつかないで作業に熱心に取り組むように」と、簡単な注意を与えた。この日を境に患者の疎外感は集団への一体感へと反転した。この後、彼は一体感をもった「舞い上がり」と、疎外感から起こる「落ち込み」との間を行きつ戻りつしつつ、次第に臨機応変な行動が取れるようになった。そして退院後の身の振り方を現実的に考えるようになっていった。この症例は、森田療法としては、患者の内的な変化と、治療の場へのかかわりが見えやすい治療経過をたどったといえよう。

この症例の治療者‐患者関係と患者の精神病理は、精神分析グループにとって、一例目よりもよく理解できるものであった。患者の突飛な行動、つまり自己愛的行動化を、治療者は患者集団の前ではさしたる問題として取り上げず、しかしその行動を個人面接では柔らかく、日記を介してはピシャリと抑えている点に興味をもった。

このように森田療法では患者の問題を取り上げる場合，治療者の態度が，他の患者の前，個人面接，日記を介してのコメントでそれぞれ差があり，それは患者の自己愛に対する配慮の結果であると思われた。この治療的態度から見て森田療法を理解するには，古典的な精神性的発達論を直接適用するのではなく，コフート（Kohut, 1968）の自己愛パーソナリティの治療論の枠組みを使うほうが，分かりやすいのではないかという感触をもった。そこで，狭義の精神分析概念の枠組みから一歩踏みだし，森田療法グループと共有できる概念枠として，コフートの自己愛パーソナリティ概念が使えるか否かを検討しようとした。この段階では，森田療法グループも精神分析グループも，充分にコフートの理論を理解していたわけではない。しかし両グループともこの概念が互いの理解の橋渡しとなる可能性を感じ，第六回および第七回は，コフートについて抄読していくこととした。

フロイトは口唇期から性器期を通して自己愛に発達すると考えたのに対して，コフートは自己愛の発達と精神性的発達とは相互関連のない，それぞれ独立したものであると想定すること，自己愛の発達に理想化された親イマゴと誇大自己を対応させるように早期母子関係を重視すること，そして，この発達段階で発生する転移として理想化転移，鏡転移，双子転移などがあることが，抄読によってあきらかになった。これらの概念は，どちらのグループにとっても理解しやすいものであった。

森田療法グループにとって，コフートの自己心理学は，森田療法の日常の臨床場面を思い浮かべることによって，さしたる違和感をもたずに聞くことができた。そして転移の概念の理解にまでは至らなかったが，対人恐怖の治療経験に照らし，患者の傷ついた自己愛が回復したり，また自己に落胆したりするプロセスとその対応などに共通項を見出す思いがした。同時に，治療者との一対一の関係のなかで，この種の精神病理に対応していく際に，さまざまの困難を伴うであろうと想像した。そしてその困難から精神分析的精神療法者を守るために，これらに対する精神分析の諸仮説の存在が納得でき，患者の情動に対する治療者の反応の重要性も理解できるように思われた。一方，精神分析グループも，精神分析学の伝統的な精神性的発達のメタサイコロジーにこだわらず，自己愛の観点のみから森田療法の症例報告を聞くことによって、森田療法では患者の転移感情を、治療者だけでなく患者集団にも分散している可能性も想像できるようになった。また、不問とコメントによって治療関係が展開することも理解できるようになった。

このようにして両グループは、患者の傷ついた自己愛の治療を接点として、互いの治療のひとつのポイントが分かるようになった。すなわち相互の治療や患者の病理を伝達しあう自分たちの言葉をもち、またそれを聞く耳ももてるようになった。それを確認するために、再度症例に戻って検討を続けることになった。

3 第三期（第八回〜第十一回）

第八回は、森田療法の非定型的な重症対人恐怖症例の提示があった（北西ら、一九八八）。症例は自己視線恐怖を主症状に、自己愛的なヒーロー空想にひたり、ときには自罰的な色彩が加わった。治療経過は森田療法では異例で、治療者は通常の作業や集団参加を患者に求めず、治療者－患者関係を軸に治療を推し進めた。この経過で患者は自己の攻撃性を言語化したが、治療者は患者の揺れには巻き込まれず、それを共感的に受容した。次第に患者は治療者以外の同性同年代の対象を森田療法の治療の場で見出せるようになり、少なくともスモールグループのなかでは対人関係が持てるようになった。

この症例では、森田療法としては治療者と患者の直接的な情緒的交流が顕著に見られたため、精神分析グループには理解しやすかった。それぞれのグループの理解が妥当か否かのチェックもしやすく、症例を通して誇大自己、自己対象の転移すなわち鏡転移が共通の認識になった。第九回には再度コフートのパーソナリティに関する考え方を取り上げて境界パーソナリティ構造と自己愛パーソナリティとの異同などを確認した。対人恐怖は自己愛パーソナリティではないかという議論もされたが、結論は出し難いとの合意を得た。

第十回では、精神分析症例の提示があった。患者は神経症水準の症例で、二十代のはじめの大学生。旧家の長男で唯一の男の子である。そのため家庭では可愛がられ、いわゆる黄金期（村上、一九八一）を通ってきた。高校時代から対人緊張の強さを意識し始め、人前に出ると下に見られるのではないか、無能、ダサイと思われるのではないかと気にしていた。就職が決定した後、これで良いのかとの思いから受診を決意した。精神療法は比較的短期間で終結した。森田療法グループからは、「このような患者は森田療法を受診する」「症例を聞いていて分かる」「この患者とのやりとりに使われた言葉は森田療法の治療者も使う」、などの反応が得られた。ここで両グループは、互いに治療者として異邦人ではないという感触を得た。

第十一回は森田療法症例の提示であった（北西ら、一九八八）。患者は二十代前半の男性で、対人緊張とふるえ恐怖を主訴として受診、数回の面接を経て入院となった。入院後、患者は患者集団に入りたくても入れない、いれてもらえないのではないかという段階から、次第に集団への一体感を獲得し、そこで実際に対人緊張の軽減を体験したことが、治療上の重要な転機となった。この症例は精神分析グループでも治療対象とするであろうと考えた。そして森田療法では患者の集団力動を利用している点を理解することができた。また日記や面接を通して生じるはずの治療関係がどのように治療全体に作用するのか、興味を強く抱いた。

4　第四期（第十二回以降）

以上の経過を経て、互いに同種、異種あるいは近似の精神病理をもつ患者を治療対象にしている点、しかし、精神病理のとらえ方、治療の方法、用語は非常に異なっている点が確認された。このように両者が異なっており、分からない点があるということを互いに認めあうことは、われわれの比較精神療法研究の前提条件となった。そのために両者の比較は多面的かつ実証的に行なうべきであることが分かった。すなわち、互いのグループのなかでは自明であることを、相手に伝わるように言語化することが必要であるが、この試みは思いのほか難しかった。しかしその一方、研究を進めるにあたっては、共同研究項目の選択とその順序などについて慎重に検討し、数量的に扱う比較研究を開始する見通しをもてるようになった。そこで疫学の専門家に、全員の合意のもとで、研究グループへの参加を求めた。これによってリーダーグループが二者関係から三者関係構造に変化した。そして、第一の研究目標としては、互いの治療対象の異同を明らかにしていくこと、第二の研究目標としては、互いの治療技法を明らかにしていくこと、そのためには互いの精神病理および治療技法に関する概念の比較検討も必要であることが合意された。第一の研究目標を達成するために、両者の治療対象をＤＳＭ-Ⅲ診断によって比較すること、および第二の研究目標のために治療対象を選択する方法の比較を行なうことにした。

第5節　考　察

1　約束ごとについての考察

Ａ　研究グループの構造化

異種の精神療法を専門とする複数の集団が継続的な研究会を維持するために必要であると考えて、研究会の構造化を図った。構造化の第一点は、双方のリーダーが本研究集団のリーダーになることであった。それはリーダー不在の小集団は憶測集団（basic assumption group）（Bion, 1961：岩崎、一九七三、一九八九）になるからである。そのうえで研究会発足時の約束ごとの取り決めをした。本研究会が二十年以上の経過をもちつつなお維持されているのは、二人の、途中からは三人のリーダーシップによって、初期に目指した研究の最終目標に向かう課題集団（workgroup）（Bion, 1961：岩崎、一九七三、一九八九）として展開しているためと思われる。ここで互いに専門性を尊重するという取り決めは、それぞれの立場に主体性を保つことと表裏の関係にある。すなわちそれぞれの身につけている療法が、森田療法や精神分析的精神療法と呼ばれて殊に重大な問題はないという感覚を保ち続けることである。リーダーシップの取り方としては、このようなリーダーとしての主体性を保ちつつ、それぞれのグループの構成員の意見をありのまま代弁する役割も合わせもつことを重視した。そのために研究に関するすべての取り決めは、両グループの構成員全員の前で討議し決定していった。この民主的なグループの運営が可能であった理由は、リーダーが同年代に属し平等な関係をもちやすかった点および研究会の構成員の年代もほぼ同じであり、固定されていたという点を挙げることができるであろう。すべてを全員の了解のもとに進めるためにも、メンバーを固定することは必要な条件であった。

以上のような研究会の構造を設定し、作業を続けていくうえで構成員を新たに加える必要が生まれ、二人のリーダーとほぼ同年代の専門家が加わったが、研究会の基本構造に変化はなかったと考える。すなわち、この研究会には、実証的研究に必要な人的資源が加えられたとともに、リーダーシップに質的向上がみられたということになる。またこの研究会の発足後に参加を希望する精神科医の参加についても全員の了解のもとで決定した。したがって、これも基本構造を変えるものではなかった。

B　専門用語の使用について

専門用語を用いないという約束ごとが決められたのは、互いの用語を直接使うことによって、互いの領域に閉じこもってしまい、相互伝達ができないと考えたからである。しかしこれは研究会発足時のものであり、後には専門用語を説明し用いるようになった。この点は当初の構造化とは異なる。すなわち症例検討を始める段階において互いの症例を報告する際に、症例を報告する側は、日常用語を用いて平易な日本語で症例の治療経過を報告した。そこに多くの困難はなかった。しかし症例報告を聞く側は、自分のもつ概念の枠組み（森田語・分析語）を用いることなく患者の精神病理および治療を理解するのは非常に困難であった。症例検討の最初の時期には、専門用語を用いないことによって、報告を受ける側は「なにが分からないか」を日常用語レベルで把握し、報告者に伝えることができた。この点で新福の見解は支持されるべきである。しかし、症例検討の段階が進むにつれて、専門用語に触れざるを得なくなった。すなわち、聞く側から提出された「分からなさ」に答える段階では、報告側は専門用語が口に出てしまうという現象が見られた。それぞれの精神病理のとらえ方と治療に関する概念の枠組みには、通常思われている以上に厳密なものがあり、報告を受ける側の疑問はそこに集約する。そのため報告側は、疑問に答えるに当たり、自分側の概念の枠組みを提示せざるをえなくなる。このような事情から専門用語の使用が必然性をもつことになった。日常用語から専門用語への切替の時期については結果が示すとおり、相互が自分の臨床経験をより明確に相手に伝えるための精神病理概念の同定を必要とする。すなわち相手グループの症例報告を理解するためには、自分の側の精神病理概念や治療論の枠組みのなかで理解するところから始まるのである。そのために、研究会の期限を限らなかったことが意味をもってくる。あせらずに「分からない」ことを認め合い、「分からなさ」を症例に即してじっくりと追及することができたからこそ、「分かり合う」方向へと研究会が進むことになったと思われる。

C　グループ・プロセスについての考察

上記の約束ごとに従って行なった研究会の進行過程において、どのような相互理解が得られたかについて検討する。

〔第一段階〕　互いの典型例の提示とそれに対する「分からなさ」の相互伝達

互いの臨床的実践を伝達するために、まず典型例を示しあう必要があった。ここでは専門用語は使わなかったが、それぞれの流儀が前面にでることは避けられない。むしろ、互いの注目する現象がどのようなものかを知ることに重点をおいてよいと思われる。この段階では、分からないものは分からないと互いに表明できることが最大のポイントであろう。しかしここでは両グループ間の緊張が高まり、妥協するか決裂するかの危機が訪れる恐れがあるだろう。妥協とはこの段階で無理に分かってしまおうとする態度であり、次の段階への障害となり得る。ここで時間をかけて、「分からなさ」の相互理解を深めようとする態度が重要である。

〔第二段階〕　非典型例の提示と互いに乗り入れ可能な概念の検索

「分からなさ」を説明するための症例を提示しても、まだ「分からなさ」は残った。そこで、相手に理解しやすいのではないかと思われる症例を提示することと、どちらかも理解できる概念を探す必要が生じた。われわれの研究会においてこのプロセスは、森田療法グループが提示した非典型的な対人恐怖症例と、精神分析グループが提出したコフートの自己愛モデルの概念がこれに相当する。森田療法グループは、コフートの概念を知ることで、精神分析的精神療法において治療者－患者関係を重視してそこから患者の病理に対応していく方法が、部分的にせよ把握できるようになった。一方、精神分析グループも、精神分析的な立場からは分かりにくかった森田療法の治療構造とプロセスが、一部とはいえ、コフートの概念を通じて分かるようになった。それは森田療法を理解するひとつの見方として、自己愛の病理とその治療という観点からそれを見ることができ、その病理への治療法も見えるように思えたからである。このようにして、不完全ながらもコフートの概念を共通言語として使用することができるようになった。

〔第三段階〕　共通言語を使った相互の症例提示

共通言語を用いて症例提示をすることによって、構造と技法とそこで引き起こされる患者の内的変化の関連から、精神療法の過程が見えてくる。これが見えるようになると、それぞれの枠組みで自分と相手の臨床実践を比較し、「分かるところ」と「分からないところ」が明らかにされる。そしてそれを互いに伝え合うことが可能になる。この段階にいたると共通言語は必要ではなくなり、直接それぞれの専門語を用いての伝達がある程度できるようになる。ここではじめて互いの臨床実践がおぼろげながら「分かりあえる」段階に入るといえよう。

〔第四段階〕 実証的研究の段階

次の段階へ以上のような段階を経て、「分かること」と「分からないこと」が明確化される。そこではじめて「分からないこと」に関する実証的研究が可能になる。このことが「真に分かり合う」ための第一歩である。事実、この段階で実証研究の方法論をもった専門家が参加することになった。このことは、たとえば、治療対象を比較する際に、比較に耐える信頼性の高いデータが得られる見通しがたったことを意味する。すなわちこの時期に至ってはじめて、比較のための実証性の検討に際して、そのような専門家の存在が有用になったといえよう。われわれは、比較精神療法研究はこの時期をもって開始すると考える。

第6節　まとめ

われわれは比較精神療法研究を行なうにあたって、方法論的検討が必須のものと考えた。それは、異なる治療法を比較する際の困難を、われわれの研究会の過程を通じて痛感したからである。比較研究の出発点は、異なる精神療法の比較をしたいという研究者の動機である。そこからどのように具体的に達成可能な研究目標を設定できるかが、比較研究を成功させる鍵である。なぜならば、具体的目標なしの研究は実証性ある研究になりにくいが、それを把握するまでには、相当の相互理解を必要とするからである。本論文はその過程で起こる困難を乗り越えるための方法論について述べたものであり、その概略をまとめると以下のようになる。

1　研究会の初期の構造化

最終的にはそれを目指すことが前提ではあるが、最初から目的設定型の比較研究を目指すことは、かえって障害となる。目標を設定するための相互理解を深める段階では、

（1）症例研究を中心とすること。
（2）期限を設定しないこと。
（3）専門用語を用いないこと。
（4）対等なリーダーを持つこと。
（5）構成員を原則として固定すること。

が、重要である。この初期構造によって、相互理解のための基盤を充分成熟させることが必要である。

2　過程の重視

初期の構造に従って研究会を継続する過程において、重要な知見が得られてくる。その具体的な所見はそれぞれの研究によって異なるであろうが、それを得るためのポイントは、

（1）互いの治療構造と技法を伝えあうことから始め、その際の「分からなさ」によって生じるグループ間の緊張に耐えて、「分からなさ」を率直に伝えあうこと。
（2）症例に基づいて、どこが「分からない」かを具体化して「分かる」ための手がかりを模索し、「分から

ないこと」が明確化されるまで、初期の構造を変えないこと。

（3）「分からないこと」が明確化され、「分かること」との区別がされれば、初期の構造を変えてもよい、とまとめることができる。

第2章

精神病理学と治療論の比較

北西　憲二、皆川　邦直、三宅　由子
橋本　和幸、長山　恵一、豊原　利樹

性質の異なる二種の精神療法を比較するために、まず、相互の考え方や方法を討論するための接点を求めることが必要であるとわれわれは考えた（北西ら、一九九〇）。そこで手初めに、相互に症例を提示して、森田療法と精神分析的精神療法を比較することを出発点とした。すなわち、本論文の研究の対象は、森田療法と精神分析的精神療法となる。ここで提示される症例は、すでに治療を終結している森田療法例（北西症例）と精神分析的精神療法例（皆川症例）各一例である。それらの治療経過およびそれに関する質疑をまとめ、症例を提示されたとき以来の相互の反応について記述する。

第1節　結　果

1　症例提示

A　森田療法の一例（北西ら、一九八七）

【現病歴、生育歴等】

治療経過が明らかな対人恐怖の治療例として、北西が症例提示を行なった。患者は三十代前半の男性、主訴は視線恐怖である。ながらく対人恐怖に悩んでいたが、仕事中ある失態を演じ、思い余って当科を受診し、森田療法を受けたいと自ら希望した。初診から三回は他の医師が面接をし、治療適応の判断は四回目の面接で北西が決定した。その後の入院治療導入のための面接と治療に関しては北西が受けもった。森田療法への治療導入は通常二〜三か月かけ、そこで患者の病理の把握と治療課題の明確化、治療動機の再確認等を行なう。彼は森田療法関係の本を数冊読んでいた。その感想として「自分と似たような悩みをもっている人がいることが分かり、随分救われた」と述べ、森田療法に対する知的理解もよかった。性格傾向はやや弱力（asthenisch）だが、典型的な対人恐怖の症状を示し、それに対する克己の姿勢がみられることから森田療法適応群と診断し、治療へ導入した。当初の面接から患者はかなり緊張しており、この緊張は次第に緩和されたが、ほぼ治療の最後まで続いた。

面接と「生い立ちの記」から判明した病歴と生育歴について述べる（生い立ちの記は、本人が自覚できる生活歴や病歴および家族や級友の思い出について記載させたものである。森田療法希望者には原則として、入院前か入院時にこれを書かせる。森田療法の対象となる患者は比較的詳細にそれらを記述できる）。

地方で生まれ育った彼は、中学卒業後しばらくして東京に就職したが、そこでの上司との折合いが悪く、一年で辞めた。以後数か所の職場を転々とするが、友達もできず孤独だった。十八歳ごろ、あることを契機に自分の視線のやり場に困る、視野の周辺の人が気になる、人前緊張などの症状が出現した。そこで人との接触を最小限にするため、ビル管理会社に就職し、なるべく同僚と顔を合わせず、ビルの管理業務にひっそりと従事していた。人におびえ、そんな自分が堪らなくいやだがどうしようもなかった。ここ十五年間、彼にできることは、ただひたすら社会に適応しようと努力し、独学で勉強しさまざまな資格を取ることだった。彼にとって資格を取ることは、「少なくともこれで生きていける」という支えとなり、そのような努力をしない同僚へのひそかな「優越」ともなった。

子ども時代について彼が想起することは、家の貧しさであり、父親の出稼ぎによる不在である。母親への絆は父親に比べて一段と強い。小学校の低学年までは泣き虫だったが、小学校の高学年や中学時代は馬鹿なことを言っては皆に注目を浴び、クラスを沸かせることもしばしばであり、友人ともよく山や野で遊び、彼にとってはよき時代であった。

〔治療経過〕

臥褥期（七日間）：当初は入院できたという安心感と、一人でいることが他人に気を使わなくてすむという解放感となり、よく眠れた。しかし次第に退屈感を感じ、夜のミーティングでの他患の笑い声を聞き、そのなかに入っていけるか不安に襲われた。そして集団生活への予期不安が強くなった。対人恐怖としては定形的臥褥経過である。その間短時間の面接を三回行なった。

軽作業期（約一週間）：定石どおり臥褥起床直後に、寮母からここでの生活の説明があり、以後の生活の具体的な世話は寮母に委ねられた。治療者は、「まずはここでの生活に慣れること、それまでは周囲の観察を主とすること、一日の行動やそこで感じたことを日記に記載し、それを提出すること」などを彼に簡単に告げた。面接は週に一回で二十分程度、主としてここでの生活について話し合った。日記のコメントは原則として毎日行なった。

この時期は三十代の定型的森田神経質者を中心に患者間の連帯感が強く、患者の集団生活はスムースに展開していた。しかし彼は集団への違和感に悩み、疎外感を強く感じた。そして患者は日記に、自分はこの人たちとは違う、場の破壊者だ、異端者だなどと記載した。治療への不満と攻撃も随所に記された。治療者のコメントではそれは誰にでもあることと普遍化するか、あるいは不問（森田、一九二六／一九七四）に付した。日記の表現と裏腹に面接場面では患者はそれらを直接表現することはなく、また治療者もそれらの感情を直接取り上げず、生活面での注意を与えるだけで不問的態度を一貫した。その一方、寮母には安心感がもてるようで、グチをこぼしたり、日常生活の作業の相談をしたりしていた。

作業期（起床一週目から退院まで）：起床後一週間を過ぎ、他患との共同作業、日々の生活を運営するための当番など割り当てられた彼は、次第に何とかしなくてはという追い詰められた気持ちになった。起床十六日目、皆の注目を浴びるような突飛な行動をした。このエピソードは他患に受け、その日のミーティングはその話題で持ちきりとなった。治療者は日記ではピシャリと、面接では苦笑して、簡単な注意を与えた。その日を境に彼の内部で、いわば疎外感から集団との一体感へと、反転現象が起きた。

以後彼は、人前での戯け、悪ふざけが目立ち、人を笑わせたり、喜ばせようとしたりする態度に終始した。そのような彼を他患は受入れていた。面接はさらにあっさりとしたものとなり、彼の突出しがちな行動への注意を折に触れてするだけとなった。治療者の感じとしては、治療の場に彼を預けて、ただそれを見守るというものであった。時期を同じくして、患者主催のクリスマス会の準備が始まった。それがいやが上にも、彼の集団への一体感を高めていった。反面、繊細な対人過敏性のためにときには傷つき落ち込むときもあった。このような体験が、彼に自分の性格や今までのあり方に少しずつ目を向けさせ、考えさせていったようである。

さてクリスマス会を境に、彼はさまざまな内的な揺れを経験した。それは今まで彼を支え、親しく接してきた人びとがクリスマス会を契機に次々と退院していったことと関連がある。些細なことで涙もろくなり、「ここで症状が良くなったのは他の人に助けられ、その人柄に助けられた部分が多いと思う」「自分は劣等感が相当強い反面、他人に対して傲慢無礼な所がある」「自分の志向したもの、それは運命共同体的疑似家族ではなかったか。なればこそ離合集散（メンバーの入退院）には極度に臆病なわけだ」などと、主として日記に表現するようになった。本当に自分は変わったのか、元のままではないのか、こんな自分を本当に受入れられるのかなどと悩みつつも、「自分は何時までもここにはいられない」と、自己決定により起床百三日で退院となった。

〔退院後の経過〕

迷いながらも元の職場に復帰した彼は、おずおずと職場の人間関係のなかに入っていった。回避傾向は減ったが、やはり彼にとって安心できる場所は、治療の場であった。毎週一度、彼は必ず森田療法室を訪れ、他患と卓球に興じ、その日の大部分をそこで過ごしていた。しかし治療者に面接を求めることはなかった。退院六か月後、自分はやはり田舎のほうがよい、都会は合わないと郷里に帰っていった。

帰郷から一年七か月後、卓球大会の誘いを受けた折に、彼は治療者に会いに来た。対人関係はどうやら安定しており、彼が相談に来た主旨は結婚問題に関してであった。彼はすでにそれを決意し、たぶんそれを支持し励ましてもらうためにやって来たのであろうと感じられた。

B　精神分析的精神療法の一例（皆川、一九八五）

【現病歴と報告者が主治医となるまでの経過】

この症例は、森田療法の症例と比較する意味で、入院という経過を経た神経症の患者として、皆川が症例提示した。患者は十七歳の女子高校三年生。受験を意識しだした高二の二学期から休みがちとなり、三年一学期開始直後から、立ちくらみ、倦怠感などを理由にまったく登校しなくなった。心配する両親と精神科医とが相談し、入院を決めた。入院中、患者は拒否的、反抗的で六日後に退院した。しかし退院後も入院前と同様に自室に閉じこもり不登校が続いたため、再び入院となった。再入院時の主治医は、初回とは別の指導医（皆川）と研修医であった。

〔再入院時の経過〕

指導医は両親との連絡、両親と患者の話し合い、病棟生活上の患者の権利、たとえば、散歩、外出、退院などに関する取り決めなど、患者、家族、看護スタッフが織りなす集団力動に対する管理機能（A）を担当した。研修医は精神療法（T）だけを担当し（A-Tスプリット AT Split：管理医・精神療法医の分割）（岩崎、一九八九）、治療構造を整えた。

管理医との初回面接で患者は沈黙を守った。しかし非言語的なコミュニケーションから患者の入院に対する両価的な感情は明らかであった。そこで管理医は、四～六週間を目安に診断を主目的とする入院を提案し、その決定権は本人自身にあることを伝えたところ、患者はそれを承諾し入院契約が成立した。

自ら入院を承諾すると述べた直後、患者は、無断で病棟を離れる、立ち入り禁止区域に入り込む、などの行動をとって管理医、精神療法医、看護スタッフを挑発しようとした。しかしスタッフが挑発されないと分かると、患者は自分自身で行動を制御し、また入院による診断と治療に対する両価的な感情を制御するようになった。そして自分の大学進学に伴う将来の選択に迷っていることを間接的な態度、振舞い、あるいは「分からない」などの短い言葉で伝達するようになった。

そこで管理医は短期入院を終えるに当たって、患者の悩みを「将来の方向を決める分岐点で一歩も動けなくなっているようにみえる」と解釈した。そしてこれは、患者だけが決断を下すことのできる選択であり、慎重に決断を下すために通院精神療法が有用であると提案した。

患者はこの提案を承諾したが、彼女の不安は高まり転倒発作が悪化した。この症状悪化は退院という「喪の仕事」（フロイト、一九三七／一九七〇）に対する防衛であると理解した管理医は薬物療法を行なわず、精神療法がこれを取り上げた。そして転倒発作は改善し、患者は予定通り退院した。

〔外来精神療法前期〕

外来精神療法は入院時管理医（以後、治療者と呼ぶ）が担当した。面接では沈黙が続いたが、やがて患者は治療者に精神療法についての質問をすることが多くなり、精神分析や精神療法の本を読み漁るようになった。予備知識なしで精神療法を受けることは、「自分がどうなってしまうのか分からず、それが心配でたまらない」とも語った。そして、「自分が今受けている治療はこれ。それが分かるようになりました。それでも自分がどうなってしまうか、良く分からないので、自由連想するのは厭です」と述べた。

あるとき、患者は思い切った感じでこう言った。「男の子に生まれてくれば良かった、と思ったことがあるんです。中学校の頃に。それから少女マンガに凝って」。その後、再び沈黙がちになった。この患者の沈黙を治療者は、「老舗を継ぐ男の子として生まれたかったが、私は女の子であり、それを受け入れて初めて自分なりの道がろうと理解した。

開ける。三人姉妹の長女としての両親からの期待をかけられた私の将来」を誰からの干渉もなく考えたいのであ

〔外来精神療法後期〕

外来精神療法が開始されてから数か月後、彼女は高校卒業の見通しも立ち、浪人の覚悟もできていた。そしてそのころから、彼女の服装、化粧に大きな変化が現れ始めた。それとともに連想も持続するようになり、また精神療法の期間について繰り返し質問をするようになった。治療者が「自分ではどれくらいの期間がかかると思いますか」とその質問を患者に返すと、「本によればずいぶん長い間、精神療法は続けるものだと書いてありましたが、長い治療は厭です」と述べた。患者は治療者に対する依存が高まることに両価的であったようである。

「このような治療を受ける限り、私は大学に入れません」。……「治療を受け続ける限り死んでしまいます。私は死ぬのは厭です」。……「今まで私は反抗だけで生きてきたように思います。どうしてだか分かりません。父の言う通り、跡は継がなければならないし、でも今はそうは思っていません。夜になるとぐらついて発作性ピーマン症（頭が空っぽになるの意）になってしまいます。自由がないと、どうなるんですか」。そして抵抗が増強した。

治療者は、数週間の患者の面接内での態度と連想を聞き、また患者の発達段階を考えて、この抵抗の分析を行なわないことにした。抵抗を分析すれば、今まで多くを語らなかった両親のこと、家族像と自己像、彼女が内にもつ多数の同一化、そして伝統的な家族の価値観と彼女自身の自我理想などを、それぞれ想起、吟味し統合していく過程を踏むことになる。それは「受験したい、普通の仲間と同じように精神科医からの援助なしに育っていきたい」という患者の気持ちを妨害することになる。その一方、抵抗を取り上げなければ、これらの事柄は彼女自身が大学に入ってから教官や青年同士のつき合いのなかで次第に経験し、自分なりに整理していく課題にな

る。治療者は後者を選んだ。そして「喪の仕事」を行なうために、二か月後に治療終結することを提案した。

ところが患者は治療終結の仕事（喪の仕事）を避けてしまった。そして二か月後に電話をかけてから最後の面接にやってきた。そして患者は「四月から予備校に通って勉強しています。迷いもなくなりました。大学では前から興味のあった考古学をします。そして地球の裏側の遺跡を見て回りたいのです。これは小さいときからの夢でした。父の跡を継ぐかどうかは、分かりません。今から考えても仕方がないと思うようになりました。これで最後です。もう二度と先生のところに来ることはないと思います」と述べた。

2　症例提示直後の互いの反応

A　精神分析的精神療法グループからの森田療法症例提示に対する反応

患者の精神病理解にあたって、精神分析概念を使わざるをえなかった。しかしそれを用いても、この症例の精神病理と森田療法の治療過程を理解することは難しかった。患者の精神病理については、シゾイド・パーソナリティを疑ったが、森田グループからは神経症であるとの説明があり、それを肯定も否定もできなかった。

B　森田療法グループからの精神分析的精神療法症例提示に対する反応

治療者がこのような反抗的な患者に対して治療を組み立てていったことに興味をもった。その過程でのA‐Tスプリットやスタッフへの介入など、治療者側の裁量に任される部分が多いことに驚いた。

そしてこの提示された患者にとって不安とは、葛藤とは、治療とはどのようなものであるのか、とらわれの機制（森田、一九二六／一九七四）をもつ森田療法の対象患者とは異なるタイプである。仮にこのような患者が森田療法を希望して受診するならば、両親が相談という形を取ろうが、本人の治療への意志がはっきりしない限り、入院治療は保留となる。

3　相互理解が可能になる過程

前章に示したように、この研究会の最早期には両療法の相違点が印象づけられ、両者とも通常のグループ内での症例検討では得られない刺激を受けると共に困惑した。互いに症例を提示することから開始したものの、それに対する相互の反応がかみあったものとなるには、両者が共有することのできる認識の接点が必要であった。そこで互いに症例の理解を深める努力を継続した。その結果、精神分析的精神療法グループが当初に想定したシゾイド概念では、森田症例の「黄金期」（村上、一九八一）が説明できないことなどが明らかになった。試行錯誤の末、コフート（Kohut, 1968）の自己概念、殊に誇大自己という概念を持ちだして、森田症例を理解しようとした。そこでコフートの論文の抄読を研究会で行なった。誇大自己、鏡転移、理想化転移、治療者の共感不全と患者の反応（不安、抑うつ）などは、森田療法グループにとって他の分析概念と比較して馴染みのある、森田療法における臨床感覚でも理解可能な枠組みであった。この抄読会を契機に両者の意志の疎通に必要な接点ができた。自己愛パーソナリティ概念は、精神分析的精神療法グループ、森田療法グループ、双方にとって症例理解のための共通の概念枠になった。こうして質疑討論が進むようになり、それぞれの反応を正確に言語化することができるようになった。

4　相互の症例に対する最終的なコメント

A　精神分析的精神療法グループからの森田療法症例提示に対するコメント

【治療構造と治療技法】森田療法には独自の精神病理観、治療構造および治療技法があることが理解された。特に日記とそこでの治療者のコメント、森田療法の治療構造（器）と不問という技法に興味を引かれた。治療者の不問的態度とそれらを基盤として患者の日記や面接で行なわれるコメントは、精神分析的精神療法における明確化、解釈（皆川、一九八五）などに類似した効果をもつのではないか、あるいは治療者が鏡のように患者を照り返すという作用をもつのではないかと思われた。そしてこれらは、作業や集団のなかの出来事と切り離すことなく行なわれる。そして患者の側から見れば従来言われてきたのとは異なって、森田療法においても外来から入院そして退院後にわたり主治医と患者の関係が大きな治療的な力となっていると言えるのではないだろうか。また入院生活中の、寮母の存在が興味深い。

【患者の精神病理】森田療法の治療構造、神経質概念、不問などの理解が進むと、森田療法は行動（作業）を重視しながら、患者の内面の変化を引き起こすことを目指す精神療法であると認識した。初診・治療適応の評価、判断・外来における入院治療準備・入院経過という一連の治療過程のなかで、提示された症例は権威に対する両価的な感情のバランスを変え、権威に対して自己主張できるようになって退院したことが日記によって確認された。このことから、この症例が神経症であることに同意した。

B　森田療法グループからの精神分析的精神療法症例提示に対するコメント

沈黙を守る患者に対して森田療法的診断面接はあまり役に立たない。患者が訴える症状から、とらわれの機制を明確にしていくのが、森田療法的面接の基本である。森田療法を受診し、その治療を受ける患者は、治療の意志がある程度固まっていなければならない。ところがこの症例は治療に対して両価的であり、沈黙によって自己を表現している。そして、この症例では森田療法であれば外来受診のレベルで行なう本人との治療契約を、入院後に主治医が行なったことになる。ただ、神経症を本人の問題として治療を受けるか否かを本人に問いただし、本人の決断を促す点は、森田療法にも精神分析的精神療法にも共通する必須の過程であると言える。

この症例で、退院にあたっての不安の反応を治療者が突き放し、反面、解釈を加えるというやり方は、森田療法グループで、患者のとらわれを不問とコメントで明確化しようと試みる（森田、一九二六／一九七四）というやり方と類似している。さらに治療者が患者の病理に巻き込まれず、自分の治療的権威を保つ点も共通している。

精神分析的な治療のあり方は、治療者と患者の関係を軸に構造化される。そのため治療者の負担は大きく、治療者の治療関係に対する意識も強烈であるが、それだけ治療の経過は見えやすいのであろう。

また終結について、森田療法ではある程度定まったパターンを見出すことができるが、精神分析的精神療法では定式化された終結の方法は存在するのかという疑問が残った。

5　症例報告の作法について

両者の症例報告の形式と内容は著しく異なっていた。森田療法グループは、精神分析的精神療法グループが治療者と患者の関係を重点的に症例報告する点、また、治療関係内では、普通ならどぎつく、露骨に感じられるような言葉が、平然としかも陰湿な雰囲気なしに語られる点、治療が一対一の治療関係を中心に進展する点などに驚きをもった。他方、精神分析的精神療法グループは、森田療法グループが患者の生育歴、詳細な症状の把握、症状に対する患者の克己への努力、臥褥期、作業期それぞれにおける患者の治療課題に対する適応に一貫した注目を払っている点、日記を通した治療関係の展開がひそやかに、しかし着実に進展している点等に驚きをもった。

第2節　考　察

比較精神療法の研究を行なうための方法論として、一人の治療者が双方の精神療法を経験して比較する方法（橋本、一九八七／長山、一九八八）と双方の精神療法家が相互理解を試みるという方法の二つがあると考えられる。今回の比較精神療法研究は第二の方法を採用している。具体的に言えば、自らの専門用語を使わずに症例提示を行ない、お互いの分からなさをありのままに相互理解するという方法である。われわれの研究の目指す所は、比較の対象である森田療法でも精神分析的精神療法でもない、比較研究のための新しい「場」を設定することであると考えた。その研究の場では、双方の治療者が自分のいつもの立場やものの見方から一時的に離れ、共有する「場」に上ることが要請される。それによって、相互理解が現実のものとなり、双方の臨床に役立つ実証的な比較研究が可能になると考える。症例提示とそれに関する討論を通じて、以下のような相違点と類似点が見出された。

1　精神病理と治療に関する作業仮説の相違について

本報告で提示された森田症例が対人恐怖であり、分析症例が失立発作、不登校を主訴とするヒステリー性神経症であることは明らかであるが、これは主たる治療対象の相違を反映しているように思われる。これについては治療対象全体の相違に関する検討が必要であり、それは次章で報告する。ここではその精神病理の把握の仕方、着眼点の相違について考察する。

森田療法の症例では、患者が診断面接や「生い立ちの記」で自らの悩みを詳細に述べているように、患者自らが意識する葛藤のあり方の分析と対人的社会的なかかわり合いの検討を第一の仕事とする。すなわち、患者自らが語る症状とその克己の姿勢、つまり不安の自我異和性とそこへの注意の固着という悪循環過程（精神交互作用）およびその排除の機制――とらわれの機制――をみる（北西、一九八九ａ）。したがって、症状を言葉で伝達できない患者は、とりあえず治療を保留する。

これに対して精神分析的精神療法の症例は、沈黙で周囲を振り回し、苛立たせる女性であり、不安は自我異和的であるにしても、不安排除の機制は自我親和的と言える。精神分析的精神療法では、治療者が患者の言動によって賦活される治療者自身の感情を意識化することから治療の手掛かりを得る。治療者に賦活された感情を拠り所として患者からの発信を言語化し、患者の反応をみる。このような相互交流を通して現われる現象を勘案して診断治療方針が決定される。そこでは患者の葛藤は無意識的なものであり、森田療法でいうところの患者の意識する葛藤とは明らかに異なるものである。したがって、葛藤に関連する森田療法におけるとらわれの中心概念である思想の矛盾（森田、一九二六／一九七四）と、精神分析的精神療法の心的構造論（フロイト、一九二三／一九七〇）は、より詳細な比較検討を必要とする概念であろう。

2　治療導入に関して

両療法とも、治療の導入に際し医師と患者が治療に関して合意する点では共通している。しかし森田療法を希望して訪れる患者は、ある程度、治療の意志が固まっている者が多い。そして治療の意志のあることを確認して、森田療法（入院治療）に導入する。分析症例のように入院してから治療契約を取り交わし、治療同盟を結ぶようなことはない。それだけ森田療法の方が、患者の治療導入に対して、より慎重であるということもできるであろう。それは森田療法の主たる治療の場が入院にあり、分析の場合のそれは外来である点、および主たる治療対象が森田療法では神経症に限られること、精神分析的精神療法がパーソナリティ障害にまで治療対象をひろげていること（皆川ら、一九九〇）によって規定されると思われる。

3　治療構造とその過程をめぐって

森田療法は主として入院で行なわれる。これは森田が強迫恐怖患者の外来での説得療法の限界を悟り、自宅を開放して彼らの治療に成功したことによる（森田、一九二八／一九七四）。主たる治療の場を入院の設定とする治療システムは、現在まで一部の修正はあるものの、その骨格は踏襲されている。原則的に外来は、少なくとも東京慈恵会医科大学第三病院では、入院を前提とした導入期にすぎない。一方、フロイトがヒステリーの治療を外

表 2-1　森田療法と精神分析的精神療法の比較

	森田療法	精神分析的精神療法
基本原則	事実本位 （行為と体験）	自由連想 禁欲原則
技　　法	不問 コメント（言語的介入）	中立性と分析家の隠れ身 解釈
治療者の機能	real person	screen
プロセス	グループと作業 修正感情体験	転移，抵抗 徹底操作（ワークスルー）

来で行なったという歴史があるように、神経症に対する精神分析的な精神療法は、外来での治療を主とする精神療法である。そしてわれわれは入院治療が必要の場合でも、それは主に外来精神療法の導入期と考えている。

主たる治療の舞台が入院か外来かという差は大きく、それは精神病理の把握や治療技法論にまで影響を与えていると考えられる。すなわち、森田療法では、患者の精神病理をとらわれの機制として把握する。そして、患者がそのとらわれから抜け出すことを治療の目標とする。森田療法では入院での生活や行動とそこで生ずる感情に焦点をあてる。そして、患者の行動や感情は、日記や面接、集団の場などで取り上げられ、あるいは不問に付され、患者がとらわれから抜け出せるような治療的介入を行なう。

これに対して、精神分析的精神療法では、患者の無意識の葛藤を次第に意識化するよう、意識しても安心のゆく状態への内的、外的な変化が起こることを期待する。そのために行動にではなく、言語およびそれに伴う身体表現たとえば表情、声の抑揚などにより多くの関心が払われる。以上のように両者は異なった作業仮説のもとで治療を行なうが、患者がある状態から別の状態に変化することを期待するという点では、共通の治療の目標をもつということができる。

また「治療の構造」という概念とその目的は、森田療法と精神分析的精神療法とでは明らかに異なる。森田療法の治療の場においては、あらかじめ設定された臥《が》褥《じょく》から始まる時間的空間的展開と、それに応じた作業と集団が存在する。それは患者のとらわれの機制をあらわにし、それを患者自らが修正してゆく場として設定する。一方、精神分析的精神療法では、患者の行動化によって精神療法関係が破壊されることのないように、治療関係を守るものとして構造化がなされる。

以上に述べた事柄と関連して森田療法では、治療の経過は作業、集団のなかでの患者の行動や感情の変化として評価され、治療関係が前面に出ることはない。患者が治療者に過剰に依存して、その結果、一対一の治療関係が前面に出るときは、治療は行きづまっていることを意味する（新福、一九八〇）。そして、治療はむしろひそやかに展開し、治療者との関係は次第に背後に退いてゆく。それが最も森田療法的な治療過程である。ところが精神分析的精神療法では入院治療においても、患者の精神病理が治療者との間の転移、逆転移のなかに集約されるように構造化され、治療が進められるので、治療関係の展開は見えやすい。その治療関係が見えないとき、治療は膠着状態にあるといえる。

治療構造をめぐる両療法の異同については、今後さらに検討を加えなければならないが現段階で述べることができるのは、次のようなことである。森田療法の構造を考察する際、主治医の役割とともに――現在の東京慈恵会医科大学第三病院では――森田正馬の存在とその役割を無視することはできない。寮母に代表される治療の場の受容的、母性的側面と、患者を生活者として見なす厳しい現実原則、父性的側面の両方から森田療法は構造化されていると言える（長山、一九八九、北西、一九八九b）。また精神分析的精神療法でも、主に管理医（A）のもつ父性的な側面と看護スタッフのもつ母性的側面（岩崎、一九八九）とは治療構造として相補的に精神療法医（T）と患者治療者関係に必要な環境を提供する。

4　精神病理と治療に関する作業仮説

森田療法と精神分析的精神療法とは、精神病理と治療に関する作業仮説、治療対象、入院、外来という主たる治療構造などに多くの違いがある。しかし精神療法の仕組みという観点からは、共通点も見出せる。精神療法の基本原則、治療構造、治療技法、治療過程などから比較検討する。両療法とも治療者は患者と治療契約を結び、基本原則を確認し、それを遂行する治療構造を作る。精神分析的精神療法の基本原則の第一は自由連想、第二は禁欲原則で、これらによって内的世界を扱い、現実的な治療構造の枠組みを作っている。森田療法では内的世界の活動を生活場面での行動、行為と把握するため、このような区別は行なわない。治療者の用意した治療環境の約束事に従って患者が行動し、森田のいう「事実本位」を体得することが唯一の基本原則である。その原則を支えるものが不問と呼ばれるものである。不問とは、患者の症状にまつわる訴えを直接取り上げないことを意味し、それと対をなして森田の事実本位の考えに基づいて心理教育的接近あるいは精神療法的助言がなされる。森田の行なった事実本位とは、以下のようなものである。

①われわれが向上を目指し生きるのは生の欲望があるからである、②その欲望は恐怖を生む、③したがって症状、恐怖は取り除くことができない、④それを自分の思想、観念で取り除こうとするから不安は自己増殖する（とらわれ）、⑤そのとらわれの打破のために、不安・恐怖の受容と不安への行動的直面のすすめ、⑥自己の世界に対する関わり合いの洞察（かくあるべしという万能的、完全主義的自己と現実のかくある自己との分離と葛藤）がその中核となる（北西、二〇〇一）。

そして精神分析的精神療法では言語的表現が主な治療の道具であるのに対し、森田療法では身体的表現を優先する。そしてそこで得られた経験を日記、面接を通して森田療法の基本的原則としての事実本位の枠組みで内在化するよう患者を援助する。

治療構造と治療技法に関して、精神分析的精神療法では治療者が自分の感情に反応せずに逆転移を制御して、分析家の隠れ身（analytic incognito）を保つことによって患者の転移のスクリーンになるように治療構造を作る（Freud, 1915；皆川、一九八六）。この構造のなかで、治療者は患者のさまざまな感情的反応に中立的で、その反応の screen の役割を果たす。そしてその反応に隠されている患者の無意識的葛藤を解釈し、次第に意識化するよう治療的介入を行なう。

森田療法では治療者治療原則、事実本位の原則と治療者の不問的態度（これもある種の中立性と呼べるかもしれない）によって患者の精神病理が治療者－患者関係でなく、治療環境に再現されるように治療環境を作る。治療者は患者の治療者への精神病理的反応に対して、中立性を守り、それを言語的に解釈しない（不問技法）。それとセットで「事実本位の原則」から作られた治療環境での患者のあり方と体験を一貫して問うていく。そして日記や面接のコメントを通して患者の成長を援助し、その病理の修正を試みる（北西、一九八九b）。治療環境での治療者の役割は精神分析的精神療法と違って、治療者－患者間における転移、逆転移に多くの注意を払わず、より治療者の個性的な人となりと事実本位に基づく治療者の考えを表現することで治療環境を共感的に保とうとする。つまり治療者は screen というより real person として機能する。

治療過程では、精神分析的精神療法では転移と抵抗の解釈を通してのワークスルー（work through）（フロイト、一九一四／一九七〇）であり、森田療法では治療環境での集団と作業での成長促進（健康なエネルギーの発揮）と修正感情体験（Alexander & French, et al., 1946）である。

つまり両療法とも治療者はその病理仮説と治療技法に見あった治療構造を作り、そこに患者の病理を再現させると共にその修正を試みるという治療的操作を行なう。そして治療者は、いずれも患者の病理に巻き込まれないように中立性（森田では不問）を守り、それと共にそれぞれのやり方でその病理の打破を試みる。

5　森田療法における転移

森田療法に対して従来なされた批判は、この森田療法における転移関係が論じられていないことに関連していた（Jacobsen & Berenberg, 1952）。たしかにこれまではむしろ森田療法の治癒機転については、治療者－患者関係は重視されていなかった。そこでわれわれは、治療者－患者関係を転移の側面から考察する。

多くの患者は、すでに森田療法を受ける以前から本を読んで、自分の問題解決法としての森田療法を知っている。そして治療導入のときから患者は治療者を理想化し、ときに治療者を万能視する過度の理想化転移もみられる。第一期には臥褥《がじょく》を要求されるものの、一切のパフォーマンス（perfomance）は要求されないので、治療者との間で肛門期的コントロールをめぐる争いをする必要がない。患者はその結果、陽性転移感情のもとでの治療者の理想化を持ち続ける。第二期以降患者は、パフォーマンスを要求されるため、患者固有の不安は昂進して、治療者に保証を求めることになる。そこでは、先に述べた不問によって、転移に基づく交流は制限を加えられるため、不適切な転移感情は治療環境の集団に置き換えられ、そこでの集団との交流や作業を通して修正される。その一方、現実的な作業を実践する患者の行動は励まされ、是認される。そして原初的な母親との脱同一化（disidentification: Greenson, 1968）が進み、治療者や先輩患者との間の同一化（identification）と理想化が発展する。その状況において患者の強迫傾向は減じて、実際の作業に従事し、それが治療者に評価されることによって患者の自尊感情（self-esteem）は高まる。さらに、患者グループ内でのさまざまな力動によって、この精神力動は強化、補正される。患者への面接や日記へのコメントを介して伝達されるメッセージは、患者の予期する患者の母親的なものではなく、社会的に常識的な内容の、つまり父親的なものである。これを患者が取り入れていくことによって、患者は強迫症状や強迫傾向、あるいは自己愛の障害をワークスルーする。全治療期間を通して治療者は転移を解釈せず、しかし、治療者が患者の健康な力を照り返す共感的メッセージを介して転移を穏やかな陽性転移にとどまるように働きかける。その結果、患者は症状を放棄して、現実生活への適応にエネルギーを割くような変化をきたす。この変化はすでに述べたように修正感情体験（Alexander & French, et al., 1946）に最も近い。

6　治療の終結をめぐって

森田療法では平均二～四か月の入院治療後、治療者と患者との合意によって退院となる。以後、同時期に入院していた気の合う患者同士が自然発生的なグループを作り支え合う。ときには治療の場を訪れることもある。こうして治療後一～三年後に治療の場やグループから離れる。精神分析的精神療法では治療関係は長期にわたり、その治療関係を用いて治療終結の仕事をする。いずれの治療を用いるにせよ、神経症を乗り越えていくには時間が必要であるという認識を共有することが確認された。

しかし、治療終結の仕方と概念は非常に異なっている。これは両療法における治療者－患者関係の相違と密接な関連があると思われる。これに関してはより慎重な比較検討が必要であり、今後の大きな研究課題である。

第3節　おわりに

このように森田療法と精神分析的精神療法は多くの相違点をもつにもかかわらず、神経症を治療する精神療法として、患者の治療への意志を尊重し、治療者と患者の合意を前提に、患者の今の内的世界を異なるレベルへと変化させることを目指すという点では、両療法の目的は一致している。そして両療法とも、その目的を達成するための定式化と治療技法をもっている。この相互症例検討から明らかになった両療法の相違点、類似点および疑問点は、比較精神療法の検討課題として、相互理解の下に今後の研究テーマとなるであろう。

第3章

治療対象の比較

皆川　邦直、三宅　由子、北西　憲二
橋本　和幸、長山　恵一、豊原　利樹

第1節　はじめに

精神療法の比較研究には、その精神療法が対象とする精神病理の比較、治療効果の比較、治療技法の比較など、いくつかの次元があると言えよう。臨床的に必要性のある研究が望ましいが、たとえば、ある特定の精神療法はある特定の診断カテゴリーに含まれる患者により有効であるのか、あるいはどのような精神療法であっても同じ効果を期待することができるのかは重要な問いであろう。そして、それを実証する研究が期待されるが、そこに到達するにはいくつかの問題に答えていかねばならない。

著者らは、比較精神療法研究を行なうにあたって、方法論的検討が必須のものと考え、第一章（北西ら、一九八九）でそれについて報告した。第1章では、研究会の初期の構造化とその構造のなかで展開する過程の重要性を指摘した。これは、異種の精神療法の比較から、それぞれの精神療法の適応をより客観化しようとする治療者の動機に基づく研究を行なうための前提となる。この方法に従って著者らは、この一連の森田療法と精神分析的精神療法の比較研究を継続しているが、本章での目的は両療法の治療対象の特性を比較する点にある。

すなわち精神療法の比較研究の第一歩として、治療対象となる患者の異質性と同質性を確認する必要がある。これは同時にそれぞれの治療者が治療対象を選択する過程の異同をも検討することにほかならない。そのために本報告では、両療法における治療適応の対象がどのように選択されているか、また選択された対象の一般的特性と診断について比較検討を行なった。

第2節　対象と方法

対象は昭和六十年一月〜十月までに東京慈恵会医科大学第三病院の精神神経科外来を森田療法――多くは入院治療――を希望して訪れた百二十二例（森田療法初診群のうち森田療法治療対象群四十三例。以下、M群）と、昭和五十五〜六十年までの六年間に慶應義塾大学医学部精神神経科で著者の一人が担当する一般外来（一般外来Aと略記）を紹介されたか、たまたま受診し、著者の一人が直接関与したことのある十五歳以上の患者五十七例（精神分析的精神療法治療対象群。以下、A群）である。両療法において対象を把握する期間および患者群の抽出法が多少異なるのは、以下のような事情による。

森田療法では、患者の外来初診から入院するまでの経緯は把握しやすい（図3-1参照。北西、一九八六）。それは東京慈恵会医科大学第三病院精神科の受けもつ役割上、森田療法を希望する患者が比較的多いことによる。それに対して精神分析的精神療法では、初診時点の対象群を正確に把握することは困難であった。すなわち慶応義塾大学病院精神神経科において初診時に、精神分析的精神療法を希望する患者だけが専門外来に紹介されるのではない。また実際に精神分析的精神療法を勧められた患者全員が専門外来まで到達するわけでもない。さらに最初から専門外来を紹介されて来院する患者もいる。そのため一般外来から専門外来に紹介される患者数、紹介されても専門外来に到達しない患者数などの正確な把握は非常に困難である。

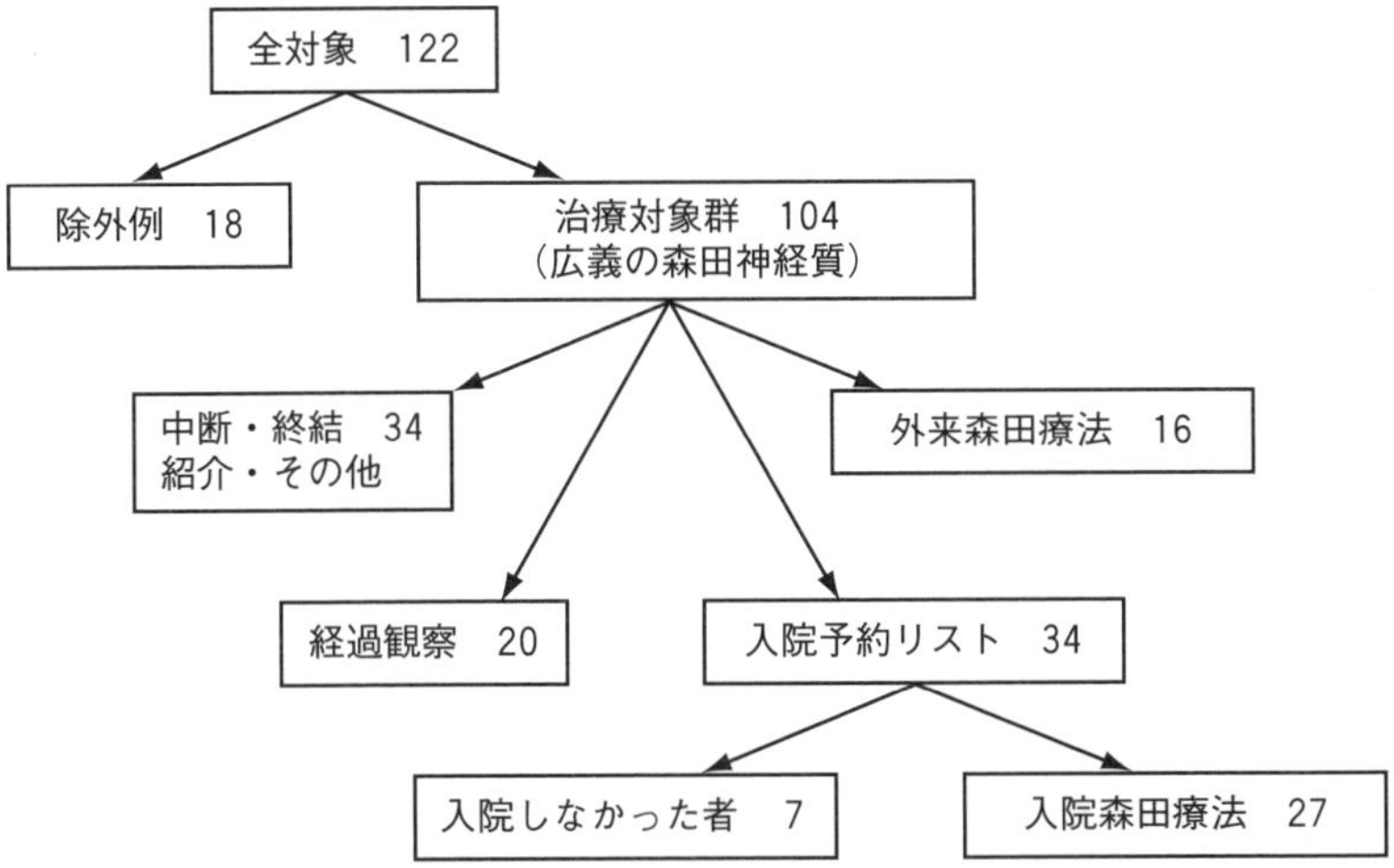

図3-1　森田療法における治療対象選択の各段階の対象数

これらの患者を対象として、①両療法における治療対象の選択過程の検討と、②治療対象となった患者（Ｍ群とＡ群）の特性について検討する。治療対象の選択過程を比較するために、森田療法で初期に治療対象外とされた群（十八例）、および精神分析的精神療法で治療初期までに脱落した群三十例）のＤＳＭ-Ⅲ診断（American Psychiatric Association, 1980）の分布を検討した。またＭ群およびＡ群の患者の特性の検討としては、性、年齢、臨床診断ＤＳＭ-Ⅲの主診断、および病状の重症度と社会適応水準（初診時と初診前一年間の最高水準。皆川、一九八一：橋本ら、一九八八）と、ＤＳＭ-ⅢR（American Psychiatric Association, 1987）のＧＡＦスケールに基づく十段階評価を比較する。

　両療法におけるＤＳＭ-Ⅲ診断およびＧＡＦスケールの評価については、まず両グループの評価者間信頼性を確認した。その方法は、両グループから二例ずつ、計四例の症例報告を行ない、共著者のうち八名の精神科医が互いに独立に評価した。その結果、ＤＳＭ-Ⅲ診断に関しては二例は全員が一致し、一例は八名中六名が一致した。残る一例は四名の一致をみたに過ぎなかった。しかし、この症例に関しては、年齢が十五歳と若く、また病像も典型的なものではなかったので、診察の一致が五割あったことをむしろ評価すべきであると思われた。したがって、全体としてＤＳＭ-Ⅲによる臨床診断の一致は高いと言えるであろう。またＧＡＦスケールに関しても、四例中三例はたかだか一段階のずれを認めるのみであり、残る一例も評価のずれは二段階にとどまっていた。この作業によって、ＤＳＭ-Ⅲ診断およびＧＡＦスケールの評価は、両グループにおいてほぼ同じ基準に従ってなされていると、みなすことができることを確認した。

第3節　結　果

1　治療対象の選択過程

Ａ　森田療法

森田療法では、治療対象の選択に関して、まず患者側の森田療法を受けたいという動機が重視される。すなわち患者は原則として、新聞や本、他医からの紹介などで森田療法を知り、自覚する悩みに対する解決方法として、すでに森田療法を自ら選んでいることが期待される。東京慈恵会医科大学第三病院において、森田療法の適応を決める面接では、症状構成の機制、対人関係、行動パターン、性格傾向、治療動機などを検討する。それによって適応を判断し、治療に導入する。この面接において重視する点は、①森田療法による治療への意欲があること、②主な症状の出現する状況がある程度特定されており、症状が一定期間持続していること、③症状の成立にとらわれの機制が見出されること、④発症以前と受診時の適応水準に大きな差がないこと、⑤対人関係においてあまり周囲を巻き込まないこと、などである（北西、一九八六）。これらの条件を満たす患者の場合には、森田療法を受けるか否かの最終的な決断は患者に任される。

図3-1に初診後の森田療法の治療対象選択の過程と各段階で分けられていく患者数を示した。森田療法を希望してきた対象患者百二十二名のなかで、初期面接でとりあえず治療対象群とされたものは百四名であり、初期面接の段階ですでに十八名（一四・八％）が治療対象外と判断され、それは本人あるいは家族に告げられた。とりあえずの治療対象とされた者の伝統的診断の大部分は、強迫神経症、対人恐怖、不安神経症、感情障害であり、多くはDSM-Ⅲの不安障害のカテゴリーに包含される（森ら、一九八九）。逆に治療対象外とされた者の診断は多岐にわたる（表3-1参照）。

とりあえずの治療対象とされた百四名は、さらに実際に治療に導入した群と東京慈恵会医科大学第三病院で治療を行なわなかった群の二つに大別される。外来または入院森田療法を受けた群M群は四十三名であり、森田療法を希望して来院した者の三五・二％となる。入院予約リストにのったが、なんらかの理由で入院しなかった者は、強迫神経症三名、対人恐怖四名（入院予約リストにのった者の二〇・六％）である。また、入院森田療法（二十七名）と外来森田療法を受けた者（十六名）はやや診断分布が異なり、後者で不安神経症が多く、かつ軽症例が多い。M群四十三名と非適応群十八名の診断分布は表3-1に示した。その他に入院予約リストにはのせず、当面外来で経過観察することにした群は二十名であった。

初期面接で中断、終結、他の森田療法施設に紹介した者が合わせて三十四名であった。これらは患者側の経済的時間的理由、治療動機など多因子的要因に規定されるものであって、患者の示す症候によって規定されるものではなかった。

B　精神分析的精神療法

治療適応の幅は広く、診断名によって患者に精神分析的精神療法を行なうか否かを判断するというよりも、治療者と患者がどのような治療目標をおくかに焦点が当てられる（岩崎・橋本、一九八三、Masterson, 1972）。精

表 3-1　対象の DSM-Ⅲ 主診断

		森田療法		精神分析的精神療法	
		治療対象（M群）	非適応	治療対象（A群）	非適応または脱落
295.11	精神分裂性障害　解体型，亜慢性			1	
295.31	精神分裂性障害　妄想型，亜慢性			1	
295.32	精神分裂性障害　妄想型，慢性			2	
295.34	精神分裂性障害　妄想型，急性憎悪を伴う慢性			1	
295.62	精神分裂性障害　残遺型，慢性			2	
296.34	大うつ病　反復性，精神病像を伴うもの			1	
298.80	短期反応性精神病			2	
300.00	否定型不安障害		1		
300.01	恐慌性障害	8		2	
300.02	全般性不安障害	3		1	
300.11	転換性障害（いわゆるヒステリー性神経症，転換型）			2	
300.13	心因性とん走		1		
300.21	恐慌発作を伴う空間恐怖			3	1
300.22	恐慌発作を伴わない空間恐怖			2	
300.23	社会恐怖	17	1	1	
300.29	単一恐怖			1	
300.30	強迫性障害（いわゆる強迫神経症）	10	2	1	1
〃	＋301.22　人格障害　分裂病型		2		
300.40	気分変調性障害（いわゆる抑うつ神経症）	5		6	
300.70	心気症（いわゆる心気神経症）＋300.22　人格障害　分裂病型		1		
301.22	人格障害　分裂病型			3	
301.40	人格障害　強迫性			2	
301.60	人格障害　依存性			1	
301.81	人格障害　自己愛性			1	
301.82	人格障害　回避性		1	3	1
301.83	人格障害　境界性		4	8	1
〃	＋305.0x　アルコール乱用		1		
301.84	受動－攻撃性人格障害				3
307.10	神経性無食欲症		1	3	1
307.51	大食症		1	1	
309.00	幼児自閉症，全症候群の存在するもの				2
309.21	分離不安障害			1	
309.24	適応障害　不安気分を伴う			1	4
312.10	行為障害　社会化不全型，非攻撃性			1	
313.81	反抗性障害				1
313.82	同一性障害			1	2
317.0	軽度精神遅滞				1
V62.89	人生における局面の問題またはその他の境遇の問題			2	
799.90	診断または状態判定の保留		1		12
…	不登校		1		
合計		43	18	57	30

神科医が治療目標を設定するが、それには患者の主訴の成立の経緯と、今なぜ精神科医の援助を求めたかに注目し、患者の症候学的理解とともに、患者のパーソナリティやさまざまな刺激に対する反応パターンと患者のおかれている環境にも関心を払う。治療目標を設定し、それを患者に提案する責任を負うのは精神科医であり、提案を聞いて、精神分析的精神療法を受けるか否かの意志表示をする責任は患者にある。また対象が青年である場合には親の承諾を必要とする。

　精神分析的精神療法の場合、森田療法と同様に選択過程を数字として表わすことができないのは、すでに述べたように著者らの関わっている精神科外来の構造上の要因による。そこで、ここでは本研究における精神分析的精神療法の対象が治療段階に到達するまでの経過を述べる。

　対象となる患者は、初診医または再来医から精神分析的精神療法の窓口となっている一般外来Ａに紹介され、その受診に同意した者である。一般外来Ａからさらに精神療法の専門外来への紹介という形で選択過程は進行する。したがって精神分析的精神療法に導入される前の脱落は、一般外来Ａに至るまで、一般外来Ａから精神療法専門外来に至るまで、そして専門外来に至ってからの三か所で起こる。多くの脱落は、前の二段階で生じると思われるが、最も脱落が多いのは一般外来Ａにおいてであろう。そして、いったん専門外来に到達して治療契約が成立してからの脱落は少ない。

　専門外来では、数回にわたる診断面接を行ない、治療契約をする段階に至る。患者や家族の判断材料として、原則的に患者と家族には精神力動的なまとめ（psychodynamic formulation）が、また患者には無意識の葛藤に触れる解釈も伝えられ、患者や両親の疑問、意見などについて話し合う（Nagera, 1963）。精神分析的精神療法の対象として選択された患者および早期に脱落した患者のＤＳＭ-Ⅲ診断の分布は、表3-1に示した。

　精神分析的精神療法の適応とならない患者は、以上の過程のどこかで脱落する患者であるということになる。これらの患者は、治療関係の結びにくい患者、精神療法開始までの期間を待てない患者、治療動機の乏しい患者、抽象概念の使用が困難な患者など、患者側と精神科医側のさまざまな要因によって決まる。例外はあるが、多くの分裂病や重症の心気症、重症対人恐怖（醜形恐怖など）、また幼児自閉症、精神遅滞などが含まれる。一般外来Aで診断が定まらない時点で脱落する患者は少なくなく、表3-1の診断保留十二例はこれに相当する。しかし、それだけではなく神経症であっても境界例であっても、治療の適応でないと判断されることは少なくない。表3-1に示したように神経症、適応障害などであっても、非適応と判断されることがある。

2　治療対象の特性

【治療対象群の性および年齢分布】

M群四十三例中、男性は三十四名（七九％）、女性は九名（二一％）であり、A群では五十七例中、男性は二十三名（四〇％）、女性は三十四名（六〇％）であった。森田療法は男性を対象とする場合が多く、精神分析的精神療法では女性を対象とする場合がやや多いと言える。両群の性別の分布には有意差が認められた（χ^2検定：$P<0.01$）。対象者の初診時の平均年齢は、M群では二六・九歳（標準偏差九・六）、A群では二三・〇歳（標準偏差七・五）であり、有意差はないがA群がやや若年である。年齢分布の特徴は、A群では十代後半が最も多く、以後の年齢層で漸減するのに対し、M群では十代後半～二十代後半が多く、また四十代以上の割合もA群に比してやや多い。

【両群のGAFスコア】

図3-2は初診時および過去一年間の症状と社会適応水準を示している。症状と社会適応水準は低い方から高い方へ二～九にわたって評定される。初診時の社会適応水準は、M群で平均五・五、A群で平均四・七であり、M群の方が有意に高い。ところが初診時から過去一年間の最高の水準を比較すると、M群平均五・七、A群平均

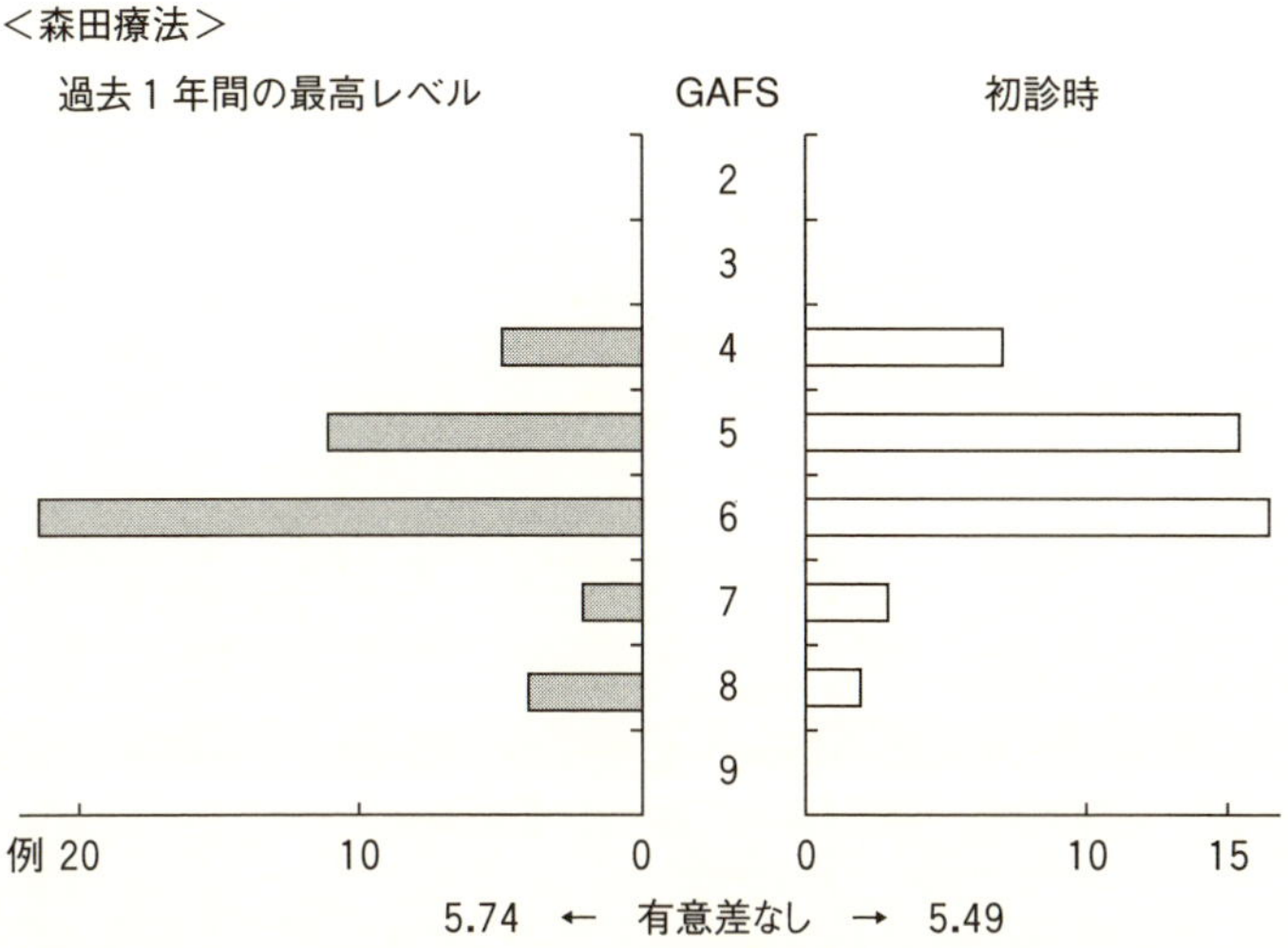

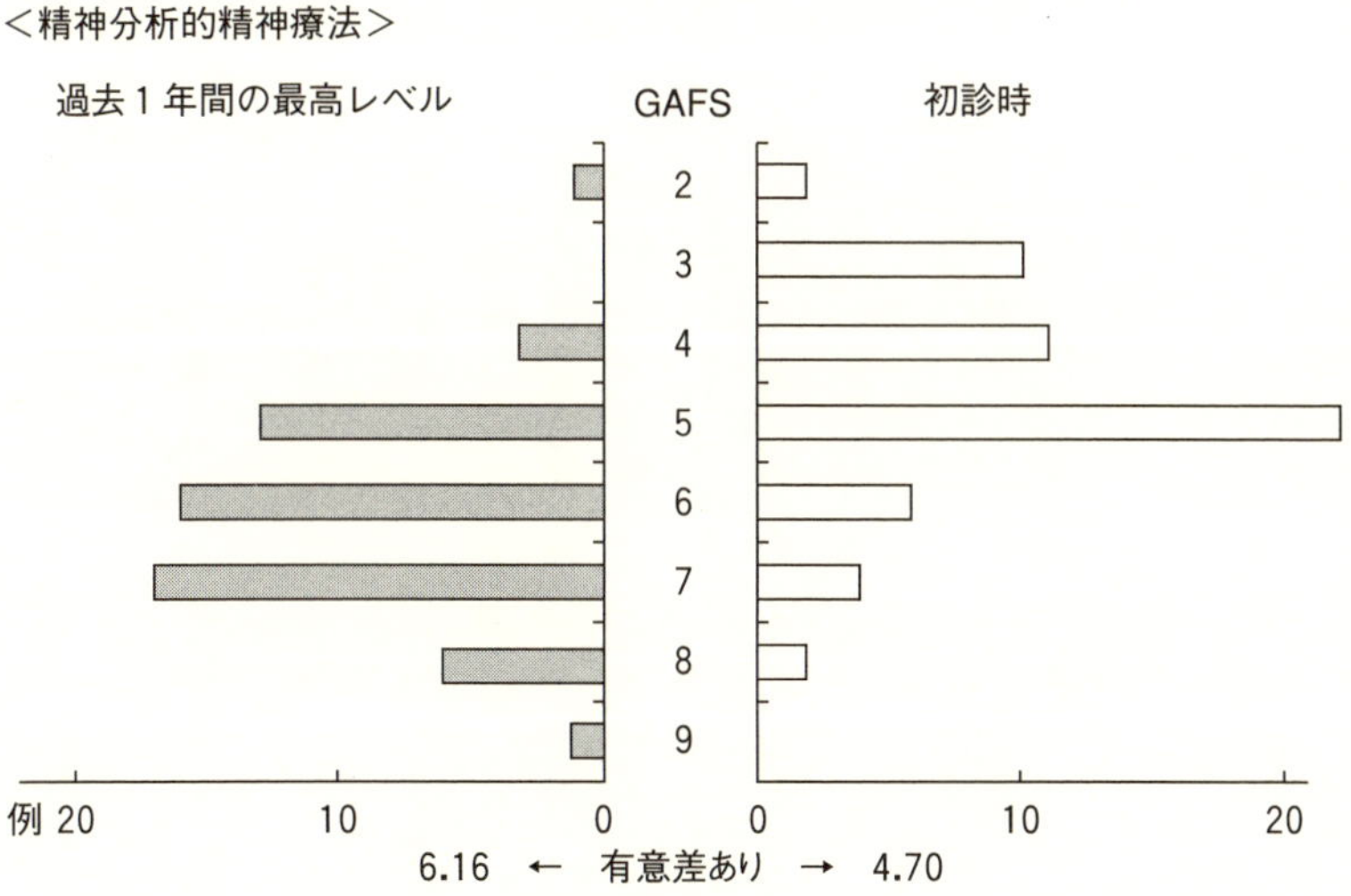

図 3-2　病状と社会適応の分布：初診時と過去一年間の最高レベルの比較
(Global Assessment of Functioning Scale：GAF スケール)

六・二で、両者の間に有意差はないが、A群の方がやや高い傾向にある。M群では初診時と過去一年間の最高の水準にはあまり差がないが、A群では初診時のそれと、過去一年間の最高の水準との間には有意差がある。これがM群とA群の特徴であると言うことができよう。換言すれば、森田療法の患者では、病状、社会適応ともに安定した傾向を示し、精神分析的精神療法の患者では、病状、社会適応とも動揺する傾向を示すと言えよう。

【DSM-Ⅲ診断分類】

表3-1は森田療法と精神分析的精神療法が治療対象とする患者（M群とA群）のDSM-Ⅲ診断の分布を示している。表3-1には同時に、森田療法の対象から除外された群および精神分析的精神療法から治療非適応または早期に脱落した群の診断分布も示した。DSM-Ⅲの五桁による診断分類に従うと、M群では五つのカテゴリーに分類されるのに対して、A群では二十九のカテゴリーにわたって診断された。これをまとめてDSM-Ⅲの三桁の分類でみると、M群では一つのカテゴリーに集中するのに対し、A群では九つのカテゴリーにわたる。ただし、M群において、伝統的診断による対人恐怖は、便宜的にすべて社会恐怖のカテゴリーに分類した。しかし対人恐怖をこのカテゴリーに分類することの妥当性に関しては今後の検討を要する（森・北西、一九八四）。

第4節　考　察

1　治療対象選択の比較

A　患者側の動機

まず治療者を訪れるとき（初診時）の動機に関しては、両療法に大きな相違が認められる。すなわち森田療法の場合、患者は初診時にどのような形にせよ、森田療法についてなんらかの知識をもっていることが多い。すなわち患者の側に治療法として森田療法を選択する過程がある。今回の対象とした患者のなかで、たまたま東京慈恵会医科大学第三病院の精神科外来を訪れて初めて森田療法を知った患者、またはそこで森田療法を勧められた患者は稀である（北西、一九八六）。

これに対して精神分析的精神療法では、この種の一般書を読んでくる患者も読んでこない患者も一様に診断面接を施行して、患者の診断評価と精神療法への導入を図る。したがって初診時の患者の治療動機という点では、森田療法では森田療法を希望する比較的均一な患者が集まり、精神分析的精神療法では多様な患者が集まる、と言ってよいであろう。

しかし治療者側が治療の適応と判断し治療契約を結ぶ段階では、精神分析的精神療法を受ける患者にも治療動機は備わっており、その点では両療法は一致している。さらに、患者がそれぞれの療法を受けたいという治療動機は、それぞれの療法の適応と判断する目安の一つ、すなわち必要条件ではあるが十分条件ではない点も一致する。

B　治療適応の判断

結果で述べたように、森田療法では治療意欲があることに加え、悩みが特定のいくつかの症状に集約されて症状の成立にとらわれの機制が見出されること、発症後もある程度の社会適応が保たれていること、症状を自ら克服しようとする姿勢のあること、ならびに対人関係パターンとして周囲を巻き込まないことが治療適応の目安になる。特に入院森田療法では、患者が臥褥期・軽作業期・作業期と続く独自の時間的、空間的な治療のセッティングのなかで、不問的態度をもつ治療者と、患者集団で構成される治療の場の生活に主体的な参与を要請されるからである。そのため治療の規則を守れず患者集団内での協調性があまり期待できない患者や対人操作性の強い者は治療に導入されにくい（橋本ら、一九八八）のに対して、引きこもりがちで弱力性を帯びた者でも比較的素直に治療者の指示を守る患者は導入されることが少なくない（北西、一九八九）。

また外来森田療法では、入院森田療法に比べてより軽症のものが選ばれ、その対象の選択は、入院森田療法に準ずる。以上のような治療適応の判断の目安に準じて選択した患者のＧＡＦスコアは、四～八の五段階のばらつきを示したが、それは森田神経質のカテゴリーに包含される患者の病状の重症度や社会適応の水準は、必ずしも均一ではないことを反映しているものと考えられる。

精神分析的精神療法では、診断面接で得られた資料をもとに治療目標を設定し、患者と治療契約を交わし、患者の病理に合わせた治療方針が計画される。基本的には外来個人精神療法であるが、症例に応じて入院治療も選ばれる。ここでは、患者が最小必要限の支持と指示によって診断面接を続けて受けるかどうかが第一の鍵になる。そのうえで患者の精神力動と自我の三層構造など、力動的な精神病理と自我の一般的な健康さ、家族病理を重視する。また結果に示した通り、症侯学的診断分類は、自閉症、多くの精神遅滞、多くの精神分裂病などの例外を除き、あまり治療の適応判断の参考にはならない。患者の治療動機は重要な要因であるが、これも患者個人の独立した動機としてとらえるのではなく、診断面接の結論の一部として患者に伝える精神科医の無意識の解釈への反応としてのそれをとらえているようである。つまり、解釈されることによって患者の自己愛は多少痛むが、それを越えて治療動機をもつ者を選択するということになる。またどのような診断であるにせよ、面接内での情緒交流を可能にする自我の健康さが求められる。患者の自我の健康な部分を探し、信じる治療者側の要因も問題になる。これらが満たされて初めて治療対象の選択に意味のある解釈投与が可能になるものと考えられる。

このように、いずれの療法にも、治療の見通しをもつために疾病分類学とは別の次元での診断、評価の方法があるように考えられる。そして、この点では共通するようである。しかしそれだけに、治療対象の選択の比較には、精神病理の概念構成、それに見合う治療技法の十分な検討があって初めて成り立つと考えねばならない。そのため本報告の資料から考察可能な事柄はきわめて限られていることになる。したがってここでは、選択される患者の疾病分類学的診断（DSM-Ⅲ）は、森田療法では不安障害に限定され、精神分析的精神療法では多数の診断カテゴリーに包含される事実だけを提示するに止めるべきであると考える。そして、これ以上の比較には、同一症例を両療法の立場から面接した結果を比較することが必要だと述べるにとどめ、第四章で報告する。この点を明確にしたうえで、以下の考察を行なう。

2　治療対象群の比較

研究の対象となったM群、A群それぞれの患者の外来・入院別構成はマッチしていないが、両療法ともそれぞれが入院、あるいは外来においてのみ治療対象とするということはないので、今回の研究目的を明らかにする点で問題になるとは思われない。

ところで、それぞれの療法における対象選択過程を経て実際に治療を始めた患者の特性には大きな相違が見られた。まず、患者の性別が森田療法では男性に大きく偏っているのに対して、精神分析的精神療法では女性がやや多いものの、あまり大きな偏りはない。この相違は何によるのか非常に興味のあるところであるが、先に述べた理由によって、これ以上の考察は行なわない。

また平均年齢は森田療法の方がやや高く、年齢分布にも多少の差がみられる。森田療法が対象とする患者の発症年齢が十三〜十四歳である場合も少なくないが、本人が治療を希望して受診するようになるのは十五歳以降である（森ら、一九八九）。これに対して精神分析的精神療法では幼児期、児童期の子どもも治療対象とする。したがって精神分析的精神療法では、実際には十五歳未満の患者も治療対象になっている。今回は対象に十五歳未満は含めなかったが、このことは両者の年齢分布の差に影響を与えていると考えられる。病状と社会適応水準に関しては、M群では初診時と初診前一年間の水準があまり変わらないのに対して、A群ではその差が大きい。その要因として、ひとつはA群に思春期患者が多く、そのために社会適応水準の落差が大きいことが考えられる。しかしそれだけではなく、治療対象とする患者の精神病理の差、すなわちA群では社会適応水準の変動の大きい境界性パーソナリティ障害が治療対象の約四割を占めていることもその要因となっていると思われる。またM群では治療適応の判断に際して、患者の適応水準に注目し、急激な変動のあるものは適応外としたこととも関連していよう。

M群はDSM-Ⅲ診断分類からみると、明らかに治療対象とする病理は限定されている。それは森田療法で治療除外とされた群に比べても、A群と比較しても明らかである。しかし表3-1に示される通り、M群と森田療法の治療除外群はDSM-Ⅲ診断で完全に区別することができるわけではなく、森田療法独自の選択基準が存在することを示唆する。森田神経質の診断は「とらわれ」の病理の把握を通してなされており（北西、一九八九）、精神分析的な意味での病態水準の概念はない。治療の困難性から森田神経質非定型例、重症神経質といった伝統的な診断がなされるが、これをDSM-Ⅲのような疾病分類学的診断によって区別することは困難である。特に重症対人恐怖については、DSM-Ⅲの診断カテゴリーに適当な項目のないことはすでに指摘されており（森ら、一九八九）、今後の検討課題であろう。

これに対して精神分析的精神療法では、その治療対象となったA群のDSM-Ⅲ診断の分布は広範囲にわたる。また早期に治療から脱落する群の診断分布は、診断保留が多く、A群と比較すべき特徴を見出すことができない。この結果もまた、精神分析的精神療法の適応の判断には独自の目安が存在することを示唆する。

予測したように、森田療法と精神分析的精神療法が実際に治療対象としている患者の特性は異なっていた。それは初診患者がどのように治療対象となっていくかの過程の相違として、また社会適応水準の変動、性別や診断別の分布の差、そして社会適応水準の変動の差として現れた。これは、各々の精神療法がその適応をそれぞれに模索しながら、独自の精神病理仮説とそれに対応する治療技法を作り上げてきたことを裏づける結果である、と言えよう。

両療法には、すでに述べたとおりの治療対象の特性に相違がある。また異なる治療対象を選択する手続きにも相違がある。また、重症対人恐怖は、ＤＳＭ-Ⅲのどの診断カテゴリーにも含めにくいことが追認された。森田療法と比較して精神分析的精神療法の方が、より多くのＤＳＭ-Ⅲの診断カテゴリーを治療対象にしている。しかし森田療法では、重症対人恐怖をも治療対象にしているだけに、必ずしも軽い患者だけを治療しているという結論は導き出せない。これも今後の検討項目にすべきである。

第5節　まとめ

森田療法と精神分析的精神療法の治療対象について比較を行なった。その結果、次の点に相違と相似が認められた。

1　治療対象の選択過程

森田療法では、初診以前に自らの問題の解決法として森田療法を選んで受診するという、患者側の選択過程が存在することが多く、治療者はそれを重視する。これに対して精神分析的精神療法では、それを重視しない。双方とも、一回以上の予備的な面接を経て治療適応を判断する点、および、治療導入にあたっては患者の主体性を尊重する点は、類似している。しかし、治療対象を選択するにあたっての面接法や、面接の着眼点は明らかに異なると思われ、これについては今後検討する。

2 治療対象

森田療法の治療対象には男性が多く、一方、精神分析的精神療法の治療対象は女性がやや多い。本研究の対象（十五歳以上）では、対象の年齢は二十歳代半ばで、両群に大きな差はない。初診前一年間の社会適応の水準は、森田療法では変動が少なく、精神分析的精神療法では比較的大きく変動する。ＤＳＭ-Ⅲの五桁による診断分類に従うと、森田療法では五つのカテゴリーに分類された。これに対して、精神分析的精神療法では二十九のカテゴリーにわたって診断された。これをまとめてＤＳＭ-Ⅲの三桁の分類でみると、森田療法は一つのカテゴリーに集中するのに対して、精神分析的精神療法は九つのカテゴリーにわたる。しかし、森田療法の精神病理学はＤＳＭ-Ⅲ診断になじみにくく、したがってパーソナリティ障害の診断や、対人恐怖をＤＳＭ-Ⅲの社会恐怖のカテゴリーに分類することの妥当性などは、今後の検討を必要とする。

第4章
診断面接の比較

第1節　同一症例初回面接の比較

皆川　邦直、北西　憲二、三宅　由子

【症例の紹介】

対象は森田療法を希望してきた二十一歳の大学生男性である。患者は緊張すると声が出なくなり、人前での朗読ができない。高校時代は大学に入ればその症状は何とかなると思って勉強するしかなかった。大学に入れば違った道というか、環境が変わることで少しはよくなるかと思っていた。入学した大学は自分の希望した学校ではなく、学校を辞めて働こうかとか、もう一回受験をし直して、自分が納得のいく別の学校に入り直そうかとか考えている。しかし自分のしたいことが分からない。周りの人との交流がうまくいかず、完全に孤立はしないが、心を開いて相談のできる友達がいない。症状も改善せず某大学病院精神科外来を受診した。しかし治療は円滑にいかず、ある別の大学病院精神科を紹介された。そこで森田療法と精神分析的精神療法のいずれかが適切な治療であろうと説明を受けた。森田療法は短期間で治療できるというので、患者はそちらを選択して森田療法を実施している大学病院精神科を受診した。今は大学を休学し、両親と一緒に暮らしている。

1　対象と方法

本人の承諾を得た後、それぞれの立場から、まず精神分析的精神療法の立場から皆川が面接した。同じ日に森田療法の立場から北西が面接を行なった。それぞれの面接はビデオに記録した。

両面接者に知らされていたのは、それぞれの初回面接後に森田療法を受けるために入院することと、患者がこの研究面接を受けることに同意していることであり、それ以外の情報は双方の面接者には知らされていなかった。

それぞれの初回面接の過程を録音テープから起こして文字化した。面接を文字化することによって面接者と被面接者の間に生じる情緒的コンテキスト（affective context）からもれる情報が生じるが、それを最小限にとどめるために面接者と患者の対話を一組にして番号をつけ、そのやりとりを一組ずつカードにした。そのカードを両面接者が共同で検討し、質問が類似のものであっても異なっていても、患者の発言内容の同じものがあるので、まずそれを共通部分としてまとめた。次いで、それぞれの面接の一方でだけ患者が発言している内容をまとめた。そのほかに、①治療者の言葉が質問形式（オープン・エンディッド、クローズド・エンディッド）か否か、②明確化か、直面化か、③内容が症状、生活歴、行動、家族、認知、友人、感情、その他のうちいずれかについて分類を行なった。内容の分類は以下の基準に従った。

・症　状　精神症状
・生活歴　過去の客観的ライフイベンツ、たとえば何歳で大学に入学した、等
・行　動　実際に取ったあるいは取ろうとした行動について

・家　族　意識される患者の家族についての表象群
・認　知　意識される事柄をどのようにとらえているかについて
・友　人　意識される患者の家族以外の他者表象群
・感　情　意識される患者自身の感情について
・その他　精神分析的精神療法の面接において、解釈など質問といえないやりとり

森田療法では百十六組、精神分析的精神療法では百四十六組のやりとりが行なわれていた。面接技法の特性を比較するにあたって、患者と面接者の発言と沈黙の時間を録音テープから測定した。両療法の面接における、面接者と患者の総発言時間および沈黙の時間が測定された。また、それぞれの面接者は、それぞれの初回面接から得た情報から、患者の精神病理を理解するためのフォーミュレーションを行なった。

2　結　果

それぞれの療法における初回面接の進め方の概要と数量的分析のための面接でのやり取りの分類が、具体的にはどのような形式と内容をもつものであるかを例示するために、①面接の対比、すなわち、具体的なやりとりによってそれぞれの療法の面接の流れを示し、次いで、②数量的分析の結果を示す。

A　面接の対比

以下に面接でのやりとりの実際を示す。面接者の名前の後についている番号は何番目のやりとりかを示している。また面接者の言葉の後にある（　）内は数量的分析に用いた分類である。

【北西森田面接の実例】（やりとりの総数：百十六）

北西1　私は北西と申します。ここの責任者になっています。あなたの大体のいままでのことなどについて私の方からお聞きしたいと思うのですが。あなたの悩みというのはどんな悩みですか。（症状・質問、オープン）

患者1　ぼくは学生なんですが、大勢の人のなかで指名されたりすると緊張して声が出なくなるのです。それで本を読まされたりすると途中でつかえたり、まったく声が出なくなるようなときがあるのです。

以後、意識化されたこの体験をめぐって面接は続いていく。

すなわち、いつから意識したのか（発症年齢）、どのような状況で始まったのか（発症状況）、どのような不安を覚えたか（不安恐怖の種類）、どのような状況で不安を覚えるのか（不安賦活状況）など意識化された不安を多面的に検討する。

次いで「とらわれ」の機制について検討を加える。

北西20　そうしたくないと。あなたとしてはスムーズに言いたいとか、あがらずにやりたいという気持ちがあるのかしら。（認知・質問）

患者20　たぶん、そうだと思います。自分でもよく分からないのだけれど、ただ指されるのではないかというそれがなにか本当に怖いというか。

●予期不安、精神交互作用

北西21　じゃ予期恐怖みたいなの？　指されるのではないか、指されるのではないかというのが怖くて、その場にいくとかなり緊張しているというか。（認知・質問）

患者21　はい。

●思想の矛盾

北西25　いやだなあとか、こんなふうに不安にならなければいいなあとか、不安をなんとか除きたいという感じ

はいつもあった？（認知・質問）

患者25　はい。

「とらわれ」の確認の後、患者が学童期からの社会化のプロセスにどのように対応していったか、そこでの社会的、対人的適応レベルを検討する。

さらには自己の症状に対する克己の姿勢をみる。

北西28　典型的だね。小学校というのは本当に身近な周りでしょう。中学に入ってもまあ知っている人がいますね。でも高校になると、初対面の人が同じ年代で多くなるのではない？（生活歴・質問）

患者28　中学でもそういうことはあったけれど、高校だとほとんど知っている人がいないわけ。

次いで治療動機について検討を加える。

北西63　聞いて選ぶ段になってどういうことであなたは選んだのかしら。（認知・質問、オープン）

患者63　短期間で治療できるということで。

北西64　森田関係の本を読んだ？（生活歴・質問）

患者64　はい。

さらにパーソナリティ（いわゆる神経質傾向、「かくあるべき」という硬い自我理想）の確認を行なう。

北西81　じゃ常に自分はこうありたいと。（認知・質問）

患者81　それはもちろんそうです。

北西82　という理想みたいなのが心のなかにあって、一生懸命それに向かってがんばる方かな。（認知・質問）

患者82　はい。

そして生活史、特に小学校時代の適応状況や家族との関係について検討する。これらはいままで聞いてきたことの確認事項が主となる。

北西90　ちょっと小さいころのことを聞きたいのだけれど、いま考えると小、中、高と、いつが一番よかった?。（生活歴・質問）
患者90　小学校ですね。
北西100　いま考えて、親父さんのイメージはどういう感じですか。（家族・質問）
患者100　細かいですね。
そして最後にその他の症状の確認をして面接を終わる。

【皆川精神分析面接の実例】（やりとりの総数：百四十六）

皆川1　いまから大体五十分ぐらいのつもりでお話をお聞きしますが、どんなことでB病院の方まで行かれたのですか。（症状・質問、オープン）
患者1　ぼくは学生なんですが、緊張すると声が出なくなって、授業のときとか大勢の人のなかだと全然だめなんですね。たとえば本を朗読させられるとかそういうときは全然だめだし……。
皆川2　全然だめというのは?（症状・質問、オープン）
患者2　だめというのは途中で読めなくなったりするんですね。小さいときからそうだったので、高校のときまではずっと我慢をしてきたのだけれど、もう大学に入ったらそれに耐えられなくなって、いま学校を休学してB病院の方に行ったんですけれど。
皆川5　やはり耐えられないからなんとか治療を受けようという気持ちになられたいきさつについて、少し話していただけますか。（行動・質問、オープン）
患者5　小さいときからずっとそういうわけで苦しんできたのですけれど、大学に入れば違った道というか、環境が変わることで少しはよくなるかと思ったのですが、それでもやはりだめで、こういうことになってしまったのです。学校というのは自分の希望した学校じゃなくて、どうしても周りの人との交流がうまくいかなくて、結局孤立するような形になってしまって、学校の授業にもあまり出なくなってサークル活動もほとんどしなかったのです。

皆川6　それは何年生のころ？（生活歴・質問）

患者6　入った当初からずっと、要するに初めは全然その学校というのが入りたくなかったのですよ。だからなんとかそこから脱出しようと思っていろいろ考えているうちに、学校も出なくなって、自分の世界に閉じこもってしまったのですね。

皆川7　その入りたくない学校に最初から入るというのは、心ならずものことを自分では平気でやってしまう傾向があるということ？（解釈）

患者7　結局そう言われても仕方がないけれど、でも大学を受験する前に自分の両親に、もしどうしてもいやだったら学校に入ったとしても蹴ってもいいというふうに了解を得ていたのだけれど、学校に入ってしまったらそれが踏みにじられたというか、そういうふうになってしまって。

皆川9　お父さんやお母さんは、いやいやその大学に行こうとしている息子に、蹴ってもいいということを言っていたのだけれど、いざとなったらそんなことを言わずに行けというふうに言われたということ？（家族・質問）

患者9　はい。

皆川10　そうするとお父さんやお母さんのいうことを聞かなければいけないという気持ちもあるし、一方では聞きたくないという気持ちもあるということね。（解釈）

患者10　そうです。

皆川39　だれに嫌われていたの？（生活歴・質問、オープン）

患者39　一部の女子生徒とか。ぼくは学校の授業をほとんど聞いていなくて、勝手に内職したりしたもので、それがなにか相当反発をくったらしく、学校のぼくのクラスの担任にちくったりして、さんざん厭味を担任から言われたりして、そういうこともいろいろあったので、絶対にそいつらを見返してやりたいという気持ちが。

皆川40　そうしないと自分の男がすたるというか。（解釈）

患者40　はい。

患者56　まして中学・高校とずっとそういう目にあってきているとすれば、それとやはり誰だってとても耐えられないのではないですかね。

皆川57　そうだよね。そこで生じる怒りの念たるや大変なものだと思うのだけれど。（感情・質問）

患者57　そうですね。ぼくもそれが……。それをいまどうやって発散したらいいのか全然分からないしね。

皆川62　そのちくった女子のことについて少し聞かせてくれる。（友人・質問、オープン）

患者62　どういうことですか。

皆川63　どんな女の子なの？（友人・質問、オープン）

患者63　要するに優等生タイプ。学校の授業とか真面目にやって、なんというか口うるさいというか、そういうタイプですね。学級委員とかやっていたり、そういうタイプです。

皆川65　全然なくいきなりちくられちゃったの？（友人・質問）

患者65　はい。

皆川66　女は油断も隙もあったものじゃないね。（解釈）

患者66　そうですね。自分だけだったらまだあきらめもつくけれど、自分だけじゃなくて自分以外にもみんなやっているのに、本当にそのときは頭にきました。

表4-1　共通部分のまとめ

回答，質問ともに共通		
回答内容	質問	
来院理由・悩み	どういうことで受診したか。	
小学校から症状あり	いつから始まったか。（森田：最初，分析：最後）	
森田療法を選んだ	どうして森田療法を受診したか。	
家族の記述	ご家族は？（両親は？）	
他の症状の有無	他の症状はないか。	
回答共通，質問相違		
回答内容	森田療法	精神分析的精神療法
人前で読めない。	きっかけは？	自分について話して。
対人関係は大学でもだめ。	時間に沿ってどんなふうに？	もっと話して。
休学している，留年，欠席。	症状のせいでできないことは？	進路はどうなっているのか。
今の大学には入りたくなかった。	友達ということ？ 症状のせい？	どうして入りたくなかったのか。
何をしていいか分からない。	対人恐怖以外の悩みは？	入りたくない大学になぜ入ったのか。
進路を変えようかと考えている。	入院はなぜ考えた？	どうしたいのか。 迷っているのか。
これからどうするかを考える。	入院はなぜ考えた？	文句はあるのに言っても仕方ないというのはなぜ？
高校時代はがんばった。	がんばったんだね。	自分の男をすたらしたくないんだね。
告げ口タイプは嫌い。	正義漢ですか。	自分を女々しいと思っているのか。

B　両方の面接に共通の質問および答え

表4-1に示すように受診のきっかけとなった症状，その症状がいつから始まったか，どうして森田療法を受診したか，それ以外の症状はないかの五項目については，両方ともに同じような質問をし，同じ答えを得ている。しかし，いつからその症状があったかを確認するのは，森田療法では最初のほうになされるのに対し，精神分析的精神療法では最後に確認されていた。また，この患者の悩みの中核となっている，対人関係のこと，大学のこと，進路のこと，将来のことなどについては，両療法で引き出し方が異なっていた。どちらかといえば，森田療法では患者が経験した事実としての質問によって答えを得るのに対して，精神分析的精神療法では自分について語っても

表4–2　治療者の言葉

	森田療法		精神分析的精神療法		
	実数	%	実数	%	%
質問（オープン・エンディッド）	39	33.6	50	34.3	41.0
質問（クローズ・エンディッド）	77	66.4	72	49.3	59.0
その他	0		12	8.2	—
解釈	0		12	8.2	—
合計	116	100.0	146	100.0	〈122〉

表4–3　質問の内容

	森田療法		精神分析的精神療法		
	実数	%	実数	%	%
症状	25	21.5	16	11.0	13.1
生活歴	17	14.7	18	12.3	14.7
行動	6	5.2	12	8.2	9.8
家族	11	9.5	24	16.4	19.7
認知	43	37.0	42	28.8	34.4
友人	13	11.2	8	5.5	6.6
感情	1	0.9	2	1.4	1.6
非該当			24	16.4	—
合計	116	100.0	146	100.0	〈122〉

らうように働きかけていく過程で答えを得ている。

C　やりとりの数量的分析

面接における治療者と患者の対話のやりとりは、森田療法では百十六組、精神分析的精神療法では百四十六組であった。

表4–2に示すとおり、森田療法では治療者の言葉はすべて質問形式であり、「はい、いいえ」で答えることのできるクローズ・エンディッド（close-ended）の質問が全体の六六・四％を占める。これに対して精神分析的精神療法では、「はい、いいえ」で答えられないオープン・エンディッド（open-ended）の質問がやや多く、また解釈やそれにつなぐためのやりとりが一六・四％含まれ、その

分だけクローズ・エンディッドの質問が少ない。質問形式だけに限定すれば、森田療法では約三分の二がクローズ・エンディッドなのに対し、精神分析的精神療法ではオープン・エンディッドの質問が約四割を占める。

質問の種類は、森田療法ではすべてが明確化であったのに対し、精神分析的精神療法では質問形式でない二十四個を除く百二十二個のやりとりのうち、九個（七・四％）が直面化であった。

表4-3に示すとおり、質問の内容は両療法とも認知に関するものが最も多い。特に森田療法では三七・〇％が認知に関する質問になっている。精神分析的精神療法でも、三四・四％（全体の二八・八％：以下カッコ内同じ）は認知にかかわる質問であった。しかし、森田療法ではこれに次いで症状に関する質問が二一・五％、生活歴に関する質問が一四・七％と続き、家族に関する質問は九・五％にすぎないのに対し、精神分析的精神療法では家族に関する質問一九・七％（一六・四％）、生活歴に関する質問が一四・七％（一二・三％）であり、症状については一三・一％（一一・〇％）にすぎない。森田療法では友人に関する質問が一一・二％を占めるが、精神分析的精神療法では六・六％（五・五％）にとどまっていた。すなわち、森田療法では症状についてかなり取り上げるのに対して、精神分析的精神療法では家族についてより多くの質問がなされる。また森田療法では友人についてのほうが家族についての質問よりやや多いが、精神分析的精神療法では家族についての質問のほうが友人についてより圧倒的に多い。

やりとりの順序を追って、両方の面接の内容の流れを示したのが表4-4である。この流れのなかで、連なり（同じものの連続）の長さを比較してみると、森田療法では中盤から後半にかけて認知について十九個の質問が連なっており、次いで最初の症状についての十八個が長い。これに対して精神分析的精神療法では、最初の症状についての連なりの長さは二つであり、最長の連なりは前半の認知についての十一個、後半の生活歴についての九個、家族についての八個である。つまり、導入は両者とも症状から入るが、森田療法ではまず症状についてまとめて聞き、次いで認知、行動、生活歴、家族などについて聞き、後半に入って認知についてまとめて質問し、

表 4-4　内容からみた森田療法と精神分析的精神療法の初回面接経過

1. 森田療法初回面接

番号	1	2	3	4	5	6	7	8	9	10	11	12	13	14	15	16	17	18	19	20
Symptom	S	S	S	S	S	S	S	S	S	S	S	S	S	S	S	S	S	S		
History																				
Behaviour																				
Family																				
Cognition																			C	C
Friend																				
Affect																				

番号	21	22	23	24	25	26	27	28	29	30	31	32	33	34	35	36	37	38	39	40
Symptom						S													S	
History								H	H	H	H	H					H	H		H
Behaviour		B	B													B				
Family													F	F	F					
Cognition	C				C		C													
Friend																				
Affect				A																

番号	41	42	43	44	45	46	47	48	49	50	51	52	53	54	55	56	57	58	59	60	61	62	63	64	65	66	67
Symptom											S		S														
History							H															H		H	H	H	H
Behaviour																			B	B	B						
Family								F	F					F													
Cognition	C	C	C	C						C		C			C	C	C	C					C				
Friend					f	f																					
Affect																											

番号	68	69	70	71	72	73	74	75	76	77	78	79	80	81	82	83	84	85	86	87	88	89	90
Symptom																							
History																				H			H
Behaviour																							
Family																							
Cognition	C	C	C	C	C	C	C	C	C	C	C	C	C	C	C	C	C	C	C		C	C	
Friend																							
Affect																							

番号	91	92	93	94	95	96	97	98	99	100	101	102	103	104	105	106	107	108	109	110	111	112	113	114	115	116
Symptom																							S	S	S	
History	H																									
Behaviour																										
Family						F	F	F	F	F																
Cognition																		C	C	C	C	C				C
Friend		f	f	f	f						f	f	f	f	f	f	f									
Affect																										

2. 精神分析的精神療法初回面接

	1	2	3	4	5	6	7	8	9	10
Symptom	S	S		S						
History			H			H				
Behaviour					B					
Family								F	F	
Cognition										
Friend										
Affect										
Others										
Interpretation							#			#

	11	12	13	14	15	16	17	18	19	20
Symptom										
History	H				H	H	H			H
Behaviour										
Family										
Cognition		C	C	C				C	C	
Friend										
Affect										
Others										
Interpretation										

	21	22	23	24	25	26	27	28	29	30
Symptom				S	S					
History										
Behaviour		B	B							
Family										
Cognition	C					C	C	C	C	C
Friend										
Affect										
Others										
Interpretation										

	31	32	33	34	35	36	37	38	39	40
Symptom										
History								H	H	
Behaviour										
Family										
Cognition	C	C	C	C	C	C				
Friend										
Affect							A			
Others										
Interpretation										#

	41	42	43	44	45	46	47	48	49	50
Symptom										
History										
Behaviour			B		B	B			B	B
Family										
Cognition	C	C		C			C	C		
Friend										
Affect										
Others										
Interpretation										

	51	52	53	54	55	56	57	58	59	60
Symptom										
History										
Behaviour										
Family										
Cognition	C	C	C		C			C	C	
Friend										f
Affect							A			
Others				O		O				
Interpretation										

	61	62	63	64	65	66	67
Symptom							
History							
Behaviour							
Family							
Cognition							
Friend		f	f	f	f		f
Affect							
Others	O						
Interpretation						#	

	68	69	70
Symptom			
History			
Behaviour			
Family			
Cognition	C	C	
Friend			
Affect			
Others			
Interpretation			#

	71	72	73	74	75	76	77	78	79	80
Symptom										
History										
Behaviour										
Family										
Cognition			C	C				C	C	C
Friend										
Affect										
Others										
Interpretation	#	#					#			

	81	82	83	84	85	86	87	88	89	90
Symptom										
History										
Behaviour										
Family						F	F	F		F
Cognition		C	C							
Friend				f	f					
Affect										
Others	O								O	
Interpretation										

	91	92	93	94	95	96	97	98	99	100
Symptom										
History						H	H	H	H	H
Behaviour										
Family	F	F	F	F						
Cognition										
Friend										
Affect										
Others					O					
Interpretation										

	101	102	103	104	105	106	107	108	109	110
Symptom										
History	H	H	H	H						
Behaviour						B	B			
Family					F			F	F	F
Cognition										
Friend										
Affect										
Others										
Interpretation										

	111	112	113	114	115	116	117	118	119	120
Symptom										
History										
Behaviour	B				B					
Family		F	F			F	F	F	F	F
Cognition				C						
Friend										
Affect										
Others										
Interpretation										

	121	122	123	124	125	126	127	128	129	130
Symptom								S		S
History										
Behaviour										
Family	F	F	F							
Cognition				C	C	C	C			
Friend										
Affect										
Others									O	
Interpretation										

	131	132	133	134	135	136	137	138	139	140
Symptom	S					S	S		S	S
History										
Behaviour										
Family										
Cognition										
Friend										
Affect										
Others								O		
Interpretation		#	#	#	#					

	141	142	143	144	145	146
Symptom	S	S			S	S
History						
Behaviour						
Family						
Cognition						
Friend						
Affect						
Others			O			O
Interpretation						

表4–5　やりとりにおける時間

	森田療法		精神分析的精神療法	
	実数(秒)	%	実数(秒)	%
治療者	647	30.9	1407	33.8
患　者	1223	58.3	1956	47.1
沈　黙	227	10.8	795	19.1
合　計	2097	100.0	4158	100.0

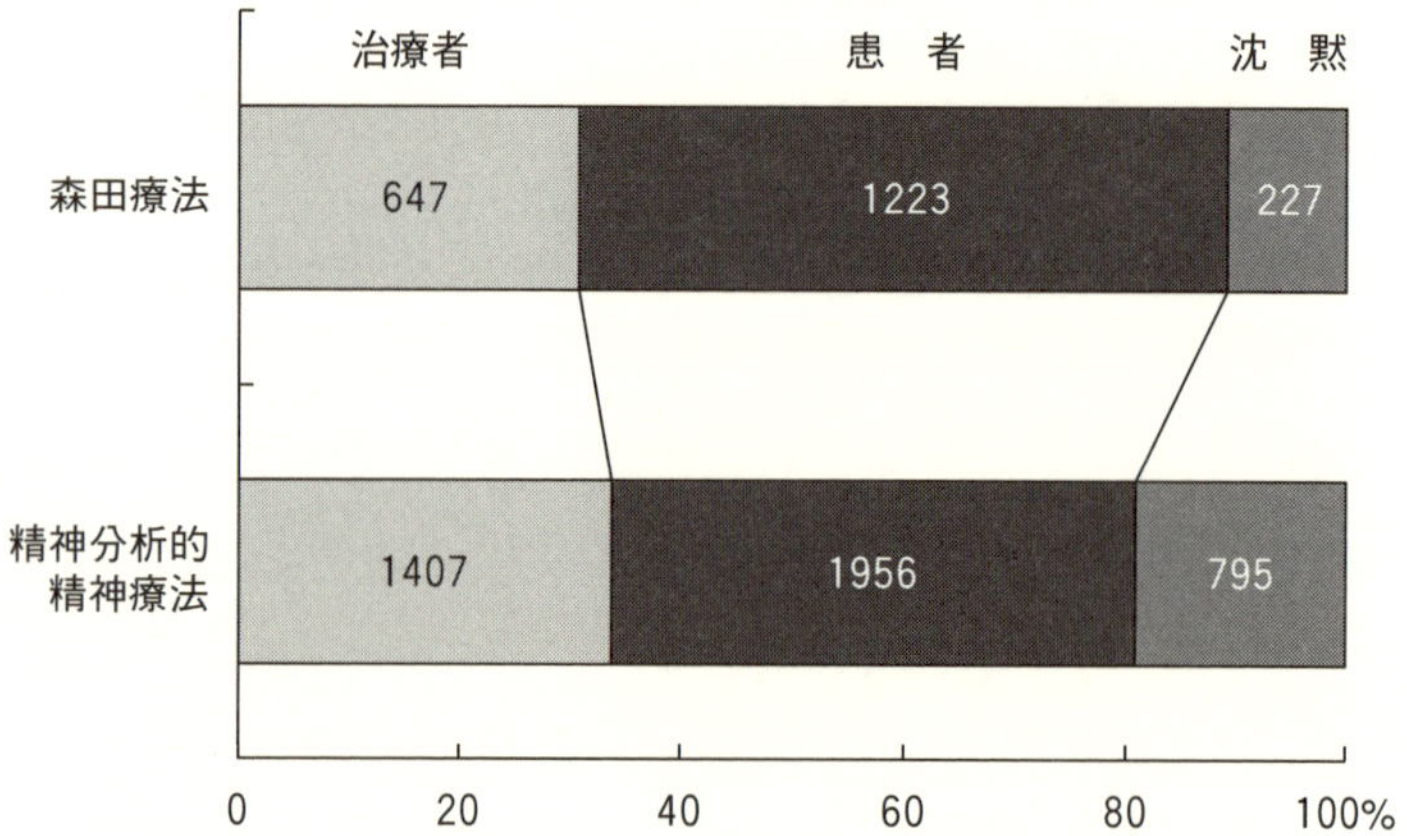

図4–1　森田療法と精神分析的精神療法初回面接：時間の比較

友人、家族についての情報を得て、最後に再び症状に戻るという大きな流れがみられる。これに対して精神分析的精神療法では症状や生活歴を導入として、すぐに行動や認知の質問がなされ、中盤で友人がとりあげられ、家族についての一連の質問のあと生活歴からまた家族に戻り、最後に症状の確認をして面接が終了する。導入部、中盤、終了直前の三つの時点で解釈が行なわれている。

表4–5と図4–1に示すように、全体としての時間は、精神分析的精神療法のほうが長く、約二倍の時間がかかっている。これはもちろん全体のやりとりの数が多いこととともに、オープン・エンディッド（open-ended）の質問が多いことに関連があるものと思われる。割合でみると、森田療法では面接者が三〇・九％、患者が五八・三％

と患者が面接者の約二倍の時間を使っており、沈黙は一〇・八％にすぎない。これに対して精神分析的精神療法では、面接者三三・八％、患者四七・一％で患者は面接者の約一・五倍の時間を使っているが、沈黙の時間も多く、一九・一％が沈黙で占められていた。

3　考　察

A　森田療法の初回面接

森田療法において今までは個別的な面接にまったく注意が払われていなかった。それは、①この療法が入院を主体とし、②そこでの行為的行動的体験を重視し、③治療者の基本的態度が「不問」（森田、一九二六、一九七四）であることと関連がある。しかし、しばしば誤解されるように「不問」とは何も問わないことではなく、むしろ「何を問わず」「何を問うか」という治療の基本を定め、その問うところに患者の問題を再設定し、それを治療的課題とする。それゆえ森田療法においても、治療の対象を選択し、その治療的課題を明確にする個別的初期面接や、治療のその折々に行なう個別的集団的面接あるいはそれに準じた日記のコメントは治療上重要な意味をもつ（北西ら、一九九〇）。

森田療法の面接の基本は不安抑圧インタビュー（Anxiety suppressing interview）であり、患者の不安をとらわれと恐怖と欲望という観点から理解し、了解的態度からみていこうとするものである。

面接では一般に穏やかで患者に安心感を抱かせるように心を砕く。それによって患者の不安を肯定的に再定義し、患者のあり方（自己自身と周囲の世界への関わり方）を明確にするように試みる。そしてこの共感－了解的態度から患者の不安の質と治療可能性を検討することになる。

森田療法の面接は、クローズ・エンディッドの質問が三分の二を占め、比較的明確な意図をもって構成されており、半構造化された面接といえよう。

質問はオープン・エンディッドで始まるが、次第にクローズド・エンディッドの質問の占める割合が多くなり、森田療法に基づく病理仮説の検証という形を取る。質問内容は、患者が体験している、かつ語りやすい症状から始まり、その形式をめぐってしばらく続く。いつから意識したのか（発症年齢）、どのような状況で始まったのか（発症状況）、どのような恐怖を覚えたか（不安恐怖の種類）、どのような状況で恐怖を覚えるのか（症状賦活状況）、など患者の意識化した恐怖、不安の性質（形式）を検討し、明確にしようとする（北西ら、一九九〇）。この症状に費やされる質問の割合は二一・五％を占める。

次いで、面接者は患者自身のものごとのとらえ方を明確にしようとする。認知に関する質問は三七・〇％を占める。特に患者の自己の情緒反応への過度な集中と、それを取り除こうとする自己のあり方を森田療法では「とらわれ」と呼ぶ。つまり症状とその構成機制である「とらわれ」の明確化であり、不安を「とらわれ」から読み直す作業である。この悪循環過程の明確化が質問の重要な部分を占める。

その他の生活歴、家族、友人に関する質問では、患者が自己の症状（不安、恐怖）をもちながら、どのように家族や社会と関与して行なったのかを検討する。患者の社会化（socialization）の程度とその過程での挫折の様式を症状や認知との関連から検討する。また症状を自分の問題として理解し、その問題解決のために取り組んできたか、症状をもちながらある程度の社会適応を保ってきたか、などを検討する。したがって生活歴、家族、友人に関する質問は症状、認知を明確にする補強的資料として利用する。

この初期面接から本症例の森田療法からみた理解は以下の通りである。

この患者の不安は、人前で緊張する、しゃべりたいが声が出なくなるなどの形式で出現している。本人の発症年齢（ある程度の社会化がなされてからの発症）、症状の場面規定性、症状に対する自我異和性、症状内容の了解可能性などから、患者の不安は神経症的不安と理解される。ここでの患者の葛藤は、人前で上がりたくないのに上がってしまうというものである。人前で上がってしまう自己の情緒反応を受容できず、結果としてそこへの注意を強め、それにとらわれてしまう。

このようなとらわれは、森田が対人恐怖を「恥ずかしがるのを以てふがいなしとする、負けず嫌いの意地っ張り」（森田、一九三二／一九七四）と表現しているように、自己の情緒反応に対するある特有な関わり方を示す。この患者の場合は、優越の志向（人に負けたくない、偉くなりたい、成功したい）と劣等的な自己のあり方（しかし、そうできない自分）、あるいは自己の情緒反応との葛藤と理解される。あるいは弱力的な自己（狭い対人的安全領域：人前であがりやすい。教室で指されるのではないかとビクビクする）を硬い価値規範（受験勉強で国立大学歯学部に入学することを目指して他者への優越を勝ち取ろうとする）で代償しようとする傾向とも理解ができる。

診断：森田神経質定型例（対人恐怖神経症レベル）

B　精神分析的精神療法の初回面接

精神分析的精神療法では、患者が自ら語る「自分」の物語から、患者の行動や防衛の様式、対象関係のレベル、非特異的な自我の強さ（欲求不満耐性、不安耐性、判断）、および精神症状を把握する。その適応を判断する診断面接では、オープン・エンディッドの質問を用いて、患者の連想とその文脈を患者自身の言葉で描写してもらうが、前者は五十個（三四・三％）、後者は七十二個（四九・三％）であった。結果は、精神分析的精神療法の面接では、無意識の葛藤と、これに対する自我の適応上の失敗（防衛機制の動員）、すなわち、症状形成という理論に従っていることを示唆すると言えよう。

また面接者の仕事は、一方では、共感を用いて患者の感情を感じ取り不安のレベルを許容範囲に保つことであり、もう一方では、それまで防衛によって意識から排除していた認識を患者が意識化できるように援助することである。そのためには明確化、直面化、解釈投与を面接の方法として用いている。

このように一連の技法を使用することは、一方では不安を緩和することに、もう一方では不安を挑発することになる。いずれにしても面接から得られる資料は、患者が主観的にどのように思っているか、感じているかなどの内的な世界を描き出すものである。そして、面接で表現される患者の物語から、面接者はそれまで患者が気づくことのなかった事柄を理解して、それを解釈として患者に投与する。そして面接者と患者は合意的真実を共有することになる。このプロセスを通じて治療関係は深まる。

患者の訴える症状は自己の適応、対人関係、自我理想などとの関連で理解していくため、面接の経過とともに、患者の語る文脈は、自己像、両親像、他者像などに移行していった。

この面接から得られた印象は以下の通りである。

二十一歳の大学生は、児童期以来、自己主張することが苦手で、対人緊張の高い傾向があった。某学部に入学することによって、この自己不全感を回復することができると考えて高校時代を乗り越えたが、実際に入学してみると、彼の自己不全感になんら改善はなく、この進路選択は誤りであったと考えるようになった。そして実習が始まると、休学して進路の変更を考えるようになった。しかし明確な将来像を描くことができないために精神科を受診するにいたった。大学入学後なお自己不全感を抱く理由については、専門職にある兄に対する劣等感を拭《ぬぐ》うことができない、すなわちエディプス・コンプレクスの解決が図れないことと関係していることが推測されたが、患者にとって現在のところこのような理解をもつことはむずかしい。

森田療法にはない特徴として、患者の言葉を言い換えることによって患者がそれまであまり意識していなかった側面を意識化するように働きかける技法、照らし返し（mirroring）や解釈投与がある。共に患者に強制するものではなく、患者にはこれらに自由に反応することが期待されている。そして意識化を繰り返すことによって、患者は次第に自己の無意識の葛藤に近づいていく。たとえば、「心ならずものことを自分では平気でやってしまうということ？」「親のいうことを聞かなければいけない気持ちと聞きたくない気持ち」「男をすたらしたくないんだね」「怒りの念たるや大変なもの」「女は油断も隙もあったもんじゃないね」などである。

以上に考察したように、面接は診断評価、治療方針を定め、実際の精神療法を中心とした治療技法の基本的な枠組みとなる自我心理学理論によって進められるものであることが明らかになったということができる。

診断：強迫性障害および社会恐怖

C　数量的分析についての考察

本論文で行なった面接過程の数量化の目的は、精神療法の比較研究における面接の形式と内容の比較であり、両療法の初回面接の異同を最も顕著に表現しているのは表4-4であろう。ここで使われたものは充分に標準化された方法ではない。しかし現在までに異なる精神療法の初回面接をこのような形で量的に比較した研究は見当らず、今回は目的に合わせてこのような方法を取った。この方法によって、それぞれの面接過程がそれぞれの療法の精神病理仮説に基づいて構成されていることが確認できた。すなわち森田療法の面接では、意識的な「とらわれ」の体験構造の明確化をめざすものである。一方、精神分析的精神療法では、不安と防衛すなわちパーソナリティの反応様式を明らかにするという自我心理学派の仮説体系に基づく面接を施行していることは明らかである。

ところで、数量化するに当たっては、やり取りを部分部分に切り分け、それを分類する必要があり、そのために脱落する情報もある。今回の数量化において脱落した情報の第一は面接における患者と面接者の関係に関するものである。たとえば、森田療法では最初の質問で「私が質問しますから答えてください」という支持的・指示的態度をみることができるが、精神分析的精神療法では「あなたのほうから話してください」という、より患者と距離をとって反応をみようとする探索的な態度が含まれる。これは患者が抱く治療者像を形成していくうえで、基本的な相違点であろうが、今回の方法ではそこまでの追及はできない。それぞれの療法の治療者－患者関係および治療の展開の特性を明確にし、比較する方法は今後の課題である。
心を扱う精神療法を科学的な論文の対象に取り上げる場合、科学の重要な方法である数量化をどのように用いるかは慎重に検討されるべきであろう。本節は一症例の面接の数量で表わせる部分を抽出する試みである。それぞれの精神療法の精神病理理論、治療論についての仮説に従って構成された初回面接の構造の異同が数字として把握されたといえよう。

第2節　精神療法過程Qセット（PQS）を用いた同一症例の初回面接の比較

山科満・守屋直樹

本書で述べられているように、わが国においては異なった精神療法間での比較研究として、森田療法と精神分析的精神療法との間ですでに長年にわたり検討が積み重ねられてきた。しかし、それぞれの精神療法の過程に踏み込んで比較検討した実証研究は、本書第2章～第3章および本章第1節で紹介されているものが嚆矢であり、きわめて乏しいのが現状である。エビデンスに基づく医学（evidence-based medicine; EBM）の理念が急速に普及しつつある現代の精神医学の状況において、森田療法と精神分析的精神療法の比較研究についても、新たな方法による実証研究が求められていると言えるであろう。

しかし、ＥＢＭにおいて一般的に用いられる研究法である無作為化比較試験（randomized controlled trial; RCT）を精神療法に適用する場合、多くの問題点と限界があることが指摘できる。とりわけ、特定の治療法のどのような技法上の特徴が、どのような作用機序に基づいて効果を発揮したのかという、臨床家にとって関心が大きいと思われる事柄はＲＣＴでは検証の対象とはなりえないのである。

そのような問題意識に基づいて精神療法の効果判定に関する実証研究を概観した際に、われわれはジョーンズ（Jones, 2000）により開発された精神療法過程Qセット（Psychotherapy process Q-Set; PQS）がきわめて有用な評価手段であると考えた。ＰＱＳは、一例の治療経過とそこでの治療展開に関する実証研究や、異なった精神療法の治療過程に関する比較研究などに有効な研究手段として用いられている。

後者については、次のような結果が報告されている。まず、短期力動的精神療法と認知行動療法の比較において、力動的治療では認知的技法もかなり用いられていること、認知行動療法においては力動的な技法が用いられる頻度は少ないこと、にもかかわらずどちらの治療においても力動的な技法をより多く用いた方が転帰が良いことが示された（Jones & Pulos, 1993）。また、認知行動療法と対人関係療法を比較した研究において、実際の治療過程をＰＱＳで評定すると、どちらの治療でも治療者の活動は支持的かつ指導的であり、それに呼応して患者が従順であったという点できわめて似通っていることが示された。そして、両者の治療転帰にほとんど違いがなかったことは、治療効果の主な要因は、提唱されている技法の特徴よりもこのような共通点の結果かもしれないことが論じられている（Ablon & Marci, 2004）。アブロンらは、実際に行なわれている面接過程を検証しなければ、精神療法においてどのような技法が優れているか、あるいは何が治療的な変化をもたらしたのかについて、論じることはできないと主張している。

1　本研究の目的

われわれはＰＱＳ日本語版を作成し（Jones, 2000 の翻訳）、これを用いて異なる精神療法間で面接過程の違いを検証することにした。そしてまず最初に、本章第1節で紹介された同一症例に対する森田療法と精神分析的精神療法の初回面接を比較対象として選んだ。ＰＱＳを用いた研究結果と、すでに確立されている先行研究の結果との整合性が確認できれば、ＰＱＳが実証研究のツールとして有用であるだけでなく、実際の臨床感覚を反映し洗練させる有力な手段であることが示されると考えられる。なお、今回は、症例の一回の面接のみを検証対象としていることから、本研究は今後PQS日本語版を精神療法の比較研究に応用していくにあたっての予備的研究として位置づけられるであろう。

●PQSについて

PQSは、一回の精神療法面接の録画または録音記録ないし逐語記録を対象として、そこで生じている患者の発言内容や態度、治療者の態度や介入内容、および両者の相互作用を数量化して評定するための測度である。評定項目は百項目あり、その内容は現在行なわれているさまざまな精神療法の面接過程に幅広く対応できるよう調整されている。評定者はQソート法によって各項目を1〜9の九段階で相対的に評定する。9は「きわめて当てはまる、またはきわめて目立って重要な」項目であり、1は「きわめて当てはまらない、または逆の方向にきわめて目立って重要な」項目、5は「相対的にどちらともいえない、または重要ではない」項目である。評定の信頼性を高めるために、項目毎に詳細な評定マニュアルが存在する。

2 研究の方法

それぞれの初回面接の録画を基に、逐語録が作成された。トレーニングを積んだ四人のPQS日本語版評定者が独立してそれぞれの面接を逐語録に基づきPQSで評定した。評定結果は、各項目毎に四人の評定の平均値を算出し、これを検討対象とした。そして、両者ともに七点以上（「かなり当てはまる、またはかなり目立って重要」以上に相当する）、または三点以下（「かなり当てはまらない、または逆の方向に目立って重要」以下に相当する）の項目および両者で三点以上の差が生じた項目を抽出し、治療の相違点を抽出された評定項目に則して具体的に検討した。

本章第1節と一部重複するが，以下に面接記録の抜粋を示す。

A　森田療法による初回面接の抜粋

面接者1　あなたの悩みというのはどんな悩みですか。

患　者1　僕は学生なんですが，大勢の人のなかで指名されたりすると緊張して声が出なくなるんです。

面接者15　それ以外にあなたの悩みというのは今のところ。

患　者15　両親と進路のことでもめたりしたので，そのこともちょっと考えているというかどうしようかと思っています。

面接者16　じゃあその進路のことは後で聞くことにして，その症状というのはそのために学校を休んだりということもないわけ？

面接者19　最初に中学のときにそういうふうに感じたときに，自分ではどういうふうに思いましたか。

患　者19　それはやはり恥ずかしいと思いました。

面接者25　いやだなあとか，こんなふうに不安にならなければいいなあとか，不安を何とか除きたいという感じはいつもあった？

患　者25　はい。

面接者80　理想なんかは高いほう？

患　者80　高いと思います。

面接者83　どうありたい？　自分が人間としてこうありたいという夢というか希望というか理想というか。

患　者83　それはやはり成功したいです。

患　者84　もちろん仕事で。社会的にも当然成功したいし、自分はそのつもりで勉強してきたし——その分野のトップになりたいですね。分野にもよるけど。

面接者88　じゃあ、ずっととにかく頑張り屋で来たわけね。

患　者88　はい、そうだと思います。

B　精神分析的精神療法による初回面接の抜粋

面接者1　どんなことでA病院の方まで行かれたのですか。

患　者1　僕は学生なんですが、緊張すると声が出なくなって、授業のときとか……。

面接者5　やはり耐えられないから何とか治療を受けようという気持ちになられたいきさつについて少し話していただけますか。

患　者5　小さいときからずっとそういうわけで苦しんできたのですけれど、大学に入れば違った道というか……。

患　者6　入った当初から、要するにはじめは全然その大学に入りたくなかったのですよ。だから何とかそこから脱出しようと思っていろいろ考えているうちに、学校も出なくなって、自分の世界に閉じこもってしまったのです。

面接者7　その入りたくない学校に最初から入るというのは、心ならずものことを自分では平気でやってしまう傾向があるということ？

患　者7　そう言われても仕方ないけど……。

面接者10　そうするとお父さんやお母さんの言うことを聞かなければいけないという気持ちもあるし、一方では聞きたくないという気持ちもあるということですね。

患　者10　そうです。

面接者49　もう一回浪人して他の大学を受けようかという気持ちもあったわけね。

患　者49　そうですね。でももうないです。

面接者50　では……そこ（大学）を卒業していくか、それとも高卒として就職していくかという選択肢が残っているということ？

患　者50　そうですね。

（高校時代に患者が授業中にやっていた「内職」を女生徒が担任に密告したことが話題となっている）

面接者80　女の子の話題になったら急に黙ってしまったね。

面接者89　緊張して人前でしゃべれなくなるという悩み事があると言われたけど……何か特別な事柄については特にブレーキがかかってしまって喋り辛くなるのか、ちょっと先生は疑問に思うのだけど。

表4-6　評定者間の相関係数（Spearman-Brown 補正値）

	A-B	A-C	A-D	B-C	B-D	C-D
森　田	0.77	0.73	0.77	0.67	0.75	0.71
分析的	0.72	0.68	0.74	0.63	0.62	0.68
	A-B	A-C	A-D	B-C	B-D	C-D

A, B：研究の趣旨を事前に知っている評定者
C, D：研究の趣旨を事前に知らされていない評定者

3　結　果

評定者間の相関係数（Spearman-Brown：補正値）は、森田療法で〇・七七〜〇・六七、精神分析的精神療法で〇・七四〜〇・六二であり、評定の信頼性は問題ないことが裏付けられた。またいずれの評定でも、四名のうち二名は研究の意図をあらかじめ知っており、他の二名は知らされていなかったことから、研究の趣旨を事前に知っていることによるバイアスの影響を検討した。表4-6に示されるように、どちらの評定でも、研究の趣旨を事前に知っている者同士の組み合わせと同等ないしそれより高い相関を示す組み合わせがあることから、研究の趣旨を知っているか否かは評定の結果に影響を与えていないと言ってよいと考えられた。

評定によって抽出された項目は、まず両者に共通して評点が高かったのが、項目四「治療目標の話し合い」、項目一七「治療者が面接をコントロールする」、項目六五「治療者が患者の発言を明確化」、項目八四「患者が他者への怒りを表現する」、項目八六「治療者は自信に満ちている」の五項目であった。両者ともに評点が低かったのは、項目一二「沈黙が生じている」、項目一四「患者は治療者に理解されたと感じていない」項目二五「患者が面接を始めるのに困難を感じる」、の三項目であった。森田療法のみで目立ったのは、項目三〇「認知的テーマの話し合い」（逐語録、北西25、患者25がその例）、項目三五「自己イメージの話し合い（逐語録、面接者88-患者88がその例）、項目九八「治療関係が話題になる（低得点で目立つ。つまり話し合われていない）」の三項目であった。精神分析的精神療法で目立ったのは、項目三六「防衛機制の指摘」（逐語録の面接

表4-7　評定結果

両者ともに高かった項目

項目	項目の中身	森田	分析
4	患者の治療目標が話し合われている。	8.75	8.0
17	治療者は，積極的に相互作用をコントロールしている（たとえば，構造化したり，または新しい話題を導入したりする）。	9.0	7.0
65	治療者が患者のコミュニケーションを，明確化する，言い換える，または表現を変えて言い直す。	7.25	8.75
84	患者は，怒りや攻撃的な気持ちを表現する。[＊治療者以外に対して]	7.75	7.75
86	治療者は自信に満ちており，落ち着きがある（対極：不確かで防衛的である）。	8.0	7.5

両者ともに低かった項目

項目	項目の中身	森田	分析
12	沈黙が面接時間内におきている。	1.25	3.0
14	患者は，治療者に理解されたと感じていない。	2.75	3.0
25	患者は，面接を始めることに困難を感じている。	1.25	1.5

森田で目立った項目

項目	項目の中身	森田	分析
30	話し合いの中心は，認知的なテーマ，すなわち考え方や信念体系といったことにある。	8.5	5.0
35	自己イメージが話し合いの焦点となっている。	7.75	4.25
98	治療関係のことが話の主題になる。	2.25	5.5

分析で目立った項目

項目	項目の中身	森田	分析
36	治療者は，患者の防衛機制，たとえば打ち消し（アンドゥーイング）や否認など，の使用を指摘する。	4.75	8.25
71	患者は，自責的である；恥または罪悪感を表現する。	6.0	3.0
79	治療者は，患者の気分や情動の変化についてコメントする。	4.0	7.25
82	面接時間内の患者の行動は，今まではっきりと認識されていなかった筋書きに，治療者によって言い換えられる。	4.0	7.25
89	治療者は，防衛を強化するようにふるまう。＊	5.0	1.25

両者で逆方向に目立った項目

項目	項目の中身	森田	分析
41	患者の大望，または野心が話題となる。	7.75	3.75

＊　項目71で評点が低いのは，「そのような発言が無いことが目立つ」ことを意味し，項目89で評点が低い場合は「治療者が防衛を強化しないよう積極的にふるまう」ことを意味する。

者80および89がその例)、項目七一「患者は恥または罪悪感を表現(低得点。つまり話題にならないことが目立つ)」、項目七九「治療者は患者の気分の変化を指摘」、項目八二「患者の面接中の行動変化を指摘」(逐語録の治療者80がその例)、項目八九「治療者は患者の防衛を強化する(低得点。つまり防衛を弱める介入をしている)」の五項目であった。両者で逆方向に目立ったのは、項目四一「患者の大望・野心が話題になる」で、森田療法では高得点つまり「野心的である」とされ、精神分析的精神療法では低得点つまり「野心や期待が制限される」とされた。これは、先の逐語録の抜粋で、森田療法では治療者80–面接者84、精神分析的精神療法では治療者49–面接者50に典型的に現われている。これらの結果を表4–7にまとめた。

4 評定結果から言えること

両方の面接に共通しているのは面接者は自信に満ちた落ち着きのある態度を取り、治療目標が話し合われ、面接者が積極的に質問し(ただし森田療法でその傾向が特に目立つ)、患者の発言が不明確なところは明確化する作業を行なっている(ただし精神分析的精神療法の方で、より明確化の使用が目立つ)ということである。そのため、患者は面接にスムーズに導入され、沈黙はさほど生じることなく(ただし精神分析的精神療法の方で沈黙が相対的に目立つ)、自分を馬鹿にした他者への怒りも表出されている。どちらの面接でも患者は面接者に自分が十分理解されたと感じている。

森田療法で目立つのは、自己イメージを中心とする意識的なテーマが話題となっていることと、患者の悩みが存分に語られていることである。治療関係は一切話題になることなく背景に退いている。一方、精神分析的精神療法では、治療者は無意識過程である防衛に対し焦点を当て、面接中に生じる患者の行動や気分の変化も指摘されるところが特徴的であると言える。また、森田療法では患者自身が意識している恥の感情が、意識的なテーマとしてある程度語られた(項目七一で評点は六・〇。逐語録の患者一九がその例)のに対し、精神分析的精神療法ではこの話題は語られなかった（同項目で評点は三・〇）ことも特徴的であると言える。これらの点はそれぞれの治療理論および技法の基本的な特徴が的確に捉えられて評点に反映されたものと考えられる。また、初回面接で何が話題となるか、治療者は患者の病理のどの部分に焦点を当てるかということに関して、両治療法では明確な違いがあることが客観的に示されたと言える。

両者で逆方向に評点が分かれた項目四一「患者の大望・野心が話題となる」は、森田療法では評点が高く（七・七五）、つまり患者は野心的な面を強調したのに対し、精神分析的精神療法では評点が低く（三・七五）、つまり患者は将来への悲観的な見通しを口にしたわけである。これは、治療者のスタンスに応じて、森田療法では患者は誇大的・野心的な面が強調され、精神分析的精神療法では同じテーマで将来への不安が語られるという違いが生じたことを示し、初回面接をどう体験しているかを実証していると言える。

5　先行研究の結果と比較

ここでは本研究と同一の面接記録に基づいた北西ら（一九八八）、皆川ら（一九八八）の研究を取り上げる。そこでは、それぞれの立場の研究者が対等の立場で集い討論を重ねるという方法で、お互いの理解を共有するという手法がとられ、そのなかで初回面接の比較研究も行なわれている。それによると面接の手順や病理の着眼点の特徴について、森田療法の場合は「面接は本人によく意識された症状構成の機制の検討から始まり、ついで発症後の症状の展開様式と症状克己の姿勢に着眼する。そして……自己向上性のあり方について見る」とされる。一方、精神分析的精神療法では、「初回面接で潜在的主訴を見ることから始まり、そこから両親との葛藤、対人交流パターンなどを検討する。さらに……患者の無意識的葛藤や不安の質、不安に対する防衛の様相と対象関係の歪みを確認する」とまとめられている。以下で、今回の評定結果がこの先行研究の結果と合致しているか否かを項目に則して検討する。

まず、森田療法で目立った項目三〇「認知的なテーマの話し合い」は森田療法で特徴的とされた「本人によく意識された症状構成の機制」の話し合いに対応していると言える。また、項目三五「自己イメージの話し合い」も、森田療法の治療者が行なっている「発症後の症状の展開様式と症状克己の姿勢」への焦点付けに対応していると言える。森田療法の考え方にある「とらわれの病理」は、自分の感情をおかしなもの、排除するべきものと考えて逆にそこから離れられなくなるという悪循環が生じていることを指すが、項目三〇と三五は面接者のこの問題への関心が評定に反映されたものと言えるであろう。

一方、精神分析的精神療法で目立った項目三六と八九は治療者が患者の防衛機制（例：黙り込む→抑圧が作動）に焦点を当てた介入をしたことを捉えたものだが、これは先行研究を持ち出すまでもなく精神分析的な診断面接で一般的に行なわれる特徴的な介入である。項目七九「治療者は患者の気分の変化を指摘」と項目八二「患者の面接中の行動変化を指摘」は、防衛機制の指摘と関連するが、面接中に強まった無意識的葛藤や不安を捉えるために、治療者が患者の気分や行動の変化を指摘する介入を行なっていることを評定で拾い上げたものと考えられる。

次に、項目四一「患者の大望・野心が話題となる」についてであるが、森田療法において患者が尊大な内面を表出したのは、面接者が「自己向上性のありかた」をみようとしていることに対応しているものと思われる。これに関連して、北西（一九九五）は森田療法における感情の取り扱いを巡って、治療導入期には尊大で傲慢な自己もそのまま受け入れられると述べている。また、橋本（一九八八）も森田療法における作業同盟成立のために、治療者の「受容」機能が重要だと指摘している。精神分析的精神療法では現われなかった尊大な自己が森田療法で引き出されたのは、以上のような治療者のスタンスが影響していると考えられる。反対に、精神分析的精神療法において将来への不安を表明してこの項目の評点が低くなったのは、治療者が潜在性の主訴に焦点を当てようとした結果であると思われる。また精神分析では、誇大的な態度は背後にある不安の防衛であるという考え方があるが、本研究でも面接者が患者の防衛機制に敏感で、防衛を弱める介入をしていることで、患者の誇大的な面ではなく、背後にある不安が表出されやすくなっていたものと考えられる。

項目七一「患者は恥または罪悪感を表現」で評点が分かれたのも、森田療法が患者に意識されている感情を中心に扱ったのに対し、精神分析的精神療法ではそこには焦点を当てずに潜在性の主訴や無意識的葛藤への対応をしたことを反映しているわけで、それぞれの治療スタンスと良く合致した評点であると言える。

以上により、今回の評定で差異が生じた項目はそれぞれの治療技法の特徴をよく反映し、面接のなかで患者がどのような体験をしているかということも鋭く捉えたものであり、かつ内容的に先行研究の結果と十分合致したものであることが示された。また、面接における患者と面接者の関係すなわち相互作用について、先行研究では評価困難で今後の課題とされていたが、ＰＱＳを用いれば、ある程度数量化されて比較検討することが可能であることも示されたと言えるであろう。

６　本研究の限界と今後の課題

今回は一例の面接による比較研究であるために統計学的な検討はなされていない。評価尺度を用いて検討するという手法は実証的な研究法であるが、実証性をより高めていくためには、複数の面接者により多数の症例で評定を行ない統計学的に有意差のある項目を抽出するという作業を行なうことが望ましい。

さらに、本研究での森田療法の治療者には教師的態度は認められなかったが、同じく認知的テーマを面接の主題とする認知行動療法においては、ＰＱＳを用いたジョーンズら（Jones & Pulos, 1993）の研究で治療者の教師的態度が目立つことが示されている。であれば、森田療法と認知行動療法とを比較検討した場合、治療者のスタンスは他の点でも大きく異なっている可能性がある。両者の比較研究も今後興味深い課題であるとわれわれは考えた。

第5章
専門用語の相互理解をめぐって

橋本和幸

第1節　はじめに

森田療法や精神分析的精神療法など、洞察を志向する専門性の高い精神療法においては、それぞれに固有の精神病理仮説があり、それに対応した特徴的な治療技法と、それに見合った治療目標が存在する（小此木、一九八一）。すなわち、症状の成立するからくり（精神病理仮説）と、症状を取るための方法（治療技法）と、症状から解放された治癒像（治療目標）とは、それぞれがそれぞれを規定するという密接な関係をもつ（北西・長山、一九八九）。

森田療法においては、精神病理仮説と治療技法と治療目標の三者は、きわめて距離が近く、いわば三位一体であるのに対し、精神分析的精神療法における三者間には、森田療法に比べれば、遥かに距離があるように見える。その違いは、精神病理仮説の立て方自体に端的に現われている。すなわち、森田療法の精神病理仮説は、患者の主観的体験にきわめて近く、そこで用いられる専門用語は、そのまま患者への説明にも使われる。一方、精神分析的精神療法の精神病理仮説は、患者の主観的体験から離れた、より抽象化された概念規定であり、実際の面接場面で専門用語がそのまま使われることは、まずないと言ってよいだろう。

精神療法過程を船の航海にたとえるならば、精神分析的精神療法の精神病理仮説は、いわば「海図」に当たるものであり、かつ治療者にとって役立つ指針となるべきものである。これに対して、森田療法の精神病理仮説は、むしろ「船の操縦法の解説書」に近く、しかも患者自身にとって役立つ指針を提供する側面が強いものである、といえようか。現実の航海にも精神療法過程にも、両方が必要であるのは言うまでもない。しかしそのどちらに力点が置かれるかは、双方の精神療法において、患者の精神病理を再現し、処理するための「治療の舞台」（橋本、一九八八）がいかに設定されているかという「治療構造」の違いと、治療の始め方、進め方、患者の気づき体験の引き出し方、治療の終わり方などの「治療技法」の違いによると考えられる。

本章では、精神分析的精神療法と森田療法のそれぞれの専門用語（精神病理仮説）を比較検討し、全体の「治療構造」のなかでの治療者患者 - 関係の位置付けと、転移の扱い方を中心とした「治療技法」の違いについて、明らかにしていきたいと考える。

第2節　無意識（局所論）と意識過剰（とらわれ）

精神分析的精神療法の精神病理仮説の中核的な概念は、人間の精神構造のなかに、「意識」「前意識」「無意識」という領域の存在を仮定する局所論であろう（フロイト、一九一五／一九七〇）。この「無意識」が症状形成の究極的な原因とみなされ、治療の目標は「無意識を意識化すること」に他ならない。

「無意識」という言葉どおりに、この概念は患者の意識的・主観的体験からは遠く隔たっている。したがって、患者の無意識的な言動を扱うためには、無意識の概念そのものではなく、治療者に向けられた患者の転移感情を、その材料として用いることになる。すなわち、精神分析的精神療法においては、抽象的な概念機制と、具体的な治療の手続き上の技法をつなぐために、非日常的な治療者 - 患者関係と、そこに作り出される転移状況を必要とする。

森田療法においては、もちろん「無意識」を面接場面で直接扱うことはしない。むしろ、あって当然の不安や、その結果としての自律神経失調症状を、「これさえなければ」と、患者が過剰に意識してしまう「とらわれ」の様相に注目する。仕事の仕方や対人関係のとり方のなかにある、本来の不安の原因から目を背け、結果としての症状を原因扱いして、これを取り去ろうとする「はからい」が、さらに「とらわれ」を強めてしまう悪循環のパターンを指摘するのである。結果的に、その「はからい」と「とらわれ」の悪循環（森田、一九二八／一九七四）に患者が気付き、「とらわれ」から解放されるとき、意識のしどころが変化し、より自由な精神状態になるという内的な変化が確実に生じてくる。

ただし、これは患者の生活場面で起こっている実際のエピソードを、具体的に検討してゆくなかで、治療者が患者流の「はからい」（不安回避行動）のあり方と、その時点で取り組むべき課題を提示し、患者がこれにしたがって課題を遂行した結果、不安が軽減し、症状も軽快するという事実を、繰り返し体験できるように治療の場（内村、一九七〇）が設定されている必要がある。

つまり、精神療法には、患者の精神病理が再現、処理されるための「治療の舞台」が必要なのであり、それが精神分析的精神療法の場合、治療者‐患者関係そのものであるのに対し、森田療法では、入院、外来を問わず、現実の生活場面の一断面であると言えよう。これは転移の扱い方の違いとして、後にもう一度検討することとしたい。

いずれにせよ、精神分析的精神療法とは、一対一の治療者‐患者関係における転移状況を利用して、「無意識」を扱おうとする特殊な治療法なのである。転移状況を「治療の舞台」としないのは、森田療法に限ったことではなく、行動療法、認知療法はもちろん、狭義の精神分析的精神療法以外の心理療法、精神療法は、基本的に転移状況を積極的に治療の中心に据えることはしない。

第3節　自我の三層構造論と拮抗論

精神分析的精神療法の精神病理仮説におけるもう一つの柱となるのが、超自我、自我、エス（イド＝欲動）という、自我の三層構造論である（フロイト、一九二六／一九七〇）。これは、精神分析的精神療法における症状の構成機制（症状発現のからくり）を説明する概念である。すなわち、「本当は――したいのに」（エスの欲動）、「そうすると――されそうなので」（超自我の禁止）、「仕方なく――した」（自我の妥協形成）というのが、精神分析的葛藤の文脈である。したがって、この葛藤が理解され、余計な心配をしないで、自分自身を制御できるようになることが、症状の消失に結びつくこととなる。

一方、森田療法における葛藤の概念は、「仕事を成功させたい」「人に認められたい」という期待（「生の欲望」）が強ければ強いほど、「失敗したらどうしよう」「人に嫌われたらどうしよう」という不安（「死の恐怖」）が強まるという拮抗論を前提とする（森田、一九二五／一九七四）。この「あって当然の不安」を前にして、「この不安さえなければうまくいくはず」という排除の姿勢を取るために、ますます不安が増強し、症状を固定させると考えるのである。これは患者の観念的・非現実的・理想的な「かくあるべし」自己像と、現実の「かくある」自己像とのギャップ（これを「思想の矛盾」〈森田、一九二六／一九五三〉と呼ぶ）が、どんどん拡大してゆく悪循環過程として捉えることができる。したがって、この悪循環の打破こそが、症状の消失のために必要となる。

言い換えれば、精神分析的精神療法における症状構成機制は、三層構造論を前提とする「抑圧モデル」であるのに対し、森田療法における症状構成機制は、「生の欲望」と「死の恐怖」との拮抗論を前提とする「悪循環モデル」である。

第4節　精神性的発達論

精神分析的精神療法の精神病理仮説における、まさに「海図」に当たる部分が、精神性的発達論である（フロイト、一九〇五／一九七〇）。自己の内界への航海は、患者の過去のある時点の重要な体験と感情が、現在の不適切な感情と行動に、密接につながっていることを検証する旅にたとえられるだろう。その航海のためには、口唇期、肛門期、男根期と続く小児性愛が去勢不安から抑圧され、潜伏期を経て思春期に異性愛として再び復活するストーリーは、なるほど必要不可欠なはずである。

言うまでもないが、森田療法にはこのような個人の発達史を遡及的に検討するという視点そのものが存在しない。それは言うまでもなく、治療者－患者関係における転移状況を、患者の病理を再現・処理するための「治療の舞台」としないからである。

したがって、この問題についてはいったん棚上げし、次項において転移・逆転移をめぐる理解について述べるところで、併せて検討したい。

第5節　転移感情とリアルな感情

もちろん、森田療法の治療者－患者関係においても、転移・逆転移（フロイト、一九一六／一九七〇）は起こっている。しかし、森田療法、精神分析的精神療法双方の治療者－患者関係のなかには、転移感情とは異なる、リアルな感情も存在する。敢えてすべてを転移の文脈で読み取ろうとするのが、精神分析的精神療法の戦略であるとすれば、敢えて転移の文脈を棚上げして、リアルな治療者として機能しようとするのが、森田療法の戦略であ

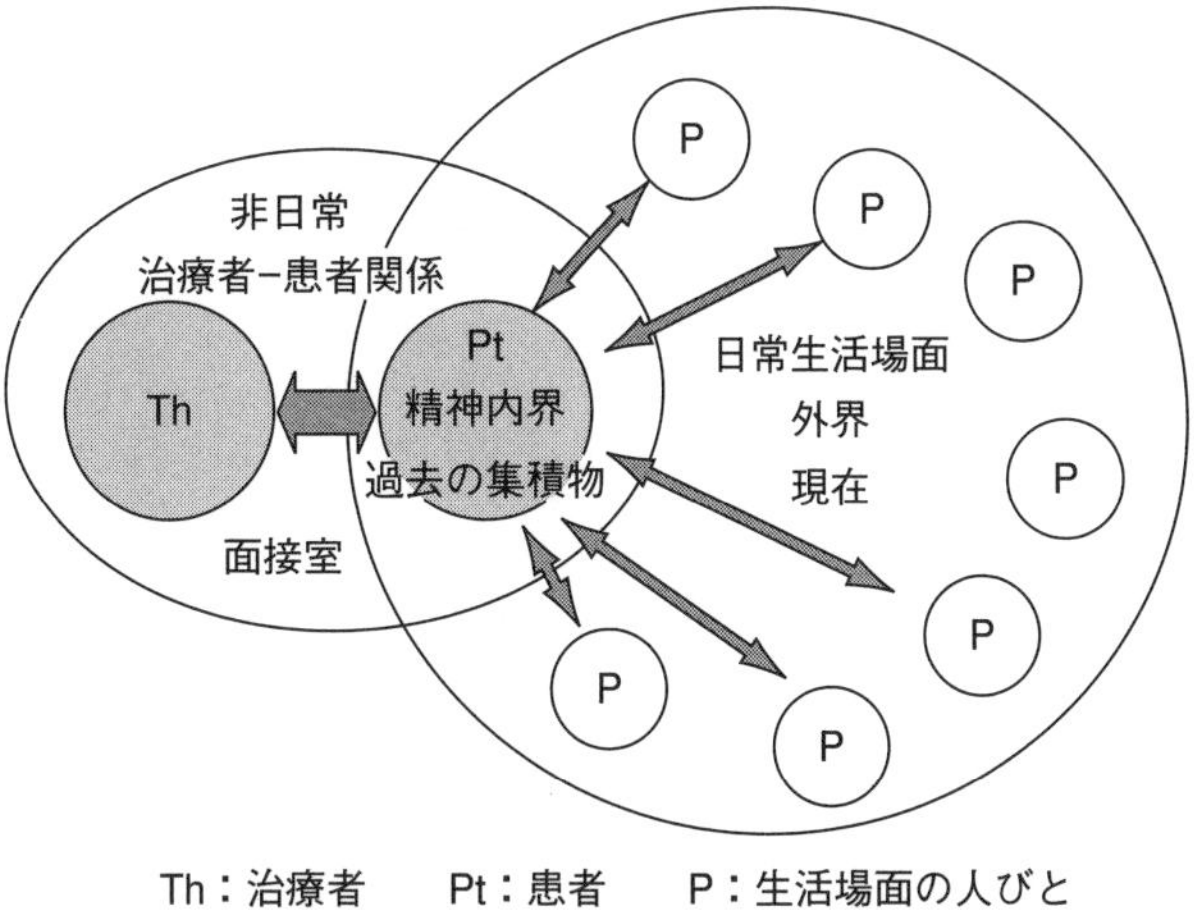

図5-1　治療者－患者関係と生活場面

ると言えようか。

これは患者の精神病理を再現・処理するための「治療の舞台」の違いによるが、この違いを明らかにすることが、双方の精神療法の治療技法の違いを、浮き彫りにすると考える。

図5‐1は、患者の精神内界、治療者－患者関係、外界（日常生活場面）の関係性をシェーマ化したものである。患者の精神内界とは、言ってみれば「過去の生活体験の集積物」であり、外界とは現在の日常生活そのものである。面接室のなかの治療者－患者関係とは、このウチとソトをつなぐ、現在の非日常的な状況であると言える（橋本、二〇〇二）。

精神分析的精神療法は、非日常的な治療者－患者関係そのものを「治療の舞台」とする。自由連想、禁欲原則などの「約束ごと」（Fundamental rules）は、もっぱら治療者－患者関係のなかだけに、患者の病理を再現させるためのものである（フロイト、一九一四／一九七〇）。そして、この非日常的な現在の転移状況を頼りに、患者の精神内界（過去の生活体験）へと踏み込んでゆく。結果として、治療者－患者関係のなかで引き起こされている感情が、過去の重要な対象との間で引き起こされた感情と深く結びついていることを、体験的に理解することによって、治療者との関係性が変化することを期待する。ここが変化すれば、外界での日常生活場面での対象関係は、自ら変化するものと考える。

森田療法は日常的な生活場面そのものを「治療の舞台」とする。症状や感情（特に治療者への個人的感情）を不問に付し、もっぱら日常生活における自己、他者、状況への関わり合い方を問う。つまり、治療者と患者は、ともに患者の外界（現在の生活場面）へ踏み出してゆく（橋本、二〇〇〇）。

そして、日常生活のなかでの仕事のやり方や、対人関係の取り方のなかに、すでに再現されている患者の精神病理を取り上げ、その強迫的で非適応的な「いつものやり方」を修正し、現実的な課題を提示し、その課題遂行のためのアドバイスを繰り返し行なう。結果的に、現実の生活場面で「やるべきことをやる」という目的本位の生活態度をとることが、不安の軽減と症状の消失に直結することを体験的に理解することで、外界での対象関係が変化することを期待する。ここが変化すれば、精神内界の質的な変化は自ら引き起こされると考える。

一例を挙げよう。症例は声の震えや赤面を主訴とする二十代の男性である。彼は新入社員で、特に直属の上司の前に出ると、症状が強くなるという。

精神分析的精神療法家は、同様の転移感情が治療者に向けられることを期待する。そしてある瞬間にまるで父親のごとく恐いと感じた治療者が、次の瞬間いつもの治療者であることに気付く、というような「ああ、そうだったのか」体験（Greenson, 1968）が、患者に引き起こされるように目論む。

森田療法家は、同様の転移感情が治療者に向けられても、それは不問に付し、彼の父親イメージとは異なる父親的役割を果たそうとする。そして、症状を理由にしたり、「言うか言わないか」といったオール・オア・ナッシング的な行動パターンを修正し、何を、いつ、どのように主張すべきかについて、具体的にアドバイスし、それを実行するように促す。そして実際に上司に自己主張することで、自分の予想とは全く異なる好意的な反応を味わい、「ああ、これで良かったんだ」というような、修正感情体験（Alexander, 1930）が引き起こされることを期待する。

第6節　治療抵抗（防衛と「はからい」）

治療抵抗とは、現在は、広く広義の精神療法・心理療法において、治療の進行を阻むような患者の言動一般を指す用語である。しかし元来の意味は、精神分析的精神療法の治療の進行、すなわち無意識の意識化を阻むものであり、いつまでも病気のままでいたい気持ちとでも言えようか。

しかし、森田療法では無意識の意識化が治療の目標ではないので、抵抗の概念は異なることになる。たとえば、患者の病理が治療者－患者関係における転移状況に再現されず、面接室の外に再現されることは、精神分析的精神療法においてはこの上ない抵抗（acting out）である（フロイト、一九一四／一九七〇）。一方、森田療法の場合、治療者－患者関係のなかに患者の病理が再現されてしまい、現実の生活場面を検討することが困難になることが、最大の治療抵抗となる。

精神分析的精神療法および森田療法それぞれの「治療の舞台」に、患者の精神病理が再現されたとしても、それはまず不安を鎮めるための、患者流の「いつものやり方」として表われる。それは取りも直さず、患者の防衛機制であり、「はからい」の様相に他ならない。そして、それこそが修正すべき患者の不安回避行動パターンなのである。

いわば、治療抵抗のあり方が、治療の材料であるという点では、精神分析的精神療法も森田療法も変わりがない。ただし、精神分析的精神療法ではさまざまな防衛機制の型を細かく分類し、治療者－患者関係における転移を解釈するための材料として、直接治療技法に反映される。森田療法ではさまざまな防衛のあり方を、「はからい」としてあえて十把一絡げにして、不問に付してしまう一方で、取り組むべき課題を提示し、課題遂行のための具体的な方策を共に検討してゆくのである。

この違いが精神分析的精神療法と森田療法における、「治療の舞台」の違いと、転移の扱い方の違いに由来することは、前述したとおりである。

特に森田療法においては、治療者に対する個人的感情は不問に付される。それが可能である理由の第一は、それが治療を開始するにあたっての「約束ごと」だからである。治療の導入に際し、森田療法関連の本を読ませたり、治療の流れを説明したうえで、森田療法は開始される。すなわち、治療の「型」がはっきりと呈示されているので、それを実行しなければ森田療法にはならないという限界設定があらかじめ明確にされているところに、森田療法の特徴がある（長山、二〇〇一）といっても過言ではない。

これに対して、精神分析的精神療法では、治療の流れについては、患者にはほとんどメッセージは与えられない。治療の開始時点では、これから何がどうなっていくのかというイメージは、患者の側にはほとんど出来上がっていないはずである。

森田療法において、治療者に対する個人的感情を不問に付すことが可能である第二の理由は、治療の舞台が現実の生活場面であって、治療者－患者関係のなかに閉じられていないからである。すなわち、現実の生活場面での仕事の仕方や対人関係の取り方のなかに、本人は良かれと思ってエネルギーを注いでいるのに空回りしているような、行動パターンを探してゆくための「治療の舞台」が設定されているために、個人的感情を取り上げる必要がないのである。

さらに、日記療法を使うなどして、個人的感情を面接場面に持ち込まないで済ませるような「仕掛け」があることも、重要な要素であると言えよう。

第7節　解釈と不問

精神分析的精神療法においては、治療者と患者の「転移」関係のなかに、「抵抗」という形で再現された患者の精神病理を、「解釈」という技法によって処理してゆく（皆川、一九九〇）。すなわち、治療者に気に入られたいとか、自分を理解してもらいたいという気持ちが生じているにもかかわらず、結果的に治療者との関係を悪化させるような言動を取ってしまう患者に対し、それが何故なのかを、なるほどと実感できるように、言語的に伝えようとするのである。

もちろん森田療法においては、治療者－患者関係をめぐる転移感情を解釈する必要はないし、むしろ治療者個人への転移感情は不問に付される。それは、前節に述べた通り、森田療法の「治療の舞台」が、現実の生活場面に設定されているからである。

したがって精神分析的精神療法における「解釈」に当たる技法は、森田療法には存在しない。あるのは、日常生活場面のなかに再現された患者の精神病理を、「とらわれ」と「はからい」の悪循環パターンとして指摘したうえで、それ以上は取り上げずに不問に付し、本来の遂行課題を提示し、その遂行のための具体的な方法を検討していくという「不問」技法なのである（北西、一九九九）。

第8節　おわりに

本章で筆者は、精神分析的精神療法と森田療法の専門用語の比較検討を行なった。その前提として、森田療法の精神病理仮説が、患者自身に症状発現のからくりを理解させることを主眼においたものであるのに対し、精神分析的精神療法の精神病理仮説は、治療者が患者を理解することを主眼においたものであることを述べた。そのうえで精神分析的精神療法の専門用語と森田療法の専門用語の比較検討を行なったが、患者の精神病理を再現、処理するための「治療の舞台」そのものが違うために、異なる次元での比較にならざるを得ない事情についても考察を加えた。そこでは、その本質的な要因が、全体の「治療構造」のなかでの治療者－患者関係の位置付けの違いにあることを明確にした（図5－1）。さらに、治療技法の最も大きな違いは、治療者－患者関係のなかに生じている、転移感情とリアルな感情の取り扱い方にあることを述べた。

第6章

治療技法・治療構造・治療概念の比較

長山　恵一

第1節　はじめに

森田療法も精神分析も、実際に患者（クライエント）にそれを施行するときには、さまざまな工夫やその場その場での臨機応変な対応が求められることはいうまでもない。森田療法では本書の第Ⅱ部の森田正馬の症例を見ても分かるとおり、創始者自身すでに通信治療という一定の応用・工夫を行なっている。しかし、通信治療が入院森田療法と質的に異なるものでないことは、本書を読めば読者は容易に了解できるであろう。森田療法が必ずしも入院治療を意味しないのと同様、精神分析も外来治療のみで行なわれるものでない。しかし、森田療法と精神分析という異質な二つの治療法の技法や構造・治療概念を比較するとき、そうした応用・工夫を最初から入れ込んでしまうと、議論が不必要に錯綜してくる。それゆえ本章では、臨床的な応用工夫を意図的に排除して、両治療法の技法や構造・治療概念の特徴が比較検証しやすいプロトタイプ（森田療法は入院治療、精神分析は外来治療）を念頭において考察を進めることとした。

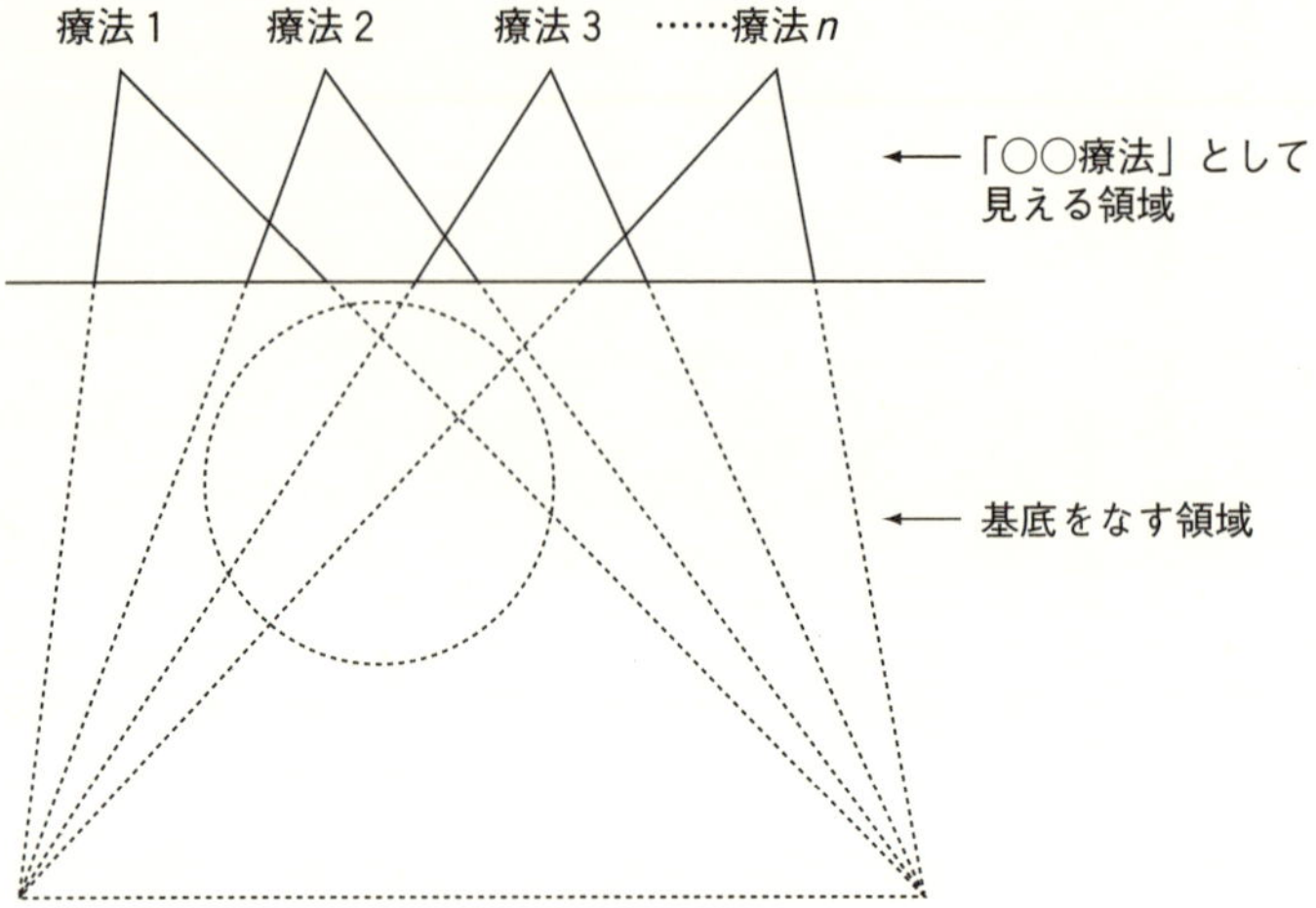

図 6-1　精神療法の普遍的要素と特異性（滝川　1998, p 74）

第2節　精神療法に共通するもの

本章で森田療法と精神分析を比較するにあたり、まず洞察志向的精神療法に共通するいくつかの原則を検討し、それを踏まえたうえで、森田療法と精神分析の比較をしてみたい。各種の精神療法（学派）の特異性とそれらに共通する非特異的な要素に関しては滝川の説明が臨床的に分かりやすく、また有用である。以下、滝川（一九九八）と近藤喬一（一九九九）の論考を元に説明してみたい。精神療法は学派によってそれぞれ特殊化された技法・理論や治療構造が存在している。しかし、それらは精神療法が日常的な生活感覚や人間性の理解と別次元のものであることを意味しない。近藤（一九九九）によれば世に生きる人間の尽きない悩みや困難を解決するために、これまでさまざまなアイディアや方法が案出されてきており、心理療法とはそのアイディアのある部分が抽出され、方法論的に洗練されて人工的・抽象的な関係によって成立する場で行なわれるものだという。滝川（一九九八）は「精神療法とは日常の手立てや関わりを、より抽象化（純化・人工化）したわざにすぎない」と表現し、専門性の高い「○○療法」といった学派の違いもそうした経験の「どんな部分を抽出し，どんなレベルまで抽象化するかが，とりもなおさず流派や技法の差異となる」と述べている。学派の違いと折衷的な精神療法の関係，専門分化された精神療法とその根底に横たわる共通した非特異的な体験の関係を滝川は図6-1のように模式化している。

森田療法と精神分析というきわめて異質な治療法を比較するとき，滝川や近藤が指摘する精神療法の非特異的な部分をどう理解し，それが森田療法や精神分析にどう生かされているかを知ることが大切である。そうした非特異的な要素（部分）が各々の学派でどのように治療対象に応じて技法化されているかが理解できたとき，はじめて森田療法の入院構造のセッティングの意味や精神分析における外来の構造や技法の意味が見えてくる。精神分析学派から，ときに森田療法に対して，治療者－患者関係やそこでの転移関係が明らかにされていないと批判されるが，そもそも森田療法では一対一の治療者－患者関係を軸に物事を理解しようとする発想自体がないのだから，カウンセリングや精神分析のように一対一の治療者－患者関係を軸に物事を理解しようとする精神療法と直接対話するのは困難である。滝川の図で言えば実線から上の山のいただき部分をいくら突き合わせても有効な対話は成立しないのである。実線から上部は「〇〇療法」として公式化・抽象化された諸流派の技法や構造であり，相互に交流や対話が可能となるには，実線の下の円の部分，すなわち，日常の体験世界から，より抽象的な心理療法的な世界へと手立てや関わりが移ってゆく中間域に焦点を合わせていく必要がある。森田療法と精神分析を比較するには，精神療法における治療者－患者関係の位置づけそのものを問いなおす必要がある。特定の学派を超えて，精神療法における治療者－患者関係の意味を豊富な臨床経験を元に読み解いているのが神田橋（一九九七）の対話精神療法の考え方である。本節では彼の対話精神療法を参照しながら森田療法と精神分析の基本的な仕組みを比較してみたい。

1 基本的な構造
――「治療者」「患者」「治療テーマ（課題）」から構成される精神療法の三角形

神田橋（一九九七）は初心者への「手引き」のなかで、精神療法の基本となる治療者・患者（わたし・あなた）と「話題・テーマ」から構成される対話の三角形を紹介し、対話精神療法の「コツ」はこの対話の三角形をプロとしていかに育み、機能させるかにかかっていると指摘する。対話精神療法の骨格を光元（一九九七）は「治療の三角形」として図6-2のようにまとめている。

神田橋は対話精神療法における二者関係の対話は関係性を深め、一方、三角形の対話は共同作業の特徴であると述べている。対話精神療法は共同作業活動であるので、三角形の対話が主となるのが正しいと指摘したうえで、彼は初心者につぎのように注意を促している（神田橋、一九九七）。

現在の対話精神療法の実情を見ていますと、三角形の対話関係を育成する技法を知らないだけでなく、その努力すらしていない治療者、がとても多いのです。そのような治療者は、知ってか知らずにか、二者関係の対話ばかりを返して、もっぱら関わりを深めているのです。その結果、関係の深まってゆく恋人たちにもしばしば見られるように、潜んでいた〈二者関係の病理〉を発掘・膨張してしまいます。だれしも多少は、〈二者関係の傷つき〉の体験をもっているので、このなりゆきはとても多いのです。傷が露呈すると、三角形の対話をするための基盤がなくなるので、関わりに重点を移した治療一筋へ変更せざるをえなくなります。……（中略）……二者関係の歪みを癒すための、関わりに重点を移した治療が成功した例を見てみると、ノン・バーバルな手だてで二者関係を維持しつつ、三角形の対話の小さな芽を見つけて根気よく育てる作業が、ポイントなのです。それが、二者関係の安定に繋がるのです。

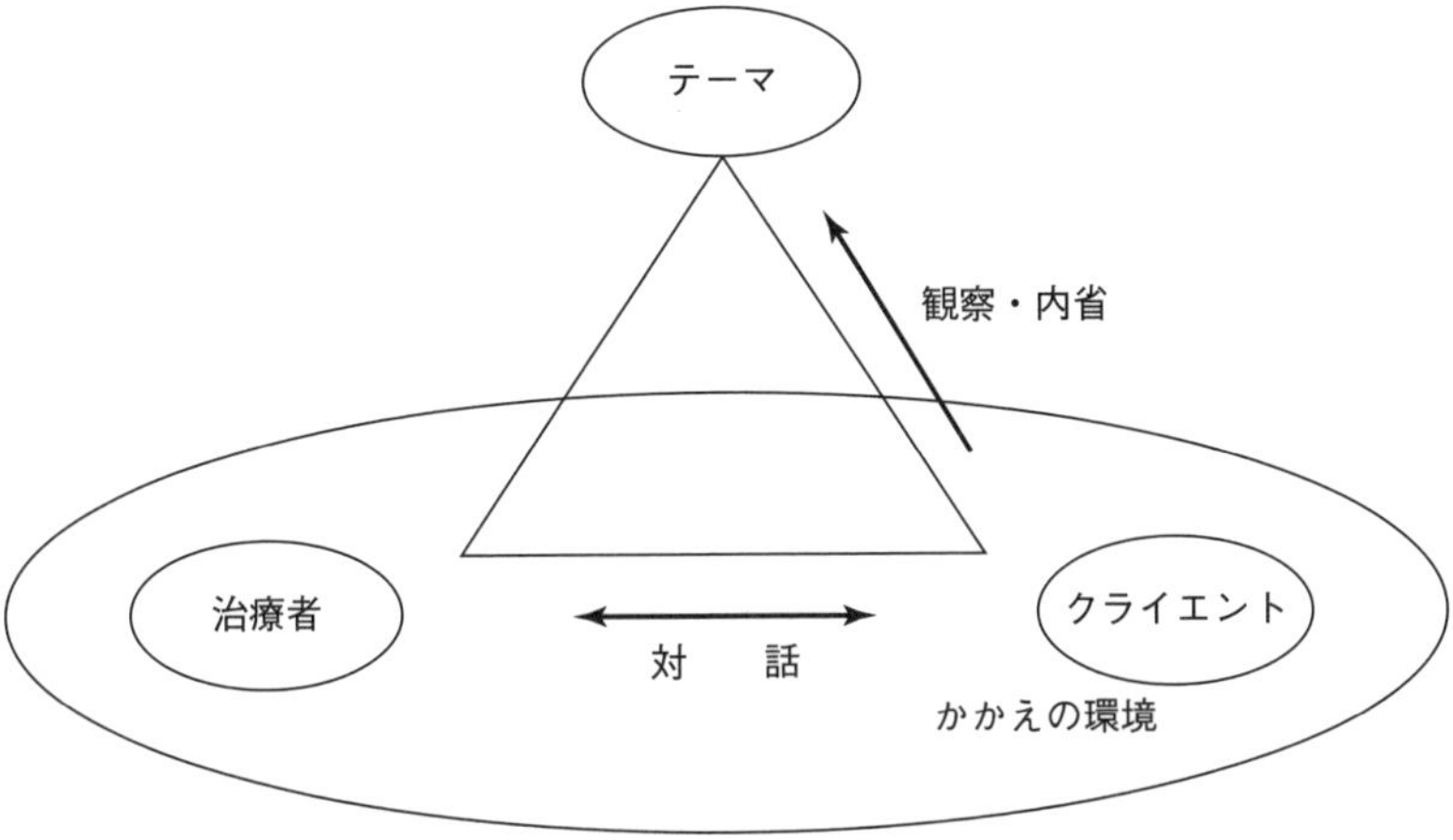

図6–2　治療の三角形（光元　1997）

さらに神田橋は、治療者－患者の対話と「かかえの場」について次のように述べている。

身体の治療の場合とおなじで、精神の治療の、根本のところは、その生体の自然治癒力によっておこなわれるのです。そして専門家がおこなう〈治療〉とは、生体の自然治癒力を抱える場、を設定することです。その点では、身体療法も精神療法もおなじです。ただし精神療法では、場とは関係の場です。ですから、本質的には、関わりがあらゆる精神療法のすべてです。

対話精神療法における治療の三角形という考え方は森田療法と精神分析の治療者－患者関係の位置づけの理解に大変有用である。

入院森田療法で一対一の治療者－患者関係が場の背景に退くように機能するのは文化的要因や単なる「遠慮」「配慮」では片付けられない。それは神田橋流に言えば、精神療法という作業に必要な「並んで、一緒に歩いている」雰囲気や「かかえの場」、自然治癒力と深くかかわっている。ウィニコット流に言えば、それは発達促進的な「だっこ」（Holding）「環境としての

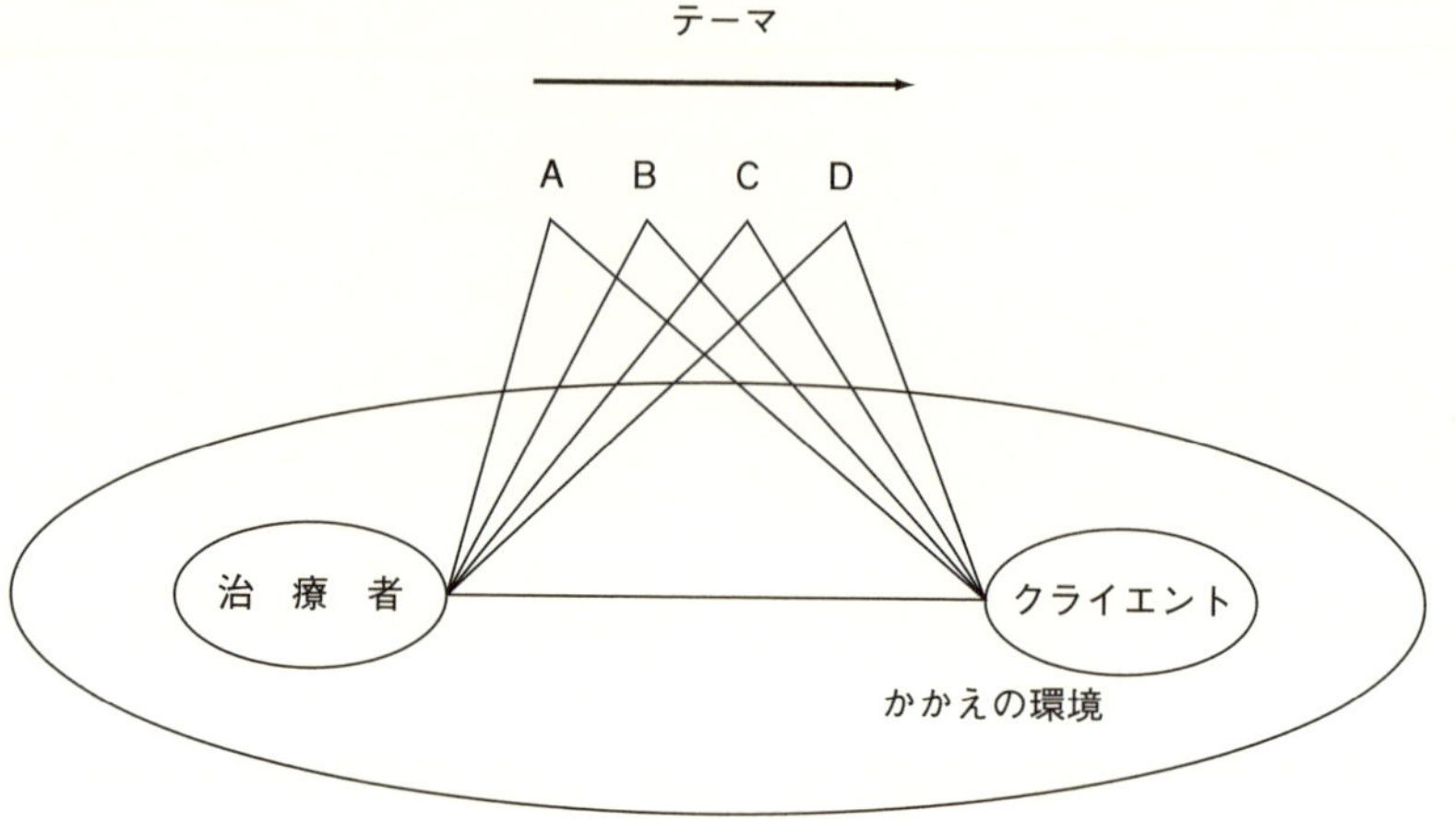

図 6-3　対話精神療法のテーマの深まり

母」（environmental mother）であり、「うつわ」（container）（ビオン）、「深い転移」（河合隼雄）にも通じる。伝統的な精神分析の用語でそれを表現すれば「ほどよい陽性転移」「治療同盟」となるだろう。いずれにせよ、それは一対一で対峙する関係――（強い）転移――ではなく、患者を支える共感的な「つながり」「絆」「器」としての場の機能である。カウンセリングにおいても、力のある患者ならこうした場を支えに、治療者が下手な手出しをしなくとも、対話のテーマが図6-3のように、A→B→C→Dと自然に深まっていく。森田療法でも典型的な森田神経質者の場合、入院森田療法の場に入れておきさえすれば自然と良くなる印象がある（北西、一九八三）のもこれに似ている。

しかし多くの場合、そうなるとは限らないので、対話精神療法において抵抗や転移の問題が出てくるのである。一対一の治療者-患者関係に現われる転移とその処理について、神田橋（一九九七）はつぎのように述べている。

> 二者関係の病理（転移）に治療者が手をつけるのは三角形の対話が一見進んでいるようにみえて、実はそれが表面を湖塗するパターンに過ぎないことが分かり、三角形の対

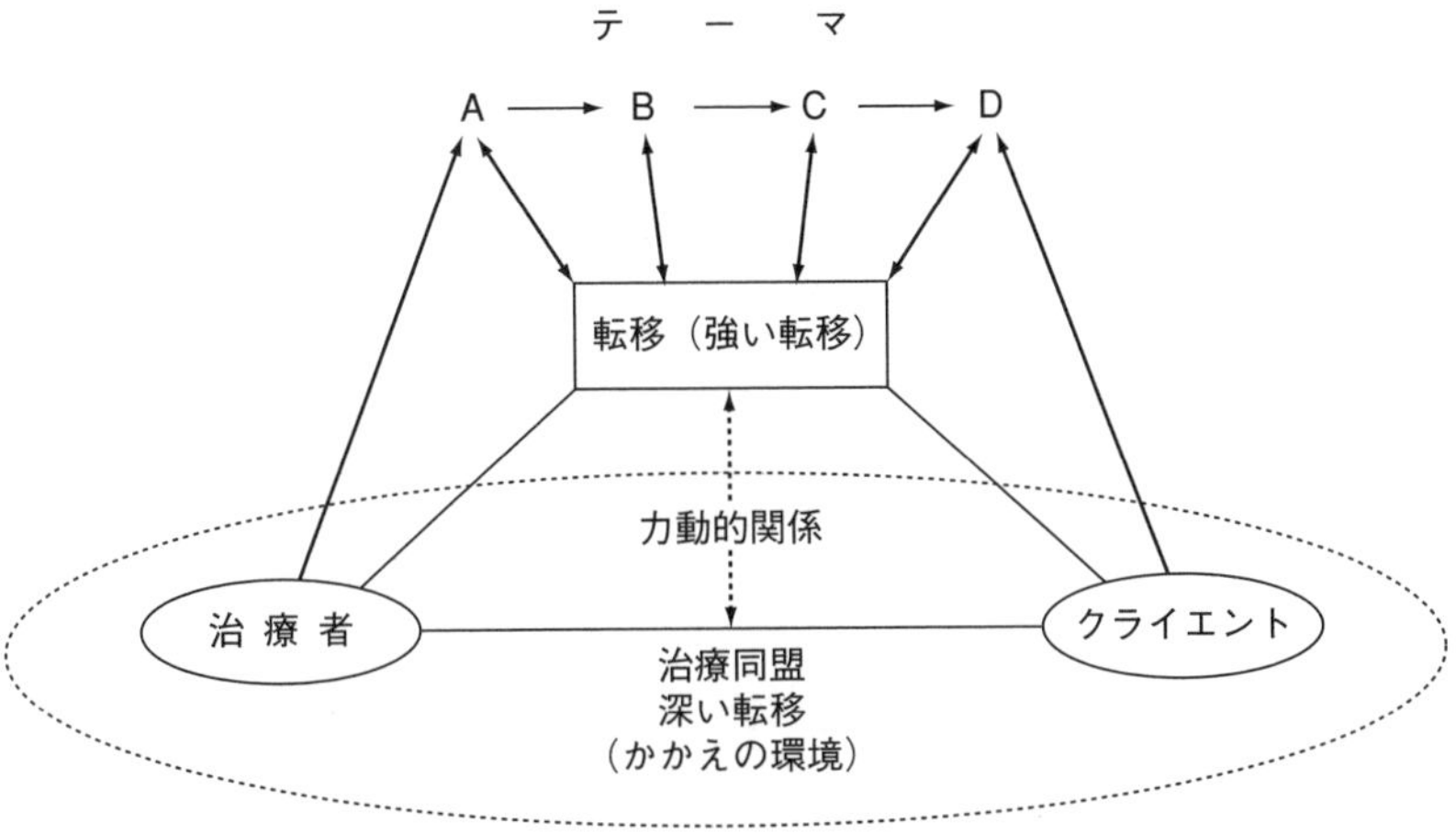

図6-4　対話のテーマと転移（精神分析の治療構造）

話を邪魔していることが明らかになったときである。その際に二者関係そのものが話題として取り上げられる（すなわち転移の操作が行なわれる）。本来、かかえの場として三角形の対話を支えるはずの「私とあなた」の二者関係の変化部分を「転移」と名付けて話題（テーマ）にするのは、変化部分をテーマとした三角形の対話を作ることで共同作業活動という本来の二者関係の質を回復する試みなのである。

これを筆者なりにまとめて、対話精神療法におけるテーマの変遷と転移の関係を三角形の構造として整理すると図6-4のようになる。

図6-4を見れば分かるが、精神分析という対話精神療法では、一対一の治療者-患者関係に現われる「転移」現象をセンサーとして使い、対話のテーマがA→B→C→Dと治療的に深まっていくのを援助していることが分かる。これが精神分析における抵抗・転移の操作の治療的意味であり、「転移は最大の治療抵抗」と言われる所以である。してみると、精神分析では、治療者が二重の役割を同時に担っているのが分かる。一つはかかえの場を担う役割の治療者であり、もう一つは一対一の

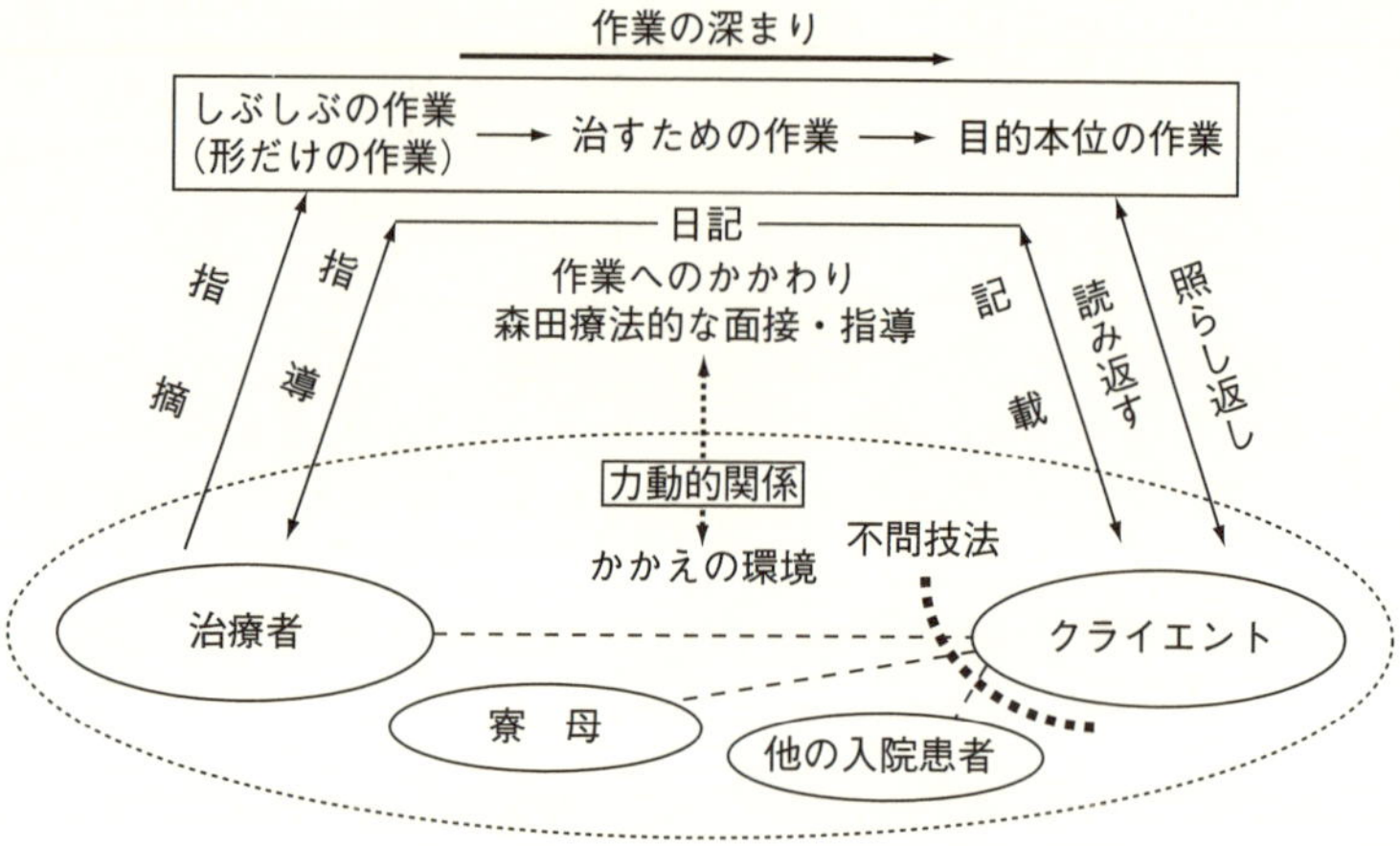

図 6–5　森田療法の治療構造

関係のなかで、病理（転移）の対象として登場する治療者である。精神分析では今、目の前にいる治療者との凝縮された一対一の関係（転移）を通して、抵抗や防衛を処理しようとする。一方、森田療法では治療者－患者関係はそのような位置づけになっていない。森田の治療テーマ（課題）は目的本位の行動や作業であって、それは治療の最初から患者に明示される。森田療法では病理が凝集し、抵抗・防衛が処理される場所（作業・生活行動）と「かかえの場（入院の場）」とが構造的に区分けされ、両者のあいだに混同が起きにくい。森田療法家は治療課題（目的本位の作業・行動）が正しく遂行されているかどうかをチェックし、「かかえの場」全体をコーディネートする役割を果たす。

　図6-4と図6-5を比較すれば分かるように、森田療法では目に見える道具（作業）によって治療の三角形が構成される。一方、精神分析では、目に見える道具や課題ではなく、メタサイコロジーとしての（転移）概念を使って三角形が作り出される。

2　治療テーマ（課題）を扱う手順
――近くから遠くへ（今・現在から過去へ）

精神療法で重要なのは、今・現在（の体験）を通して、過去を再構成する手順である。精神分析もカウンセリングも森田療法も、患者の過去の歴史を再構成する営みであり、各種精神療法はそれを実現するためのシステムに他ならない。神田橋（一九九七）の対話精神療法のポイントの一つに、テーマ（話題）を取り上げる時間的な順序がある。テーマ（話題）を取り上げる順序は近くから遠くへ（現在から過去へ）という原則を忘れるべきでなく、過去から現在へという順序は治療的に禁忌であると神田橋（一九九七）は述べている。過去の歴史をどのように再構成するのか具体的な方法は各種精神療法で違っているが、今・現在（の体験）を通して患者の過去を再構成する操作手順は共通している。たとえば、精神分析は患者の過去を概念的に取り扱うのではなく、目の前の治療者－患者関係に、今まさに現われ、生き生きと体験されている「転移」の処理を介して「生きている過去」が扱われ、患者は新たな歴史を再構成していく。こうした操作手順は「転移」という概念を使わないカウンセリング（ロジャーズ学派）でも同じである。カウンセリングでは真正で偽りのない今・現在の治療者－患者関係のなかで患者が流動的な生き生きとした「体験過程」(Gendlin, 1964) を経験し、それを介してこれまでの歪んだ態度や過去の歴史が再構成されていく。精神分析やカウンセリングのように一対一の治療者－患者関係が前面に出ない森田療法でも事情は同じである。とらわれに満ちた患者の観念本位（気分本位）の生き方は、「いま・ここ」での目的本位の作業・生活行動を通して修正され、新たな歴史を生き直すことが可能になる。

こうした点で、森田療法も精神分析も「いま・ここ」での体験を重視し、今に影響を与えている「生きている過去」を扱っている。森田療法は現在を重視し、精神分析は過去を重視するといったステレオタイプな比較は、臨床から遊離した意味のない議論である。今・現在を扱うことなしに、生きている過去（患者の防衛）は扱えない。防衛処理・洞察が生じるには、その前に患者が何らかの対象に「今・現在」、深くかかわる（コミットする）プロセスが必要である。各種精神療法では、特定の対象に患者をコミット（自我関与）させる仕組みが共通して存在する。

3　防衛処理の手順——構造から内容へ、表層から深層へ

精神分析では患者の話の「内容」に着目し、そこを深読みして無意識的な葛藤を解釈していくという誤解が一般にある。しかし神田橋（一九九七）が初心者の手引きで語っているように、精神療法的対話ではまず話の構造部分に焦点を当てていくのが定石であり、精神分析も例外ではない。神田橋によれば対話のズレでもっとも頻度の高いのが、クライエントの話の「構造」部分を聞き落として内容に焦点をあてる間違いだと言う。大切なのは常に構造のほうで、構造についてのコンセンサスが得られた後、内容に進むのが精神療法的対話の定石である。伝統的な精神分析の表現を借りれば、抵抗の扱いや解釈は患者が受け入れやすい表層から深層へと進めていくのが定石であり、患者が受け入れにくい深層の無意識的葛藤を最初から取り上げるのは治療上効果がないばかりか、乱暴な分析となる。

森田療法でも、患者の抵抗は表層から扱われ、処理されていく。とは言っても、精神分析のような形ではない。森田療法の場合、作業や生活行動を通して防衛が処理されるので、「表層から深層へ」「構造から内容へ」は、作業にかかわる手順として存在する。入院した患者が最初に取り組む作業は、比較的簡単で責任の軽いものが多い。治療者の方も患者が熱心に作業に取り組んでいれば、仮にそれが治すための作業であっても、治療者に気に入られるためのものであっても、熱心に取り組む態度（形式）自体を「生の欲望」の発露として肯定的に評価する。

患者が次第に作業に深くかかわり、そこに彼らの自己愛的な病理が再現されるころには、治療者は作業の具体

的内容や作業態度（目的本位の作業か否か）に踏み込んで指摘するようになる。患者が取り組む作業の方も、入院当初より複雑になり、分担される作業役割も人間関係の調整を含んだ共同作業の責任者などが割り当てられる。こうなると、患者は目的本位の作業に取り組むよう治療者に指導されるだけでなく、役割としてもそれが求められてくる。つまり、当初は「形だけ」でも済んだ作業へのかかわりは、次第に作業の質や中身が問われるようになり、患者の防衛的態度は作業のなかで厳しく、深く問われることになる。立松（一九九〇ａ）は伝統的な森田療法施設において患者が受け持つ作業は、入院経過とともに複雑で責任の重いものになるよう作業システムが体系化されていることを明らかにした。これは精神分析において、治療者－患者関係の抵抗（転移）の扱いや処理が表層から深層へとシステマティックに行なわれるのと同じである。

４　治療構造に規定される治療者－患者関係

エクスタインが言うように、精神療法の治療過程は治療構造によって規定されるが、同じことは治療者－患者関係にもあてはまる。つまり、ある精神療法で、治療者－患者関係がどのような様式をとるかは、その療法の治療構造や治療戦略と不可分な関係にある。本書の第Ⅰ部第４章の皆川、北西、三宅の同一症例への診断面接は如実にそれを物語っている。

そこには精神療法の面接として共通した部分と異なる部分がある。共通するのは、両者とも患者の主訴を中心にしながら、ストーリー立てて患者の話を聞いていることである。患者の話をストーリー立てて聞くことは、精神医学的にごく一般的な事柄である。たとえば、土居（一九九二）は「患者の話をあたかもストーリーを読むごとく聴かねばならない」とか「患者は時間的前後関係おかまいなしに話をすることが多いが、面接者は聞いたことを時間のなかに配列しなおしてストーリーとして聞かねばならない」と明確に述べている。患者のばらばらな発言をストーリー立てて聞くことは治療者が患者の病歴を聴取し、病気を理解するために必要なのは言うまでもないが、それは単に治療者側の都合だけではない。神田橋（一九九七）は患者のばらばらな訴えを主訴を中心に質問を投げかけつつ、とりあえずのストーリーを作ることを勧めている。そうしたストーリーのつなぎ合わせ作業は患者を心理的にとりあえずかかえる働きがあり、患者の衝動や感情の統制に大きな効果がある。そうして出来上がった主訴を中心とするストーリーは治療者－患者の共有財産となり、三角形の対話の最大のテーマとなり、患者に落ち着きが得られると述べている。

森田療法家（北西）も精神分析家（皆川）も、同じようにストーリー立てて患者の話を聞いているが、その聞き方や態度・重点をおくテーマには鮮やかな違いが見受けられる。そうした違いは、次節で述べる、それぞれの療法の病理の扱い方や治療戦略の違いが反映されている。森田療法家の面接の仕方や質問内容は、患者に提示された「とらわれの悪循環」「生活行動へのコミットの大切さ」という治療モデルに沿った形で、意識レベルに近いところでストーリー的に聞かれるので、患者もその質問の意味が分かりやすく安心感がもてる。精神分析家の方も同じく治療モデルに沿って統合的に患者の話を聞いているのだが、そのモデルは無意識を含むメタサイコロジカルな精神分析のモデルである。それ故、患者は治療者がいったい、どんなモデル（あるいは基準）に従って話を聞いているのか、質問しているのか（質問しないのか）が見通せないので、精神分析的面接は森田療法の場合より、「自由」だが、不安を惹起するものとなる。森田療法家は、患者がとらわれの悪循環仮説を理解（共有）できるかどうか、「不問技法――目的本位の作業」という戦略に乗るかどうかを確かめるように、種々の質問を行なう。一方、分析家は患者の無意識的葛藤や防衛の様相がどうなっているか、衝動コントロールや言語化の能力はどうなのかを、精神分析のメタサイコロジーを基準に質問を投げかけ、あるいは沈黙して観察する。

第3節　森田療法と精神分析的精神療法の比較

精神療法には、滝川・近藤（喬）が指摘するように共通要素が存在するが、そこには違いもまた存在する。本節では、二つの療法の内的治療構造（技法・ルール）、防衛処理の手段（方法）、外的治療構造、治療者－患者関係、力動的な治療概念（生の欲望、転移・生き残り）、治療対象といった点に的を絞り、両者を比較検証してみたい。両者の違いを理解することで、違いを超えた精神療法の普遍的な「原理」や「機能」が浮き彫りになってくる。

1　不問技法と禁欲規則の比較――内的治療構造

A　森田療法の不問技法

森田療法で最も中心をなす技法は症状不問、病態不問と呼ばれるものであり、森田療法が別名「不問療法」と呼ばれる所以もここにある。一方、精神分析的精神療法においては、禁欲規則は第一基本規則の自由連想とともに第二基本規則と呼ばれるほど重視されている。森田療法の不問技法と精神分析の禁欲規則は全く異質な技法と思われがちだが、両者を実践的な観点から見直すと、それらは精神療法の機能・役割の点で驚くほど似ていることが分かる。

i　不問技法の概説

森田正馬自身は不問について、「患者が自己の病症に対して、常に自ら其の経過を測量することを破壊するために、患者の訴える苦痛に対しては、所謂不問療法で寧ろ知らぬ振りをして放任しておく」と簡単に述べる（森田、一九二一）のみで、その治療的意義の説明や技法としての整理・検討をほとんど行なっていない。その後の森田療法家も不問を精神療法の一つの技法として整理・検討することを敢えてしなかった。これは有機的かつ巧妙に組み立てられた森田療法の治療環境を考えると、そうした場のなかで「不問」は余りに自明であり、技法として意識化することが困難であったからと言える。森田療法の実践家として名高い鈴木知準は「治療中に不問技法を全く意識しない」とまで言い切っており（立松、一九九〇b）、同様に高名な実践家である阿部の成書（岩井・阿部、一九七五）でも、不問は重視されつつ、きわめて簡単な記載で済まされている。

藍沢ら（一九六七）、大原ら（一九六九、一九七〇）は森田療法の中核として「転回操作」を挙げ、その一連の論文のなかで「不問」は初めて治療技法として位置付けられ検討された。彼らによれば「不問」は病態探求という中間過程を省略し（病態不問）、これによって生じる患者の不安定な状態を特殊なセッティング（臥褥、作業、家庭的治療環境）で補いつつ、一直線に常態心理に働きかける技法を中核にしており、転回操作と不問は不可分な関係にあることを指摘した。岩井と阿部（一九七五）は目的本位の実践、現在への没入、対象との一体化を通して一挙にとらわれを打破するところにこの技法の核心があるとした。藤田（一九六九）は不問の意味を「間」という日本語から考察し、不問技法が言葉の遮断という「間」をとることで、治療者・患者間、さらには患者自身の内面にも固有の距離を作り出し、それが自己への問いかけの契機を作ることを指摘した。これに対し、鈴木（一九七一）は患者を森田的雰囲気や作業へ没入させ、不安と同居する体験のための手段として不問をとらえている。同様な観点から立松（一九九〇ａ）は森田の作業システムを詳細に検討し、そこで治療者の不問的態度と有機的な作業システムがあいまって、患者を作業体験へと追い込む様を明らかにした。

前記の議論をまとめると、森田療法の「不問技法」には大きく分けて、①治療者・患者間の心的距離を取る役割、②患者を作業・集団生活へと追い込み、病態（とらわれ）を打破する役割、③患者の存在そのものを母性的に受容する役割の三つの側面があることが分かる。しかし、不問に関する従来の議論はその強調の程度は違っていても「不問」が森田療法に特異な技法であるとの認識で共通しており、それが議論の前提となっている。従来の精神分析的精神療法と森田療法の比較研究においては、精神分析における「問い」――患者の病態を扱い処理する――側面が強調され、反対に森田療法は病態を問わない「不問」の側面ばかりが強調され、その結果、病態を「問う」治療法とそれを「問わない」治療法といった単純な対比がなされてきた。

ii　不問技法と目的本位の作業（防衛処理としての「問い」）の不可分性

森田療法の治療者は精神分析のように患者の病態を一対一の治療者－患者関係では直接扱わないが、治療の場で患者の病態が何ら処理されずに「常態心理の発動化」や「心的転回」が起こるであろうか。森田療法では患者を作業・集団生活へと追い込み、コミットさせる巧妙な仕組みが治療システムのなかに存在する。入院の場は患者集団によって運営され、毎日の生活は患者の役割分担（食事当番、風呂当番などの作業）を抜きには回らない仕組みになっている。つまり、森田療法の種々の作業は生活をする必然性のもとに組み立てられており、入院の場には目的本位の作業がふんだんに用意されている。こうしたシステムのなかで患者が作業へ深くコミットするとき、そこに彼らの観念的・強迫的な病理が否応なく現われてくる。その際、治療者が患者の作業結果を具体的に指摘することは、そのまま患者の在り方の歪み（観念過剰の病理）の指摘につながる（長山、一九八四；立松、一九九〇ａ）。つまり、森田療法家が患者の作業を指摘するのは、単に外面的な生活指導ではなく、患者の「在り方の歪み」を指摘するためである。伝統的な森田療法を継承している鈴木診療所で、治療者の「打ち込み的助言」――治療者が作業場面に同席して、具体的な指摘をすること――が患者に最もインパクトの強い体験となっている（鈴木、一九八八）のもこうした事情である。森田療法では体系化された作業と治療者の具体的な指摘・指導があいまって患者の観念的な病理が処理されるわけだが、そうした病態処理の過程を可能にする「水路付け」機能が治療技法としての「不問」である。

筆者（長山、一九八四、一九八九）は森田療法の治療過程を再検証し、そこで患者の病態が作業へのコミットのなかに再現され、処理される様を明らかにした。森田の治療者が患者の病態を面接場面で扱わないことと、治療の場でそれが処理されないことを混同すべきでなく、森田療法には精神分析とは違った防衛処理システムが存在する。北西（一九八七）は森田療法の集団的人間関係のなかに彼らの病理が再現され処理される様を指摘している。こうした一連の研究から、森田療法においても患者の病態を扱い処理する「問い」の側面が重要であることが次第に明らかとなり、不問技法はこうした森田流の「問い方」とセットになっていることが分かってきた。言い換えれば、森田療法で患者の病態を治療者が問わない——不問にする——のは、まさにそれを厳しく問うために他ならない。

B　精神分析の禁欲（規則）

i　精神分析の禁欲（規則）の概説

精神分析では自由連想が第一基本規則と呼ばれるのに対して、禁欲規則はメニンガー（Meninger）によって精神分析の第二基本規則と言われるほどに重視されている。

禁欲（規則）にはいくつかの次元の禁止が含まれており、それは次の三つの技法原則に分けられる（Moore & Fine, 1990; Chemama & Vandermersh, 1998; Laplanche & Pontalis, 1976; 田辺、一九七五：小此木、二〇〇三）。

第一は、転移を形成する患者の欲動が配偶者や友人など、治療者以外の対象に向けられることを阻止する意図をもち、患者の行動化を抑制しようとする技法原則である。分析家は精神分析を始める際、治療期間中に結婚や離婚など人生の重大な決断をしないように要請するが、これはこの種の禁欲に関係する。治療機序的には、治療の原動力となるのは欲求不満による苦痛の存在であり、それが代理満足で、あまりにたやすく、安易に軽減されると治療への意欲が削がれてしまい、治療が停滞して根本的な治療につながらなくなるからである。

第二は、治療者に向けられた患者の種々の願望を、治療者との間で安易に満たすことに対する禁欲原則である。治療者との間で患者の欲求不満を満たそうとする行為は倫理的に問題があるだけでなく、「禁欲」の第一の技法原則と同様、本質的な治療を阻害する。具体的には、五十分なら五十分と決まっている面接時間を、患者があるセッションで延ばして欲しいと要求する場合、時間を延ばして患者に表面的な満足を与えてしまうと、そうした要求を持ち出す患者の無意識的動機（意図）を治療的に取り上げる機会を失うことになる。直接的な欲求満足だけでなく、なぜ五十分しか会ってくれないのか、外で時間外に会ってくれないのか等々、治療の枠組みや決まり事に患者が不満や疑問を呈した場合、それに治療者が直接答えようとすると精神分析的なかかわりではなくなる。患者が治療者に向ける種々の要求や質問は「いつものやり方」で不安を防衛し、治療者を振り回す意味合いがあり、治療者はそうした患者の無意識的な意図や行動パターンに着目し、それを患者に明確化し直面化させる。患者の質問や要求に直接、治療者は表面的な応答はしない。もしそうすると、治療者は患者の病態に呑み込まれ、振り回されるだけとなり、それでは精神分析ではなくなるからである（皆川、一九八二）。精神分析の禁欲は時間外に外で会わない、時間を不用意に延長しないといった事柄だけでなく、分析家が患者の発言・質問・疑問にどう対応するか、どこに着目するかなど、分析家の応答の仕方や治療関係の様式にかかわっている。

第三は、患者から向けられた転移や願望を満たしてあげたいという治療者側の気持ち、つまり逆転移によって治療者が患者に向ける欲動を満たすことへの戒めである。治療者がみずからの逆転移に気づかないと、第一、第二の技法原則を見失い、患者の病理を一対一の関係（転移）で扱う精神分析の基本戦略がうまく遂行できなくなってしまう。

精神分析の「禁欲」には前記のようないくつかの側面が含まれているが、誤解されやすいのが禁欲規則と分析家の中立性の問題である。精神分析の禁欲規則は分析家の中立性とは全く別の事柄であり、前者は転移の効果的発現と処理にかかわる点を米国精神分析協会の辞書（Moore & Fine, 1990）は明確に指摘している。患者の病理を一対一の治療者－患者関係に「転移」という形で凝縮させて処理するのが精神分析の基本戦略であり、そうした戦略を実現するのが精神分析における禁欲規則である。

ii　精神分析の「禁欲」における不問的契機

森田療法との比較で「問う」側面ばかりが強調されやすい精神分析には不問的契機は存在しないのだろうか。森田療法家は症状に関する患者の質問に対して、「異常でも何でもないこと」「誰にでもあること」としてそれを取り上げず、「不問」に付してしまう。では精神分析医は森田療法家と違って患者の症状に着目し、それにまつわる話題をあれこれ取り上げるのだろうか。否、実際の精神分析的面接のなかでは、治療者は症状に関する質問はしないのである。皆川（一九九〇）によれば神経症症状は防衛から成立するので、神経症の場合、症状に関する質問はする意味がほとんどないと言う。洞察を目的とする治療法では症状は患者の基本的な在り方の歪みから由来し、症状はその結果の産物に過ぎないと見なされる。それ故、患者の在り方の歪みをどう修正・認識させるかが治療の本質であり、それを通して症状はおのずと解消されるという共通認識が存在する。精神分析流に言えば、症状分析から自我分析への流れである。患者からすれば症状は自我違和的なので、症状が問題であるとは認めても、その背後にある自らの在り方の歪みに気づくことは容易ではない。仮に治療者が患者の在り方の歪みを正しく言葉で伝えたとしても、それが治療的効果を生むことはない。治療者の言葉が患者の病的防衛パターンに取り込まれてしまうからである。洞察が生じるには、患者の在り方の歪みを単純に言葉で指摘するのではなく、それを目の前に何らかの形で再現させて提示するプロセスが必要である。森田療法では作業・集団生活のなかに、精神分析では治療者への転移のなかに患者の在り方の歪みを再現させて、自分の姿と対峙させ、洞察を生み出そうとする。

退行促進的な精神分析のセッティングで治療が進むうちに、患者の内に隠されていた病的な欲求が転移や行動化の形で表に現われ、約束外の面接を治療者に求めてきたりする。こうした際、治療者が不用意にそうした要求に応じると、患者の病理に巻き込まれるだけでなく、それを扱い処理する治療的チャンスを失うことになるのは既に述べた通りである。精神分析の「禁欲」は転移の発現と処理を効果的に行なうと同時に、患者の病理と心的距離を保ち、治療者がそこに不必要に巻き込まれるのを防いでいる。患者が治療者に向ける種々の要求や質問は「いつものやり方」で不安を防衛し、治療者を振り回す意味合いがあり、治療者はそうした患者の無意識的な意図や行動パターンに着目し、それを治療関係で取り上げて、いかに患者に意識化させるかに腐心する。つまり、精神分析の禁欲は外面的な禁止規則のみならず、精神分析医の応答の仕方、着目の仕方といった治療関係の様式そのものにかかわっており、患者の側からすると治療者にいくら質問、要求してもそれには答えてはもらえず（捨て置かれ）、思いがけず自己の行動パターンや無意識的葛藤が問題にされる。こうした不問的契機やある種のズレは患者が無意識的葛藤を防衛し、保持しようとするのに対して、治療者の方はそれを取り上げて、直面化させようとする両者の根本的なズレに帰着する。無意識や防衛といった治療概念と無縁な森田療法においても、患者の治療抵抗を打破し、洞察を生じさせるために、ある種のズレを生みだす技法（不問技法）が存在しており、その際、患者は宙ぶらりんの欲求不満の心理に陥る（大原ら、一九七〇：長山、一九八四）点も精神分析と共通している。

C 「不問技法」と「禁欲規則」に共通する役割・機能

森田療法の「不問技法」と精神分析の「禁欲規則」を比較検証すると、そこには表現こそ違うが、患者の抵抗や防衛処理にかかわる共通した役割や機能が見えてくる。

i 「水路付け」機能——患者の病理（的エネルギー）を特定の方向・対象に振り向ける役割

精神分析では「禁欲規則」によって治療場面以外の代理満足は禁止され、治療者－患者関係においても表面的な欲求不満の解消は防止される。「禁欲規則」で患者の病理的エネルギーは一対一の治療者－患者関係に集約され、それは転移（患者の病理的幻想）として開花するよう仕組まれている。精神分析では治療者－患者関係に凝縮・再現された「転移」を介して防衛を処理し、気づき（洞察）を生み出そうとする。これは、池の水（エネルて存在する。

ギー）を外に流すとき、水路を作って目的の田畑に水を導くようなものである。患者のエネルギー（病理、関心）を散乱・分散させずに、特定の対象に振り向けて、自我関与を生み出す仕掛けが洞察志向的精神療法には共通して存在する。

森田療法の「不問」の最も重要な役割が、この「水路付け」である。森田療法では患者が「どうしてこんな症状が出てきたのか」「どうしたらこの症状が取れるのか」と自らの症状について質問しても、治療者は「それは誰にでもあること、異常なことではない」と病態を不問にして、「とにかく作業をしなさい、森田療法は理屈ではない」と指導する。さらに患者が治療のやり方について、「どうして症状とは関係のない仕事をするのか」と質問しても、治療者は「作業は症状を取り除くためにするのではない、作業そのものが目的である」と、またしてもそれを不問に付す。こうした治療に対して患者が「こんなことをしていて果たして治るのか」と不安や疑惑をあらわにしても、やはり治療者は「疑いながらでよいから作業しなさい」とそれを不問に付してしまう。つまり、患者が自らの症状について質問しても、治療のやり方について質問しても、さらには治療に疑惑を表明しても治療者はすべてそれらを不問に付してしまう。どこまでいっても不問のままである。不問は患者をただ単に突き放すためではなく、患者の（病理的）エネルギーを作業に振り向けるために存在している。森田療法の適応である森田神経質者の病理は北西ら（一九九〇）が指摘するように、強迫パーソナリティとして理解できる。強迫者は「言語をもちいて人をふりまわす作戦」（Sullivan, 1956）に長けており、彼らは言葉に対して魔術的とも言える特異な態度をとり、治療者の言葉はことごとくこの種の魔術的思考にからめとられ、治療が一種の悪循環、膠着状態に陥りやすい（満岡・皆川、一九八八）。森田療法の不問技法は患者の観念操作や観念支配に「付き合わない」ための技法であり、彼らの（病理的）エネルギーを作業や日常行動へと「水路付け」、そこにコミットさせる役割がある。換言すれば、不問技法と禁欲規則は患者の心的エネルギー（たとえそれが病理的なものであれ）がいたずらに拡散・浪費するのを防ぎ、それを特定の対象（防衛処理の舞台）に振り向け、集約する働きがある。

ⅱ　禁欲・不問は防衛処理の方策と表裏一体で機能する
――「禁欲規則――転移の処理」「不問技法――目的本位（事実本位）の作業」

精神分析では治療者－患者間に転移が効果的に開花するように、「禁欲規則」が存在している。精神分析の禁欲は転移の発現と第一義的にかかわっていると、米国精神分析協会の辞書（Moore & Fine, 1990）が強調するのは、まさにこれである。精神分析では転移をいつ、どのように扱うのか、また解釈するかについて膨大な臨床経験の蓄積が存在する。つまり、精神分析家にとって転移はみずからが最も得意とする防衛処理のための土俵であり、治療の舞台である。精神分析では、こうした舞台で患者の病理を扱い、防衛を処理する方法論が体系化されているので、「禁欲」によって、そこに患者の病理的エネルギーを水路付け、集約させようとする。つまり、精神分析の「禁欲」と転移の操作・解釈は表裏一体であって、両者は別々に切り離すことができない。転移の操作を有効たらしめるには「禁欲」が不可欠であり、精神分析の「禁欲」が治療場面以外での代理満足を禁止するのも、防衛処理戦略に転移という方法論を採用するからである。つまり、各種精神療法の禁欲・不問のあり様は、その精神療法の防衛処理の方策と表裏一体の関係にある。

その意味で、森田療法の不問技法は目的本位（事実本位）の作業と不可分なセットになっている。伝統的な森田療法を今に継承している鈴木は、日常診療のなかで不問（技法）を意識することはほとんどないと述べている。森田療法に最も重要な不問技法を第一線の臨床家が診療のなかでほとんど意識しないというのは一見、奇妙に見える。しかし、不問技法が目的本位の作業と表裏一体で機能することが理解できれば鈴木の発言は奇妙などころか、「不問」の本質を突いた発言であることが分かる。つまり、入院生活が患者集団によって運営され、一つ一つの作業が「生活をする」必然性のもとに組み立てられていればいるほど、患者は毎日、毎時間、目的本位の作業・行動にコミットせざるを得なくなる。一対一の治療者－患者関係で患者の病理を取り上げず、彼らの病理を「病理ではない」とまで言い切る「（病態）不問」は生活行動へのコミットと、そこでの防衛処理という森田の基本戦略のなかに包摂され、不問はイコール「問うこと（目的本位の作業の実践）」そのものとなる。つまり森田療法家にとって、患者をいかに作業や生活行動にコミットさせるかが治療者としての腕であり、それに心を砕き、あれこれ工夫するのが不問であって、何もせずに放置するのが不問ではない。鈴木は患者を作業にいかに深くかかわらせるか治療者として日々、心を砕いており、それを離れて不問技法が別に存在するわけではない。彼が日常診療で不問を意識しない理由はこれであり、これはちょうど転移操作を離れて「禁欲」規則が宙に浮いて存在しないのと同じである。

iii 「禁欲」「不問技法」は欲求不満や宙ぶらりんの心理を引き起こす――動機付けにかかわる仕掛け

精神分析の「禁欲」には治療場面以外での代理満足の禁止が含まれており、患者の短絡的な不満解消・「気晴らし」は防止される。適度の欲求不満は治療を進める際の動機付けに重要なことは精神分析の教えるところである。つまり、治療への動機付けを維持して、防衛処理に必要なコミットメント（自我関与）を生み出すには、他の場所で代理満足や「気晴らし行為」でエネルギーが浪費されないようにする必要がある。こうした状況は治療を進めるうえでは大切だが、患者サイドに立てば、中途半端な宙ぶらりんの状態に一定の期間置かれることを意味する。森田療法の不問では、従来よりこうした患者の宙ぶらりんの心理は指摘されており、それが治療中断に結びつかないよう、患者を情緒的に支える受容的な場が入院森田療法では用意されている。

iv 心理的な距離感を生む役割――治療者を守り、精神的な「間」を作りだす機能

「禁欲」には患者の欲求不満に治療者が直接の満足を与えないようにする仕組みが含まれている。「禁欲」によって、患者の代理満足は防止され、動機付けが維持されると同時に、そのことで治療者－患者間に距離感が生まれ、生身の人間としての治療者は保護される。一回五十分という外来での時間設定や寝椅子による自由連想をフロイトが考えついたのは、四六時中、患者の視線に晒されるのが耐えられなかったからだとされている。精神分析では面接時間を一定に区切ること、時間外の接触を禁止すること、さらには分析家の応答の仕方などで限界設

定が行なわれ、治療者が守られ、精神的な「間」が作り出される。

精神分析のような距離の取り方を森田療法では行なわないし、そもそも入院森田療法の構造ではそれは実行不可能である。森田正馬は自宅を治療の場として使うことで、森田療法の仕組みを完成していった。彼は患者と一緒に風呂に入ったり、大学の講義や日常の外出に同行させている。つまり、治療者－患者関係という視点での時間の区切りは伝統的な森田療法では無いに等しい。森田療法で精神的な距離感や「間」を生み出しているのは（病態）不問である。患者の病態を「病気ではない」「誰にでもあること」と取り上げない（不問にする）ことで、森田療法家は一対一の関係（治療者－患者関係）で患者の病理を扱わなくて済むのであり、病理はもっぱら作業・生活行動へと振り向けられる。

v　不問・禁欲の説明不能性――患者の病理故に生み出される治療的な「秘密」

精神分析の治療者は「病態」にまつわる患者の個人的秘密を徹底して明確化する。では逆に、患者の方が治療者に「なぜ、面接が四十五分で終わりなのですか」と質問してきたとき、それを治療者は「明確化」するだろうか。「約束ですから」等々、一応の説明をすることはあるかも知れないが、それで患者が得心することはない。治療者も必要以上の説明はしない。四十五分なら四十五分で面接を区切ることがなぜ自分の役に立つのか患者には理解できない。これは知的な問題ではなく、患者の無意識的な依存病理故にそれが得心できないのである。この依存病理を処理することそのものが治療であり、単なる説明で済む問題ではない。これが禁欲規則の説明不能性であり、患者はそうした治療設定に「隠し事」があると感じる（長山、一九九〇ａ）。病理が処理された後に、患者は規定の時間で面接を終えることが、治療者のためのみならず、自身のためでもあることがはじめて理解できるようになる。治療者・患者間に心理的な距離を生み出す禁欲規則という「隠し事」は、治療者が意図的に何かを隠しているわけでなく、患者の依存の病理故に、それが「隠し事」と映るに過ぎない。

同様な「隠し事」が森田療法の（病態）不問にも認められる。森田療法では患者の症状を「誰にでもあること。

異常でもなんでもないこと」と説明し、その病態を一切不問にする。これは森田療法独特の治療戦略であり、治療者が病態を不問に付して扱わないのは、作業や生活行動のなかで患者の病態が再現・処理されるのを見越してのことであり、一対一の治療者－患者関係でそれを取り上げない方が、彼らの病理を結果的にうまく処理できるからである。作業を「治すための作業」とはせず、目的本位の作業と位置づけるのも、その方が作業が治療的に機能するからである。しかし、こうしたからくりや「隠し事」をいくら患者に説明したとしても彼らが真の意味でそれを理解することはない。これらの説明のすべてが、患者のとらわれ——魔術的思考——に取り込まれるに過ぎない。これは知的な問題ではなく、患者の観念の病理故にそれが得心できないのである。

vi　健康な自我機能と治療同盟を結ぶ「禁欲」「不問技法」

禁欲規則は消極的には、治療関係の破綻を防ぐためにあるが、積極的には患者の症状の治癒と同時に倫理的人格の維持および発達をもたらす治療機序としての働きがある（田辺、一九七五）。適度の欲求不満に耐えられる能力は、患者の健康な精神機能の現れであり、「禁欲」を守れることは患者が約束事を自分の責任で遂行できる能力を意味している。治療者は患者のそうした健康な自我機能と治療同盟を結び、患者もまた相互信頼の絆を頼りに、葛藤・苦痛を乗り越え、洞察を深めていく。つまり、「禁欲」は精神療法における相互の約束事やルールであって、健康な自我機能や相互信頼の基盤をなしている。

vii　治療者－患者関係の様式を規定する「禁欲」「不問」

精神分析と森田療法の関係の有り様は北西、皆川の面接からも違いはあきらかである。それは森田療法と精神分析が採用している「禁欲・不問」の様式、つまりそれは何を問うかの問い方の違いとかかわっている。詳しくは後に述べる。

2　防衛処理の共通性と手段（方法論）の違い

洞察志向的精神療法においては，既に指摘したように患者の防衛が処理される前に，何らかの対象に患者が「いま・ここで」深くかかわる自我関与が必要である。患者が対象に深くかかわることで，そこに彼らの基本的な生き方やあり様（つまり防衛パターン）が反映されるからである。それなくして患者が自らを真に自覚することは難しい。これは精神療法に限ったことではない。人間が精神的に成長するには，何らかの対象にコミットすることが必要で，それを通して対象を理解すると同時に，自らを知る機会，成長への機会が得られるのである。

人生における成長の契機として，大きく分けて「人間関係への深いかかわり」と「仕事への深いかかわり」の二種類があるだろう。両者は別々なものとして切り離すことはできないが，ここでは理念的に分けて考えてみたい。前者には親子関係・夫婦関係・恋人関係・親友関係などの親密な人間関係の「かかわり」を通して成長する営みがある。こうした人間関係には相互信頼や絆といったポジティブな要素だけでなく，葛藤や不安・不信・攻撃など個人の防衛パターンにかかわる出来事も露呈する。大雑把に言えば，人間関係を通して成長する営みに着目して，それを人工的に組み立てて臨床体系にしたのが精神分析である。もう一方には，仕事を通して成長する人生の契機が存在する。仕事にも当然，人間関係は含まれるが，前述のような閉鎖的・個人的な一対一の「かかわり」とは違い，そこでは作業・行動への「かかわり」が重要になる。大雑把に言えば，こうした人生の営みに着目したのが森田療法である。

特定の対象に個人が「深くかかわり」，そのなかで自らの未熟さに気づく過程は同じだとしても，かかわる対象が違えば，具体的な方法には自ずと違いが生まれる。精神分析と森田療法では学びの方法論，つまり深くかかわる「対象」が違うのであり，これを無視して，一方が他方を自らの尺度で論じるのは無意味である。

A　森田療法における「深いかかわり」

i　作業への深いかかわり

周知のように、森田療法では作業へのコミット（深いかかわり）を治療上、重視する。作業の治療的意味については、従来よりさまざまに論じられている。要点は次の二つである。①作業は患者の自発的活動欲を促し、今まで病的主観的な「とらわれ」に消費されていたエネルギーを外向化させ、より柔軟で即事的態度に変化させる（近藤章久、一九六四：新福、一九六七：高良、一九七二）。②患者の病的主観的な態度を作業を通して一挙に打破し、自然治癒力を発動化させる（大原ら、一九七〇）。あるいは、作業によって病的な「はからい」が尽きる過程を体得せしめる（鈴木、一九七一）。

患者の病的主観的な態度を打破するプロセスとは、精神分析流に言えば、神経症的な防衛の処理に相当する。精神分析では治療上重視され、理論的にも詳しく論じられる防衛処理のテーマが、森田療法では「エネルギーが外向化する」とか「病態が一挙に打破される」などと、ひどく簡単な記述で済まされてしまう。このため、患者の病的な態度が作業によって、なぜ「一挙に」打破され、「エネルギーが外向化する」のかという理由がよく分からない。森田療法は防衛処理という重要な問題を素通りして、もっぱら患者の自然治癒力や常態心理のみを強調していると他の学派から誤解されかねない。

筆者（長山、一九八四）がかつて指摘したように、森田療法がうまく奏功する例では、森田的洞察が現われる前には、作業への「深いかかわり」が例外なく認められる。患者が外見上いくら作業をしても、それが人から言われて仕方なくやる作業だと防衛処理の効果は期待できない。それだと作業は他人事に過ぎないからである。患者が作業に「深くかかわる」とは、外的には患者が多くの時間やエネルギーを作業に注ぎ込むことであり、内的には作業が単なる「気晴らし」や「他人事」から、「私の作業」へと変化し、患者の生き方や在り様がそこに反映される出来事である。

森田療法では、はじめから目的本位の作業の原則が患者に提示されるが、患者ははじめから、それをスムーズに遂行できるわけでない。というのも、患者は何らかの症状に悩んで森田療法を受けに来るのであり、頭で「目的本位の作業」が大切と分かっていても、症状が消えて早く楽になりたいのが偽らざる本心だからである。患者は自分の症状を治すことと、作業の間に何の関連性があるのか本当の意味では分からない。しかし、森田療法家は「疑いながらで良いから作業をしなさい」「神経質は理屈では治らない」とそうした疑念をすべて不問に付してしまう。森田療法の入院施設は生活をする必然性のもとに組み立てられているので、入院の場に入った患者はスケジュールに従って、とりあえず行動せざるを得なくなる。入院の場の受容的な雰囲気に支えられつつ、患者の作業は「しぶしぶやる作業」（形だけの作業）→「治すための作業」→「目的本位の作業」と次第に深化していく。こうした作業へのコミットの深まりは、精神分析における転移神経症の開花とその処理の過程に重なる。

森田療法家は精神分析家のように、患者の過去を転移を切り口に、一対一の関係で解釈することはない。「いま・ここで」の作業内容を具体的に指摘するのみである。ところがそうした具体的な作業の指摘が、まさに患者が過去から引きずってきた神経症的・観念的なあり様の問い直しにつながる（長山、一九八九）。作業へのコミットと作業にまつわる治療者の指摘・指導は、精神分析でいう転移・解釈操作に相当し、それは単なる生活指導ではない。伝統的な森田療法家として名高い鈴木知準（一九八八）が、森田療法で最も有効なのは、患者の作業に同席して眼前で作業内容を具体的に指摘する「打ち込み的助言」だと述べているのもこうした事情を物語っている。

ⅱ　照らし返す「鏡」としての「事実本位・目的本位の作業」

「深いかかわり」が作業で生じると、作業は単なる外側の問題ではなく、患者自身を外から照らし返す鏡として作用する。森田療法では「深くかかわる」相手が人間（治療者）ではなく、作業なので、いくら患者が観念的な思い込みでそれをごまかそうとしても、観念過剰の病理は作業結果にはっきりと現われてしまう。森田の作業は患者の心理的な防衛に抗して事実がそのままの形で残りやすく、フロイトが鏡にたとえた分析医の役割を容易に、かつ徹底的に果たすことができる。作業は具体的に、しかも目の前で結果が出るので、患者に与えるインパクトは強烈である。精神分析のように、「深くかかわる」相手が人間（関係）の場合、相互関係のなかで、いったい、どこまでがどちらの要因（問題）なのかが分からなくなることが往々にある。そうなると、患者は言い訳（防衛）が容易になり、責任転嫁（転移・逆転移、投影性同一視など）が起きてくる。

森田療法の場合、コミットする相手が作業なので、患者は言い訳がしにくい。加えて、作業は症状を治すためでなく、生活のために行なう（「目的本位の作業」）と位置づけられており、作業結果は患者の観念や感情・「思い込み」とは別の視点――事実本位――から評価される仕組みになっている。これはまさに、作業を外側の鏡とする仕掛けであり、患者は自己中心的で防衛的な「思い」とは違った視座から、葛藤外の自我を総動員して物事を見るよう常に仕向けられる。

ⅲ　作業の「照らし返し」を補強する森田的指導と日記

森田療法では、患者が作業にコミットし、作業とかかわるだけでも相当な「照らし返し」を受けるが、それをいっそう強化するのが森田療法家による助言指導である。治療者が直接、現場で患者に作業・行動の助言をすることもあるし、また日記を通してそうした指導・助言は行なわれる。日記指導は文字を介して行なわれるので、治療者は距離をもって指導できるし、また文字は後々まで残るので、患者はそうした指導を繰り返し、読み直すことが可能である。日記指導は症状不問、病態不問の原則で貫かれており、作業態度（作業へのコミットの様子）や作業結果は目的本位・事実本位の原則に則って評価される。そうした指導を介して、患者は自らのあり様を、事実本位の作業という外側の視点から評価する態度を身につけていく。これこそが森田療法の防衛処理の戦略であり、健康な葛藤外の自我機能の活性化策である。

ⅳ　作業に「深くかかわる」ための患者側の要因と治療環境側の要因

森田療法で患者が作業に「深くかかわる」か否かは、患者側の要因と治療環境側の要因の二つが関係している。患者側の要因としては、作業などの社会的活動に価値を見出し、それをうまく完全に達成しようという動機を患者が有する点が大切である。森田療法は社会な活動――作業――を通して治療を進めるので、患者にそうした姿勢がないと、防衛や治療抵抗の処理がうまく行なわれず治療が停滞してしまう。その点、森田神経質者は、社会的な規範や価値感を、なんとか「思い通り」に達成しようとする傾向が顕著で、森田の防衛処理戦略とピッタリ適合するわけである。

治療環境側の要因については次のように言える。作業への「深いかかわり」が生じるには、治療の場の受容的な雰囲気と同時に、作業に「必要性」がある点が大事である。森田神経質者ならどんな作業にでも「深くかかわる」わけではない。患者が作業に「深くかかわらざるを得ない」ような必然性が必要である。たとえば、患者が入院生活で、釜でご飯を炊き、マキで風呂を炊いたりする場合、もしそれに失敗するとそこにいる人たち全員に甚大な影響が及ぶことになり、患者は否応なしにそうした作業に真剣に取り組まざるを得なくなる。生活をする必然性のもとに、一つ一つの作業がいかにシステマティックに組み立てられているかが、作業への「深いかかわり」を引き出すうえで重要である。東京慈恵会医科大学では古い森田療法室から新しくて近代的な建物の森田療法室に移転したところ、患者の日常生活は便利にはなったが、生活上どうしても必要な作業が大幅に減ってしまい、治療的にはかえって困ったことになったとの事態が起きた（橋本、一九八五）。作業が生活上の必要から出てきたものであればあるほど、患者はそこから逃避することが難しく、また作業の成功・失敗が患者に与えるインパクトは強くなる。

B　精神分析における「深いかかわり」

i　治療者への深いかかわり――転移――を生み出す仕掛け、「自由連想と禁欲規則」

患者が症状を治したいと思って治療者のもとを訪れるのは、精神分析とて同じである。精神分析では、患者が毎週、分析家のもとを訪れるうちに、患者は当初の「症状を治す」という目的から、次第に治療者にどう思われるか、治療者をどう操作するかに関心が移ってきて、「治療者へのかかわり」を深めるようになる。こうした状況になると、患者の心的エネルギーは症状形成から治療者への深いかかわりの方に振り向けられ、症状は軽減する。これが、転移性治癒や転移神経症の開花と呼ばれる現象である。精神分析では、こうした転移現象（つまり人との深いかかわり）を利用して、治療を進める。森田療法における「作業への深いかかわり」と、精神分析の「治療者への深いかかわり＝転移」を比較すると、両者で起きている現象は違うが、出来事の本質は同じであることに気づく。

つまり、患者は当初、「症状を治す」ために治療者のもとを訪れる。それぞれの治療法は自らが得意とする治療の舞台に患者のエネルギーや関心を振り向けて、そこに「深いかかわり」を醸成する。そうした「深いかかわり」のなかに、患者が過去から引きずってきた防衛パターンが凝縮され、再現される。治療者は、そうした「深いかかわり」に再現された、「いま・ここで」の患者のあり様（防衛パターン）を指摘することを通して洞察（精神的成長）を導こうとする。

精神分析において、「深いかかわり」を生み出す仕掛けが自由連想と禁欲規則である。この二つの基本規則が相俟って「治療者への深いかかわり＝転移」は生み出される。患者の心的エネルギーは「自由連想」によって、種々の連想やイメージのなかに解放され、次第に治療者にさまざまな「思い込み」や幻想を投影するようになる。そうした転移（治療者への深いかかわり）を効果的に生み出し、処理するために「水路付け」としての禁欲規則が存在する点はすでに論じた。「治療者への深いかかわり＝転移」が自然に開花しやすいように，精神分析の治療場面は組み立てられている。外来という閉じた空間で，治療者と患者が約一時間も一対一で共に時間を過ごすという排他的な状況設定は，精神分析流の「深いかかわり」を生み出すのに好都合である。これはちょうど，森田療法で入院の場が生活をする必然性のもとに組み立てられ，もっぱら「作業に深くかかわる」ために設定されているのと同じである。

ii　転移抵抗の言語的解釈——照らし返し

精神分析では，転移のなかに現れた患者の防衛パターンを治療者は言語的に取り上げて，患者に直面化させ解釈する。これは森田療法で，「作業への深いかかわり」を事実本位・目的本位の原則から，治療者が作業場面や日記を通して，患者に直面化させ，照らし返すのと同じである。森田療法の場合，照らし返す視座が，第三者が見ても分かりやすい作業であり，治療者の主観（逆転移）が入り難く，そこには共同作業の基本である精神療法の三角形が最初から用意されている。

精神分析家が行なう抵抗・転移の言語的解釈は森田療法の指摘や指導とおおいに異なる。最大の違いは，分析家が取り上げ，指摘するのが，分析家自身に向けられた患者の「転移（感情）」であり，転移を向けられた同じ人間（分析家）がそれを指摘する仕組みになっているという点である（長山，一九八九）。つまり精神分析の場合，外的な構造だけでは共同作業に必要な精神療法の三角形（神田橋，光元）は担保されないのである。精神分析で三角形を生み出すのは，二重の役割を担った治療者であり，質的・機能的に異なる二種類の治療者－患者関係によってそれは生み出される。一つは患者の健康な自我部分と治療同盟を結ぶ治療者であり，そこでのかかわりは「ほど良い陽性転移」と呼ばれる。もう一つは，患者の幻想や病理が投影される「対象」（スクリーン）としての治療者である。治療者は患者の発言や態度，感情がどのような種類のものか，どんな動機を持つのかを敏感に判別しながら治療を進めてゆく。そうでないと，精神分析では共同作業の三角形は形成され難く，構造度の弱い精神分析的設定は、容易に転移・逆転移が渦巻く二者関係の状況に陥っていく。

精神分析が抵抗や転移、無意識的葛藤・動機、自我機能などに関するメタサイコロジーや理論体系を有しているのは、そうしたメタサイコロジーの存在によって目の前の出来事から距離をもって眺める足場（第三の視点・視座）が作り出されるからである（長山、二〇〇二）。治療者はそうした視座を利用して、目の前の治療者－患者関係を質的に区別し、何が患者の病理で、何が共同作業者としての患者なのかを嗅ぎ分けているのである。精神分析と森田療法が決定的に違うのは、前者は共同作業の三角形が目に見えない要素（治療者が採用しているメタサイコロジー）によって構成されていることである。メタサイコロジーとしての精神分析理論は臨床から遊離した単なる理屈ではなく、森田療法の治療構造（とりわけ日常作業）に匹敵する臨床的な道具（作業仮説）なのである。精神分析ではそうしたメタサイコロジーを基準にして、関係の質（転移）を区分けしているのである。精神分析のように治療のツールが抽象度の高い理論・概念の場合、次のようなプラスとマイナスがある。

抽象度が高い概念（作業仮説）の場合、それは「説明言語」として汎用性を持ちやすい（臨床言語ではない！）とのプラス面がある。各種精神療法は位置づけや表現は違っていても、対人関係を介した援助技法であり、治療的対人関係のあり様を徹底して抽象化・概念化した精神分析は良くも悪くも「説明言語」としての役割を果たし得る。他方、治療のツールが抽象度の高い概念のマイナス面は、目に見える形で精神療法の三角形が構成されないので、下手をするとそれが治療者のための理論、自己弁護の閉じた体系となり、患者を援助するという本来の目的が忘れられる危険がある点である。

精神分析家は右記のように作られた共同作業の三角形の底辺（すなわち治療同盟・ほど良い陽性転移や非転移的な治療者－患者関係、リアル・パーソン）を土台にしつつ、抵抗・転移の解釈を言語的に行なう。そうした解釈は患者の幻想的な防衛パターンを「外から」「思いもかけず」指摘するので、患者に新たな気づきを促進する効果がある。そうした外部の視点・視座を森田療法では目的本位・事実本位という原則によって、患者の「外に」

位置づけられた作業が提供する。精神分析と森田療法では「外部」を作り出す作法や照らし返しに使われる「道具・方法」が違っているが、患者の健康な自我（葛藤外の自我機能）に働きかける工夫としては同じことを行なっている。

３　外面的治療構造の比較
――森田療法における入院構造と精神分析における外来治療の設定

森田療法は外来でも行なえるし、一方、精神分析的アプローチは入院でも施行される。しかし、ここでは議論の錯綜を避けるために、それぞれの療法のプロトタイプな治療構造、すなわち入院森田療法と外来での精神分析を念頭において比較した。

森田正馬が自宅という家庭的環境に患者を入院（入所）させて治療したことが森田療法のひとつの原点になっている。つまり森田療法のプロトタイプは入院であり、歴史的にも入院森田療法を基準に森田療法は継承されてきた。入院の場合、患者はその場所で一定の期間、生活をするわけだから、さまざまな生活上の要素がそこには入り込んでくる。森田療法はすでに論じたように、患者の防衛処理を「不問――目的本位の作業」への深いかかわりを通して行なう。こうした基本戦略からすると、治療の場に生活行動の要素をいかに豊富かつ多彩に「入り込ませる」かは重要なポイントになる。入院という設定ならば、治療者は患者の生活行動を直接観察できるだけでなく、それを操作的に調節・工夫することが可能になる。立松（一九九〇ａ）が行なった森田療法施設（鈴木診療所）の作業体系の一連の研究は、何よりそれを雄弁に物語っている。森田療法家は生活行動の場として入院の場を扱い、調整することに多くのエネルギーを割くが、それは精神分析家が転移に関連した事柄に多くの関心を払うのと同じである。外来で森田療法を行なう場合、患者の生活行動は対話の材料として間接的に提供されることとなり、その扱い方に工夫が必要となり、患者をいかに生活行動にコミットさせていくか、治療者の腕が問われることになる。

精神分析では森田療法とまったく事情が逆になる。精神分析では「禁欲規則――転移の処理」という防衛処理の戦略をとるので、そうした戦略からすると治療の場に生活上の諸要素が不用意に「入り込むこと」は転移の観察・操作にとってマイナスになる。そうした点からすれば、一対一の排他的・閉鎖的な治療者－患者関係を作り出せる外来は「禁欲規則――転移」を実現するのに好都合である。

森田療法と精神分析が入院と外来という異なる設定を出発点にしているのは、「不問技法――目的本位（事実本位）の作業」「禁欲規則――転移の処理」という防衛処理の戦略が違うからであり、森田療法の場合は入院が、精神分析は外来の方が、防衛処理の戦略に合致したコミットメントが作りやすく、また操作しやすいからである。

4　治療者－患者関係の違い
――禁欲的な治療者（精神分析家）と不問的な治療者（森田療法家）

精神分析家は森田療法に対して、転移・逆転移を扱わないので森田療法の治癒機転は治療者への同一化に過ぎないと評することがあった。しかし、これは的外れな批判であり、それぞれの精神療法が採用している「禁欲（不問）――防衛処理」の違いを無視した乱暴な議論である。精神分析の「禁欲規則――転移」の方法論を前提にすれば、転移・逆転移を扱わない限り、防衛処理はうまく進まないが、森田療法では、そもそも禁欲や防衛処理の戦略が違うのだから、精神分析の考え方をそのまま森田療法に機械的に当てはめるのは間違いである。森田療法家は精神分析家と違い、患者に生身の姿を晒すことにさほどの抵抗を感じない。森田療法においても治療者－患者間には、ときに相当強い相互関係や感情のやり取りが認められることは本書に紹介した森田正馬の治療実践を見れば明らかである。しかし、森田療法家は、そうした治療的関係を精神分析のように、一対一の「転移」の文脈で捉えないので、一見、関係性に無頓着のように見える。それは精神分析と森田療法の「禁欲－防衛処理」

の方法論が違うからであり、治療者の着目するところ、焦点を合わせるところが違うのである。精神分析では治療者に向けられた病理的な感情やファンタジーを「転移」として直接取り上げて話題にする。一方、森田療法では生活行動へのコミットが何より重要で、治療者への陰性・陽性の感情は「作業の遂行の仕方」の歪みや逸脱として取り上げられ、治療者－患者間の相互関係性は、あくまでそうした切り口で取り扱われる。たとえば、森田療法では治療者への陽性感情は治療者に評価されたい、気に入られたいといった作業態度（「お使い根性」や「盲従」と森田正馬が呼んだもの）として姿を現わし、陰性感情は作業（や森田療法）への疑念・疑惑・さぼりとして姿を現わしてくる。森田療法家は患者の作業が「治療者に気に入られるための作業」「治すための作業」といった防衛的で甘い作業なのか、あるいは目的本位・事実本位の正しい作業態度なのかを厳しく嗅ぎ分ける。それは、ちょうど精神分析家が転移の様相を鋭敏に嗅ぎ分けて、患者の内省・洞察を援助するのと同じである。森田療法家は治療者に向けられる患者の理想化・同一化が目的本位の作業を阻害するなら、それを厳しく叱責したり、逆に理想化・同一化を脱幻想させるような対応をとる。しかし、治療者への理想化・同一化が作業への取り組みに当面役立てば、それを強いてあげつらうことはしない。大事なのは、「目的本位の作業」に患者をいかにコミットさせるかであり、治療者－患者関係はすべてそうした視点から判断され、使われる。

森田療法家は直接、治療者－患者関係を扱わないという「通説」もある意味で誤りである。森田正馬の実践をみれば、森田療法家も治療者に向けられた諸感情を直接扱う場合があるのは明白である。しかし、そうした一対一の相互関係が精神分析家からいかに見えようとも、作業へのコミットを通した防衛処理という一義的な目的にそってそれは使い分けられている。それを無視して、森田療法の治療者－患者関係のみを取り出して俎上に乗せると大変おかしなことになる。精神分析でも、分析家は患者の日常生活の行動やそこでの感情を話題に取り上げることはある。だからといって、転移操作という精神分析の第一義的な文脈を離れて、森田療法家が精神分析家の生活行動への質問・言及を理解しようとしても、正しい理解ができないのは言うまでもない。

ここまで、森田療法と精神分析を治療技法（規則）や防衛処理の方法、治療者 - 患者関係の位置づけ、治療構造の側面から比較してきた。両者はそれぞれ表現としては異質だが、きわめて共通する要素が存在することが分かった。同じことが、各々の療法の中核的な治療概念にも言える。精神分析の「転移」、あるいは対象関係論の「生き残り」（ウィニコット）と森田療法の「生の欲望」の間には力動的概念としてきわめて共通した臨床感覚が見て取れる。

5　力動的な治療概念――「転移」「生き残り」と「生の欲望」

A　「転移」概念と「生の欲望」

精神分析の「転移」は他の学派の人からすると、きわめて包括的で分かりづらい治療概念である。転移は大雑把に分けると、無意識的葛藤が投影された解消されるべき「転移」と治療同盟の絆となる「ほど良い陽性転移」とがある。前者は病理現象であり、後者は健康な自我の働きであり、両者は同じ「転移」という語で表現されながら、内容的には全く違った現象である。「転移」はさまざまな治療局面や体験を包括する力動的概念であり、ユングやフロイトが転移を「精神分析の α であり、ω である」と述べたのはこれ故である。病理としての「転移」と信頼感を伴う「ほど良い陽性転移」は現象としては正反対だが、前者を処理するには後者が必要であり、また前者が処理されるほど、後者は醸成されるという関係にある。それ故、両者は臨床的には単純に別々なものとして扱うことができず、ある種の曖昧さや「二重性」を帯びてくる。その結果、精神分析という臨床経験（感覚）から離れて、外から「転移」概念を見ると、何とも〈胡散臭いもの〉として映ってしまう。「転移」概念がその種の曖昧さや二重性を帯びるのも、精神分析が患者の防衛を一対一の治療者 - 患者関係（の深いかかわり）を利用して処理するからに他ならない。言い換えれば、精神分析における〈転移〉概念の割り切れなさは、「禁欲規則——転移の処理（防衛処理）」という治療実践と不可分な関係にある。

同じことが、森田療法では「不問技法——目的本位の作業（防衛処理）」と「生の欲望」の間に存在する。「生の欲望」は精神分析の転移と同様、きわめて包括的でパラドックスに満ちた治療概念である。「生の欲望」という語は、森田が比較的晩年になってから使い始めたとされているが、彼自身は「生の欲望」を特別理論的に整理することなく、そのときどきに応じて種々の意味で使用している。「生の欲望」は森田療法の治療論の中核概念として、これまで諸家によってさまざまな形で論じられてきた。そのポイントは以下のように整理できる（長山、一九九〇b）。「生の欲望」という語は森田神経質者の観念過剰の強迫性病理を示すと同時に、「生の力」とも表現される生命的エネルギーの溢れる様をも意味する。両者は同じ言葉（生の欲望）で表現されながらも、全く正反対な現象で、前者はヒポコンドリー性（＝死の恐怖）や適応不安と表裏一体の関係にあり、後者は流動する生命エネルギーの観点からエネルギー論的、力動的概念として考察が加えられてきた。「生の欲望」をめぐるこれまでの森田学派の議論には、次のような視点が欠けていた。①「生の欲望」のエネルギー論的、力動的理解は、治療の結果生じる「生の力」という現象にだけ適応されるのではなく、病理である「観念的な生の欲望」がいかに「生の力」に転換されるのかという治療全体のダイナミックスとして把握されねばならない。②治療的なダイナミックスとして「生の欲望」を理解するには、森田療法の具体的な治療プロセス、特に心理的防衛の処理のプロセスと「生の欲望」の関係をみることが重要で、このなかからなぜ、森田正馬が現象的に異なった二つの「生の欲望」をわざわざ一つの言葉——生の欲望——で曖昧なまま表現したのかの理由が見えてくる。

「不問と目的本位の作業」という森田療法の治療戦略で明らかにしたように、森田的な洞察が生じるには、日常行動や作業への「深いかかわり」→観念過剰の病理の再現→病理の破壊というプロセスが必要である。こうした治療プロセスがスムーズに進行するには、森田療法の治療システムと同時に患者側の要因も大切である。つまり、いかに治療システムがうまく組み立てられていても、患者側に社会的な価値感や規範をなんとか達成しようとする「観念的な生の欲望」――強力性を伴う強迫性の病理――がないと、森田療法の治療プロセスはうまく進まないのである。森田神経質者の病的・防衛的な「観念的な生の欲望」と森田療法の治療システムが鍵と鍵穴のように、うまくかみ合うことで患者の「観念的な生の欲望」は徐々に「生の力」という自然なエネルギーに置換される。これは患者の防衛処理のプロセスであり、この処理のプロセスを処理される当の「観念的な生の欲望」のエネルギーを利用して推進するというパラドックスが存在する。このパラドックスこそ、「生の欲望」の治療論としての核心であり、力動性や概念の包括性はまさに精神分析の「転移」とそのまま重なる。双方の治療概念がまったく違う表現をとるのも、各々が採用する防衛処理の違いを反映しており、それを離れて「転移」も「生の欲望」も治療概念としての力動性を理解することができない。

B　治療の「場」の生き残りと「生の欲望」

ウィニコット（Winnicott, 1971）は患者の病理に満ちた依存攻撃性に治療者が「生き残る」とき、治療が大きく転回することを明らかにした。精神分析（ウィニコット）の「生き残り」論をそのまま森田療法に当てはめることはできない。なぜなら、精神分析と森田療法では患者の病理を扱う基本戦略が全く違うからである。精神分析では治療の場＝治療者－患者関係という図式がほぼ成立するが、森田療法ではこの図式は当てはまらない。森田療法の場合、治療者－患者関係は重要だが、それは治療の場の一要素としての意味しかもたない。「生き残り」をウィニコットのように治療者－患者関係に限定せずに、「治療の場」全体にかかわる出来事として捉えると、森田療法にも生き残りが重要であることが見えてくる。ウィニコットによれば「生き残り」は、①対象が死なずに生きていること、つまり患者の攻撃をうけた対象が心理的に傷ついたり、患者の幻想的な言動に振り回されたりしないこと、②復讐の質を欠くこと、すなわち患者の攻撃に対して治療者が復讐的・攻撃的な態度で応じるのでなく、共感的な態度で接することの二つの要素から成り立っている。精神分析では①②の両方を分析家が同時に引き受ける仕組みになっているが、森田療法ではそれぞれを別の要素が分担する。「生き残り」の①の側面は森田療法の場合、主に作業が受け持つ。精神分析では、患者の病理を対人的な現象（転移）として治療の場に再現・凝縮させるので、彼らの病的幻想は治療者を操作し振り回そうとする直接的な依存・攻撃の形をとる。しかし、森田療法ではそうした形で、患者の病理は扱わず、また治療適応とされる患者（森田神経質者）もその種の依存・攻撃を直接、治療者に向けて露にすることは稀である。森田神経質者は現実の生活や行動を観念で思い描いた通りに操作し実現できると幻想的に思い込んでおり、彼らの病理はもっぱら社会的規範や価値感の達成に向けられる。患者がいかに幻想的な思い込みで対象を振り回し操作しようとしても、森田療法の場合、相手（対象）が人間ではなく物としての作業なので彼らの試みはうまくいかない。病的な思い込みでなんとかしようとすればするほど作業はうまくゆかず、かえって彼らの観念過剰の病理は作業結果に歴然と現われる。作業の場合、結果が歴然と目に見える形で現われるので患者に与えるインパクトは強烈で、しかもそれを対人関係のように相手に責任転嫁できにくい。森田療法の作業は心理的に傷ついたり、患者の幻想的な言動に振り回されない「生き残り」の①の側面を的確に担うことができる。

一方、生き残りの②の治療機能、つまり患者の病的な言動に復讐的な態度で応じることなく共感的な態度で接する治療機能は治療者、寮母、入院中の患者たちで構成される森田の治療集団が受け持つ。森田療法の場は病院というより、疑似家庭あるいは一般の寮のような形態と雰囲気をもっており、患者はそこで病者としてではなく家族、寮の一員として遇され受け入れられる。不問技法は患者の病理から心理的な距離をとるだけでなく、その裏に強い共感性を秘めていることはすでに諸家（近藤喬一、一九六六；藍沢・大原、一九六九；大原ら、一九七〇；長山、一九八三）が指摘している。患者の症状や病的不安は「誰にでもあるもの」「取り除く必要のないもの」として不問に付され、観念に固着した病的な自我理想も「生の欲望」として肯定的に評価される（森田療法ではこれを欲望の是認と呼んでいる）。「生き残り」の①と②の要素を精神分析のように治療者一人が引き受ける場合にはある種の困難が伴う。しかし、森田療法では①と②を分担して受け持つので、「生き残り」が容易にかつ徹底して実現可能となる。

森田療法では「生き残り」の①と②の要素が不問によって区別されつつ、同時にそれらが互いに有機的に結び付いている。患者が行なう作業や日常行動は森田療法の集団に役立つものを作る、あるいはやるという目的が最初から設定されており、患者がたとえ一人で作業をしていても、その作業には他の患者（治療集団）に役立つという目的性や集団志向性が内包されている。患者は個人的な作業体験と森田療法の場の共感を別々なものでなく、一つの治療体験として経験する。幻想に満ちた患者の観念の病理に抗して、森田療法の「場」が「生き残る」とき、真の森田療法的な体得や洞察が患者に生じる。こうした「生き残り」のプロセスを経ないと、森田療法は分析家が言うように、治療者の価値感や権威を患者が取り入れたり同一化したりするだけで終わってしまう。

ウィニコットは「生き残り（理論）」で、患者の依存・攻撃性に満ちた病理的・否定的エネルギーを治療とのかかわりで見直すとき、それが外在性の質や対象恒常性を生み出す創造のエネルギーとして働くことを明らかにした。こうした臨床感覚は、まさに森田療法の治療構造と「生の欲望」の関係にそのまま当てはまる。

6　治療対象の違い

森田療法と精神分析の治療システムの違いは、それぞれが適応とする治療対象にもかかわってくる。森田療法では「生の欲望」が明確な強迫性を帯びた自己愛的で強力性を有する神経症の一群、いわゆる森田神経質が対象であることは良く知られている。森田療法が森田神経質を得意とするのは、彼らの病理が「不問－目的本位の作業」に適した病理表現だからであり、そもそも森田療法の治療システム自体がそうした病理のために作られている。

一方、精神分析が得意とするのは、（感情）転移を開花させ、なおかつ言語的なコミュニケーション能力の豊かな患者である。社会階層の高い、一群のヒステリー患者を治療の出発点とした精神分析の歴史はそれを物語っており、彼らは精神分析の「禁欲－転移」という枠組みで勝負しやすい対象である。精神分析で、森田神経質者のような強迫神経症を治療するのが困難なのは、療法の優劣の問題ではなく、それぞれがどんな防衛処理の戦略を採用しているかが関係している。森田療法では言語的なやり取りや「転移」を介して治療をしないので、強迫性を帯びた患者でも、作業行動にコミットする能力があれば治療は進展する。ところが、精神分析のように転移（感情）や言語的なやり取りを土台にした療法では、強迫神経症のように言葉や観念操作に病理が集約される事例では、治療が空回りしてしまう危険がある。

第4節　まとめ

本章では、森田療法と精神分析の、①内的治療構造（技法やルール）——不問技法と禁欲規則、②防衛処理の方法——目的本位の作業・森田的（日記）指導、転移神経症の開花と言語による解釈操作、③外的治療構造の違い——入院（森田療法）と外来（精神分析）、④治療者－患者関係の位置づけの違い、⑤力動的な治療概念の違い——生の欲望、転移・生き残り、⑥治療対象の違いの六つを比較検証した。そこで分かったのは、上記の六つは、それぞれの療法が神経症の治療をどのようなアプローチで行なっているかの方法論の違いを反映しており、上記の六つは相互に密接不可分に関連している。個別の箇所だけを取り出して、一方が他方を論じるのは公正でなく、自らの方法を自明の前提として相手を一方的に判断する過ちを犯すことになる。森田療法と精神分析は具体的な方法論においては、互いに相容れないほど異質だが、精神療法の基本原理・機能の点からすると両者は大変共通する部分が多い。

第Ⅱ部

第7章
森田正馬の精神病理学と治療論

北西憲二

第1節　はじめに

本章の目的は、森田正馬の理論と治療方法の変遷をたどり、その特徴を明らかにすることである。森田療法の創始は、森田正馬が一九一九年に自宅を使って入院治療を始めたときと理解されてきた。しかし森田の治療的実践を注意深く検討すると、森田はさまざまな形での精神療法やメンタルヘルスに関する活動を行なっていた。年代順に主なことをあげてみると、①一九一五年（森田　四十一歳）、ときに今でいうパニック障害を一回の面接で治す、以後外来での精神療法を行なう、②一九一七年（四十三歳）文学士・中村古峡の勧めで『変態心理』に心理教育的、啓蒙的な論文を発表、以後活発に精神療法や神経質の心理についての著書を出版、③一九一九年（四十五歳）入院森田療法を始める、④一九二六年（五十二歳）通信治療を始める、⑤一九二九年（五十五歳）退院および入院クライエントの集まりである形外会が始まり、後に『神経質』誌の読者、外来クライエントも加わり、森田は積極的に参加者に心理教育を行なう、などである（北西、二〇〇三a）。

森田の理論と治療方法が作り上げられる過程は、以下の三つの時期に分けられる。①森田が精神科医となり、いわゆる神経衰弱の治療に試行錯誤した時期である準備期（一九〇二〜一八年）、②入院森田療法を始め、代表的な著作と基本的概念を提出した概念形成期（一九一九～二八年）、③自らの病に苦しみ、息子の死という喪失体験を経験したころに生の欲望を中心に展開した深化期（一九二九～三八年）である。準備期は単に森田療法の理論、治療を準備しただけではない。精神療法を考える基礎として心身自然一元論を打ち出したこと、自然良能など回復における自然の重視などの基本的考えがこの時期に示された。そしていわゆる神経衰弱の治療に試行錯誤し、比較的単純な機制からなる不安障害に外来森田療法を行ない、その接近の有効性を確認した。そこでは神経症的不安のメカニズムとして悪循環（とらわれ）を発見し、その中心に神経症的認知（心気的解釈）をおいたこと、その治療法として逆説的接近（恐怖突入）の有効性を実証した。つまり病理的な情緒体験の構造に認知、感情、行動などからなる悪循環過程とその打破の方法を見つけたこと、その介入技法として神経症的認知の修正と恐怖突入（行動への介入）を用いたことである。そして悪循環説が森田療法の病理的現象を把握する基本となり、その原因探求よりもその病理的に固着するメカニズムへの探求と打破が森田療法家の最も重要な仕事となった。

概念形成期では、①上述の介入方法では限界があった強迫性恐怖（特に対人恐怖）に対する治療法として入院森田療法のシステムを作り出したこと、②当時の流布されていた神経衰弱をヒステリーと神経質に分類し、神経質を治療対象と定め、その精神病理を明確にしたこと、③神経症理論としては神経症準備状態としてヒポコンドリー性基調（素質、今でいうストレス脆弱性）を想定し、この問題にはそれ以上深入りせずに、むしろ不安、恐怖状態の発展固着過程を詳細に検討したこと、④治療技法として、入院治療で日記療法、作業、不問などの組み合わせが有効な治療になることを見出したこと、⑤精神病理理論では「思想の矛盾」と病理と治療をつなぐ概念として「生の欲望」という重要な概念が提出されたこと、⑥あるがまま、自然服従、純な心などの健康で適応的な状態がとらわれ（悪循環）の対比で示されたが、⑤⑥で述べた諸概念自体が未整理のままである、などが挙げられよう。しかし注意を要するのは、入院治療、特に臥褥期の印象が強いために、この治療方法をもって森田療法の特徴とする論議があることである。すでに述べたように入院森田療法はこの精神療法の手段の一つにしかすぎないのである。

深化期では，形外会が始まり，森田療法に基づく悩む人への啓蒙活動（メンタルヘルス運動）が積極的に行なわれるようになった。森田理論と治療方法は，森田の理解者であった九州大学下田光造を通して，また門弟である高良武久，古賀義之，野村章恒，宇佐玄雄などにより補充，発展されたが，新福が指摘するように，本質的なものに関してほとんど変化はなかった（新福，一九五九）。しかしこの時期からいわば森田学派が形成され，日本に導入された精神分析学派（丸井清泰）との論争も行なわれた。森田学派の特徴として，森田自身の神経症自己治療の経験がその治療論と技法論の中核をなしたためか，Ex-patient-therapist がこの学派に多く参加したことである。それゆえこの学派には他の精神療法の学派に比べて専門家とクライエントとの区別が厳密でなく，その境界は曖昧なままでおかれた。そして森田学派では自助的側面が強調され，現在までこの精神療法の組織と活動は専門家と自助グループの協調の上で成り立っていることが大きな特徴となっている。

この時期の理論と治療方法には新しいものはないが，森田は最晩年に二つの事実を公式化して示した（森田，一九三一a）。そして自らの経験に即してそれを自覚することが神経症治癒に最も重要であるとした。それは「死は恐れざるを得ない」「欲望はあきらめられない」であり，そのダイナミックな関係が重要であると示唆したが，これ以上その関係に立ち入らないまま，死を迎えた。

森田の理論と治療法は一見すると単純で完成しているようにも見える。入院森田療法ではそのシステムさえ整えておけば，クライエントはその流れに乗って良くなってしまうこともある。しかし，そのメカニズムはいわばブラックボックスである。これらについては治療構造論として本書第Ｉ部で繰り返し取り上げられることになるだろう。また人生に行き詰まった人たちが森田の著作を読んだだけで，その行き詰まりから脱出したというエピソードもよく語られる。ここではなにが起こったのだろうか，それも未だ十分に解析されていない。外来森田療法、通信療法などでよくなるメカニズムはどのようなものか、その検討も不十分である。豊原が第9章で通信治療の一例を示して、それらを検討することになろう。

森田が作り上げた精神療法の技法と構造は、当時の神経症者を対象にした治療の実践面と限定する限りではその完成度が高く、森田は多くの真実をつかんでいただろうと思われる（新福、一九五九）。精神病理をもった情緒体験における悪循環過程を取り出したこと、なかでも認知、行動的側面の重視とそれに基づいた介入方法、入院における治療システムなどはきわめて実践的で効果的であった。その点では、行動療法、認知療法のある面を先取りした当時としては先駆的な精神療法だったと思われる。しかし一方では、人間の本質理解に触れるような思想の矛盾、生の欲望、さらに精神の力動的理解としての拮抗論などは未整理、未完成のままである。さらに森田の精神病理学と治療論の基礎となる思惟方法についての検討も不十分である。ここで森田理論の国際的理解に対する周知のエピソードに言及しておく（新福、一九五九）。森田はこの療法の理論と治療方法をドイツ語でまとめ、ドイツの専門誌に発表しようとして下田光造教授を仲介に依頼し、ボネファー（Bonhoeffer）教授に送ったが理解不能ということで返送された。その後訂正して再度送ったが、結果は同様であった。それにはさまざまな理由が考えられるが、森田にとって科学的であると信じていた森田理論に東洋的思考方法と人間理解が色濃く反映し、それがこの精神療法の本質的特徴であったということに森田は無自覚であった。その思惟方法あるいは人間理解の方法論への検討なしには、森田理論と治療方法の理解がおぼつかなくなる。その思惟方法の特徴については、フロイトとの比較から12章で検討する。

森田は一九〇〇年前後に当時としては画期的な精神療法を作り上げたことは事実であるが、筆者はその理論と技法の未完の部分を意識化し、その完成を目指す作業が森田学派にとって必要であると考えている。それが現代にこの精神療法を新たな視点から見直し、幅広く人間の精神病理理解とその解決方法として提示するためにも必須な作業である。そしていわば対極にある精神療法といってもよい精神分析との比較精神療法という研究方法が、森田の理論と技法を再検討するよき機会を与えてくれる。そしてこの比較精神療法という作業を始めるに当たって、まず森田の理論と治療技法についての整理と問題点の指摘を行なうことがこの論文の役割である。

第2節　森田療法の準備期（一九〇二～一八年）

1　時代的背景

近藤によると、森田が当時の東京帝国大学医学部を卒業し、精神病学を志した一九〇二年という年は、わが国に近代精神医学が輸入された時期に当たる。森田の恩師、呉秀三が欧州留学から一九〇一年に帰朝し、クレペリンの記述的、疾病分類的で器質論的立場の精神医学体系をわが国に紹介した。森田がクレペリンの精神医学の体系に大きな影響を受けたことは、彼みずからクレペリンの未見の弟子と称したことによっても明らかである。

一方でこの時代は、器質論的立場とは異なる潮流が出現しつつあった。エレンベルガー（Ellenberger, 1970）によると、十九世紀末に西欧では、産業革命とプロレタリアートの勃興と民族主義の成長などが新しい神経症の形式を生み、つまり神経衰弱と恐怖症の二形式が出現し、それとともに新精神治療技法の必要性も台頭したという。そして精神医学が精神疾患における心因の探求に新たな学問的、臨床的関心を向け、欧米においてはフロイトに代表される新しい力動精神医学が始まった。

このころ欧米では神経衰弱（Neurasthnia）という用語が広く一般に流布されていった。この概念を提唱したベアード（Beard）によると、過労や疲労困憊状態がもとで起きてくる一種の現代病ともいえる心身の消耗状態で、刺激性衰弱（irritable weakness）の形で種々の症状が表われる。易疲労感、不眠、集中困難、記憶減退、決断困難、不安、知覚障害などを呈し、男性特有の病気で、女性のヒステリーと対比させられるものであるという

（Ellenberger, 1970）。この概念は当時の精神医学にも広く取入れられ、日本でもこの障害の本態と他の疾患との関連をめぐってさまざまな議論が展開した。

またこの時期は、日本も近代化、産業化を目指して社会が大きく変動しつつあった。エレンベルガーの欧米の状況の指摘がある程度日本に当てはまり、多くのいわゆる神経衰弱患者や恐怖症患者が森田の実際の臨床場面に現われたものと考えられる。

さてこのような時代にみずから死の恐怖に悩み、その克服を人生のテーマとした森田は当然のことながら、神経衰弱という病態に興味をもち、その治療に取り組むとともに、その概念をめぐって検討したと考えられる。

そして自らの死の恐怖をいかに克服するか、をテーマとした不安障害の精神療法への探求は試行錯誤、精神療法の成功と失敗の繰り返しであった。強迫観念（尿意を恐れて外出できない患者）を催眠術で治し、作業療法を精神障害者に試み、ある程度の効果を認めた。また神経症者に生活正規法、臥褥療法、説得療法を試みた。赤面恐怖は、催眠術がかからず、説得療法を試みたが困難で、治すことができないとあきらめていた時期でもあった。森田が三十三歳のとき、呉教授から千葉医学専門学校高等官の教授推薦を受けたが、決断に迷うこと一カ月あまりでこれを断った（野村、一九七四）。治療上の試行錯誤、挫折、そしてこのような人生上の出来事を通して森田の神経症的な認知は次第に修正されていったものと考えられる。

2　森田の精神病理学と治療論（一）

A　精神療法の基本的考え方

さて森田が三十四～三十五歳にかけて注目すべき論文を発表している。まず森田は「精神療法」（一九〇八）、「精神療法の話」（一九〇九ａ）と題した論文を発表し、精神療法の基本的考え方と身体と精神、および外界の関係についての考え方を述べている。「われわれの身体と精神は、全く周囲の事情と境遇とに由って定められて居って周囲の事情を離れて精神はない。……総てわれわれは温度、光線、水、食物、そういうものが有って始めて身体が世の中に現われてくる。目に見たり耳に聞いたりする所の森羅万象があって始めて精神が現れてくる。そういうものがなければ精神も身体も初めから成り立たない、したがってこの心身と外界との間には根本的の関係があるということが明らかです」と言い、精神はより動的なものであると説明する。そして精神は世界、自然と環境との関わり合い方から探求されなければならないという基本的なこの認識方法がここで示されている。したがって森田療法ではその人の理解を今ここでの生活空間における身体、精神、自然あるいは環境との連鎖から行なおうとする。そこでさらに重視するのは、感情を軸にした、認知、行動（行為）の連鎖とその関係のあり方である。これが森田療法での面接の基本となる。

もう一つは精神療法とは心身に影響して害のあるものを避け、一方では心身天然の発育を促すという二つの方法に帰着する。ここに森田の精神療法の基本的な考え方が示されている。つまり自然の治癒力の重視と心身自然一元論である。

B　森田の神経衰弱論

また同時期に森田は「神経衰弱性精神病性體質」（一九〇九ｂ）と題した論文を発表している。この論文で神経衰弱の特徴を以下のように挙げた。

①ベアード説を取入れ、神経衰弱症の本態を刺激に対する神経系の反応過敏と疲憊しやすさと理解し、②またこの時点ですでに患者の主症候を、〈心気性に絶えず通常の人びとにあるべき自己の身体および精神状態に病的に屈托集注し、これを病的に解釈し煩悶する〉とした。その一方、その体質から心身両面で疲労しやすく、それらがあいまって症状を作るとし、③その原因として、遺伝体質と小児期の養育の悪影響を挙げ、心身の疲労や感情体験から発症し、④小児期より種々の異常があるが、十五～三十歳ころに至って一定の病形を完成し、その多

くは慢性に経過し、⑤この症候群は、消化器性、運動性、血管運動性、生殖性、感覚過敏性、感動性、知力性（思考の病的疲労）などに分けられ、また精神病状態への移行もあるので、ヒステリー性、抑鬱性、痴鈍性、強迫観念性、ヒポコンドリー性とも分けられる、⑥治療として、児童期の養育上の注意がもっとも必要で、心身の適度な訓練、生活状態の規則化などでこのような患者は複雑で変化の多い社会との生活を避け、農事畜産的な生活が好ましい、としている。

森田はベアードの刺激衰弱説を基本的に受入れる一方、神経質の重要な心理機制すなわち悪循環過程とその悪循環過程の中心となる神経症的認知（自己の心身の状態を心気的に解釈する）の重要性をすでに指摘している。それが後に精神交互作用と思想の矛盾として概念化された。また神経衰弱の原因を第一に体質に求め、小児期の養育も重視したこの見解は終生変らなかった。これらの神経衰弱者を生来虚弱と理解し、その治療の着目として、訓練的な側面とともに刺激からの遮断を重視した。これが後の入院治療、特に臥褥期のヒントとなったものと思われる。そしてここで示されている神経衰弱論は、死を恐れ、些細な身体的兆候を心気的に解釈して悩んだ森田の姿がそのまま記述されている。いわば虚弱な神経衰弱論で、当時の自己像を投影したものといえる。

3　森田の治療実践（一）
――パニック障害の精神病理理解と治療論

四十歳を過ぎて死の恐怖へのとらわれを抜けた森田はパニック障害をただ一回の診察で治したという経験をする（一九一五年八月、森田　四十一歳）。筆者はこれをもって森田療法の治療技法の骨幹が完成したと考えている。

さてこの症例をごく手短に紹介しよう。症例は三十歳の農夫である（森田、一九二二）。

一九一五年八月初診。生来強壮であったが、二十歳のときに、親戚の同年輩のものが肺炎で死んだのを看護したことがあった。時を経て、ある日夕食後、突然心悸亢進を起こし、脈が一二〇から一五〇にもなった。死の不安に襲われ、倒れたままものを言うことができなかった。ただちに医者を呼び、およそ二時間後に落ちついた。その後同様の発作が、始めはほとんど毎日、主として夕方起こり、後には月に数回起こり、三年間ほど持続した。一時は軽快したが、最近では、農事中に倒れて以来、毎日特に夜中に発作が起こり、そのたびに医者の注射を受けて回復するのを常とした。いつも医者の手近な所にいないと安心できず、あまりに頻回に発作を起こすので、主治医を伴って来院した。

この症例の診断はパニック障害（広場恐怖を伴わない）で間違いないであろう。森田はこのパニック障害の機制を以下のように説明する。些細なことから胸内の不快感、心悸亢進を起こすと同時に、以前に見た人の死の苦悶が思い出され、自分が心臓病であるという誤った考え（心気的認知）と結びついて、恐怖の感動を起こす。この恐怖の感動は生理的に心悸亢進を起こすものであるから、患者はますます心悸亢進を感じ、この感じはますます恐怖を起こし、心悸亢進と恐怖との交互作用でますます不安となり、死の苦悶を引き起こす。つまり森田は、①悪循環過程（とらわれ）がこの症状を形成する、②この形成過程はいわば連鎖的な動きからなること（同じ所をぐるぐる回る運動としてとらえることができる）、③この連鎖は身体感覚（ある出来事に対する心身の反応）→誤った考え（神経症的認知）→恐怖反応として取り出せることを示した。この悪循環の中心が神経症的認知（認知のゆがみ）であることはいうまでもないだろう。この図式は認知療法が後に提出したシェーマそのものである（Beck, 1976; Freeman et al, 1990）。さらに森田はこの症例では明らかにしていないが、そのような恐怖がさらに自分の胸内不快感、心悸亢進に対して注意を引きつけ、それらがますます強く感じられるという悪循環（注意と感覚の精神交互作用、相互賦活作用）を想定している。さらにこれに予期恐怖が加わったものが第一レベルの悪循環である。

そして森田は、この認知のゆがみに対してこの患者にどのような治療的接近を行なったであろうか。森田はまず患者の脈を取り、その脈が最初は早く、後には正常になったのは、当初森田の診断を恐れ、後には安堵したた

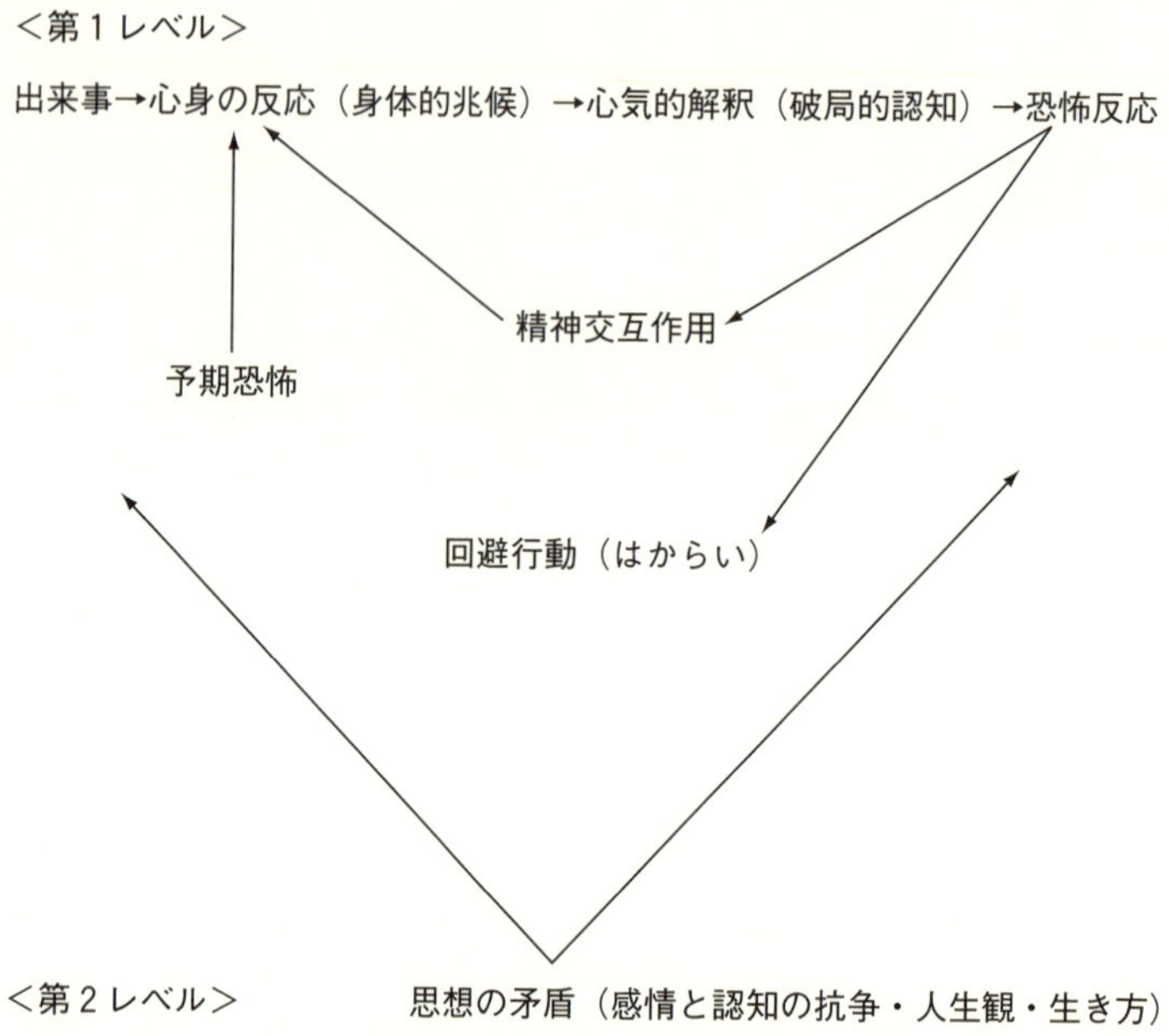

図 7-1　悪循環（とらわれ）

めであると説明する。同様に階段を数回昇降させ、脈の変化のないことを気づかせる。このように体験的に脈拍と感情が関係し、また心臓病が無いことを証明し、そして先ほどの身体的変化と認知と恐怖の悪循環を分かりやすく説明する。つまり、誤った考えに対して体験を通しての修正を図ったのである。しかしこれだけで森田の診察は終わらない。さらに森田はいう。「君は今まで物に驚いたことがあるか。君が今まで十年来、心臓病と考えていたものは、この驚きと全く同一の物である。驚きを驚くまいとし、恐れを恐れまいと努力するのはかえって不合理である。恰も暑いのを強いて暑くないと考え、腹痛を痛くないと殊更に思わんとするようなものである」。胸内の不快感、動悸を病と認知し恐れている患者に、それは心身の自然な反応であると説明し、恐怖を恐怖すまいと抗争することに対して認知の修正を試みる。この自己の感情反応に対して抗争するもう一つの神経症的認知がこの悪循環を強化し、持続する原動力であることを森田は見抜いていたのである。このような認知のあり方を森田は後に思想の矛盾と呼んだ。つまりさらにもう一つの悪循環を作り出す運動が加わるのである。これが第二レベルの悪循環で、さらに神経症的回避行動（はからい）が加わり、二重、三重の閉じられた運動を形成する。これが森田の基本的悪循環論である。この悪循環の抽出とその打破が森田療法家の仕事となる（北西、二〇〇三a、二〇〇三b、図7-1参照）。

その打破として、森田は次のようにいう。「むしろ進んで恐怖した方がよい。ただこの苦悶不安に対しては、腹痛を堪え忍び、この軽快を待つようにすればよい。……。今日からは全く医薬を廃さなくてはならぬ。若し発作起こるときは決して医者を呼んではいけない。この次の発作の時には、余のいうとおりにすれば、注射を受ける半分の時間で軽快することを自ら経験して余の言を確証することが出来る。余の言葉を直ちに之を信じることは出来ぬけれども、一度自ら進んで実験すれば初めて之を証明することが出来る」。

そして森田は今までの患者の認知、行動と全く逆の提案をする。一つはこの恐怖から逃げないこと、自然な心身の反応を病いであると苦悩し、恐怖するという認知の修正には、まず恐怖に突入するという実験を提案する。そして森田は患者にそこでの経験を観察し、今までの自分の認知をその経験を通して再検討することを薦めるのである。同時に患者の依存の処理（医薬を廃し、医者を呼ばないこと）を行なう。この森田の診察後、この患者は一度も発作を起こすことがなかった。

つまりこの悪循環を打破するには、逆説的アプローチが有効であると森田は示した。その逆説は、①恐怖に突入すること、②不安に進んでなってみること、③そして不安のままに持ちこたえ、そこで何が起こるかを経験することと、などの提案からなる。ここでの診察は、①治療者の悪循環の把握と患者との共有、②治療者の逆説的提案（認知、行動の修正を目指したもの）、③患者の実践（体験）、④ここでは述べられていないが、治療者の体験の明確化（神経症的認知を直接体験から修正すること）からなる。これが森田療法の治療的面接のプロトタイプとなる。

このように森田は外来でのパニック障害や単純な心気的なとらわれに陥ったものの治療にはこの接近で、十分な効果が得られたが、やがてある種の患者には治療上の壁にぶつかることになる。

森田（一九二八）は告白する。「赤面恐怖の患者は、時々取り扱ったが、多くの場合、思うように催眠術がかからず、説得療法なども様々に試みたけれども、中々難しい。ついにはこの患者が来るのを逃げ回るようになり、多年の間、このような患者は兎《と》ても治すことが出来ぬものと、あきらめていたのである」。

おそらく森田のいう赤面恐怖の患者とは、いわゆる強迫性恐怖の患者であったのであろう。森田の見事な逆説的な接近方法も催眠術も効果がなく、森田がこう言えば、ああ言う、というような治療の膠着状態に森田自身がおちいったに違いない。これは臨床家であれば誰でも経験することであるが、自己愛的、強迫的、観念的な患者は、しばしば治療者のどのような建設的な助言も患者の強迫的な観念のなかに取り込まれ、堂々巡りをしてしまう。そのようなことができるならばここに来ていない、それができないから困っているのだ、などという依存と攻撃の渦に巻き込まれ、それを何とかしようとすればするほど、治療はますます膠着状態に陥る。たぶん森田もそうであったに違いない。だから逃げ出したくもなったのである。

さてこの問題を森田は独自のやり方で解決する。入院というシステムを作ったのである。

第3節　森田療法の概念形成期（一九一九〜二八年）

1　森田の治療実践（二）——入院森田療法

このパニック症例を一度の診察で治した経験から五年後の大正八年（一九一九年）に森田は自宅を利用して、入院森田療法を完成させた。ここではその最初期の論文（森田、一九一九、一九二二）から入院森田療法の骨格を示してみる。

治療法は、安静療法から始まり訓練療法へと進んでいく。すなわち第一週は絶対臥褥、第二週は徐々に軽き作業、第三週は重き身体的、精神的労作、第四週は不規則生活による訓練で、治療は四週間で終わる。

治療の着眼点は事実を体験、体得させることにある。その中核は感情の事実を体験することである。つまり本来自分のもので自然なもの（苦痛、恐怖、すなわち感情）を操作しようとするから悪循環に入るのである。その事態を単純化し、情緒の本来の流動性、変化するという事実を体験させることを森田は治療の主眼とした。そのためには苦痛は苦痛し、恐怖は恐怖することである。恐怖を恐怖すまいと努力する強迫者に対しては、単なる苦痛、恐怖に還元し、「忍耐すべき」「これを避けんとすべからず」と教えると森田は述べる。つまりそれが森田のいうヒポコンドリー性（心気性）の神経症的認知の修正と不安からなる基礎感情の鍛錬方法であり、根本治療であるとする。

入院治療は次のような手順で進んでいく。①治療者の治療の逆説的提案、つまり症状を進んで起こすこと、恐怖突入すること、②患者の実行・体験、③治療者のその体験に対する心理的説明（体験の明確化）からなる。それらがいわばさまざまな局面で繰り返されて、患者の自覚を深め、とらわれの打破に導いていく。

森田はいう。「症状を恐怖するから精神は常にこれに執着し、ますます症状が起こるのである。一度症状に向かい、進んでこれを経験し、観察せんとすること、勇気を持って取り組んでいくうちに、症状はいつしか去っていくことを経験させるのである」。

絶対臥褥期は、身体的症状からの快復、精神的煩悶の破壊を目的とし、第一日目、患者は安静に過ごし、第二日目になると煩悶期に入る。つまり苦悩を苦悩する体験でそれが即解脱につながっていく。そして第三日目・第四日目には無聊《ぶりよう》期、退屈を覚えるようになる。この観察は現在の臥褥期でもみられるもので、森田の観察眼の確かさがうかがえる。

徐々に軽き作業期では、今までとは違った神経症者の姿を観察するようになる。すなわち患者は子どもに生まれ変わりたるような気持ちとなり、心身機能の自発的活動が促される。森田の治療はこれを助長、善導し、心身を鍛錬する自然療法であるという。

第二週目から日記療法が始まる。この時期はまだ交際談話を許さず、外出を禁ず。心身の自然発動、小児が活動により自己の精力を発揮することを快とするがごとく、身体的精神的労作に興味を示すと森田は述べている。これを患者の生の力と森田は呼び(森田、一九二五)、生の欲望という概念を提出するうえでのヒントとなったものと思われる。森田は日記、講話を通してここで体験したことを解説し、明確化し、その応用を教え、そして患者に次の課題を与えることで治療は進んでいく。症状の訴えは、そのままに感じることと返し(いわゆる不問療法、森田、一九二二)、他方、患者の悪循環に陥る心理やヒポコンドリー性解釈(神経症的認知)について比喩を用いて自覚を促し、その修正を目指す。

第三週、やや重き作業期、第四週、社会生活に近いものとなり、四週間で入院治療は終結する。ここで現代まで受け継がれている神経症治療の骨格がすでに示されている。この治療システムと悪循環の扱い方、直接的なあるいは比喩を用いた認知の修正方法、恐怖突入という行動療法的アプローチ、不安への逆説的接近というブリーフ・セラピーを思わせる接近など、それが一九一九～二一年までに行なわれていたことは驚嘆に値する。

2　森田の精神病理学と治療論(二)

A　神経衰弱から神経質へ――ヒステリーとの決別

そして森田は、自分の創始した治療法、正確には治療のシステムに自信を深めるとともに、この治療法や神経質の心理について堰を切ったように論文、著作を発表していく。彼の情熱は一方で当時流布していた神経衰弱説を批判し、神経質概念を作り上げながら、それを治療論に取り込んでいくという作業に向けられていた。

その詳細は省くが、最終的には一九二一年にジョリーの説、神経衰弱症は「ヒステリー」と「ヒポコンドリー」であり神経衰弱なるものはない、に影響を受け、神経衰弱説からの決別とヒステリーとの区別を行なった。そして神経質を森田療法の治療対象と定め、ヒステリーは感情過敏性素質で自己内省に乏しいゆえに治療対象外とした。

その後、彼の神経質概念の構想が固まるにつれて、その分類は簡単となり、四類型（狭義神経質、発作性神経症、ヒポコンドリー、強迫観念症）から三類型（普通神経質、発作性神経症、強迫観念症）と変化し、この類型間に本質的差異を認めなかった。

普通神経質は、器質的な裏付けのないさまざまな身体的な訴えを主とするもので、当時体質性とか慢性神経衰弱と呼ばれてきたものである。発作性神経症は森田が命名したもので、現在のパニック障害とその周辺領域を含む。その発作の本態は、恐怖の感動であるとした。強迫観念症は、患者がある機会から感覚や観念についてこれを病的異常とみなし、これを感じまい、考えまいと排除する心の葛藤から生じるものであり、ここには強迫性恐怖、すなわち対人恐怖や強迫性障害とその周辺領域、あるいは強迫スペクトルの多くのものが含まれよう。また葛藤のない強迫行為は意志薄弱として森田療法の治療の適応外とした。

そして森田（一九二八）は神経質を変質の一つの類型とし、これは疾病と健康の中間状態と位置付ける。健康者と変質者とは生存に対する良否で分けられ、変質者とは、外界刺激に対する生活反応が、過敏もしくは遅鈍なる傾向を示し、したがって種々の軽き機会的原因によって、容易に身体的、精神的病的状態あるいは疾病に至るとする。変質者の質的分類では、①神経質（精神過敏性体質）、②ヒステリー（感情過敏性体質）、③意志薄弱性素質、④感情発揚性素質、⑤感情抑鬱性素質、⑥感情執着性素質、⑦乖離性素質と分けた。

このように森田は神経質を素質に基づいた人格障害の枠組みで把握した。しかし森田の卓見は、神経質の単なる性格類型論を超えて、神経質の病理と治療論を密接な形で把握したことと症候論と症状構成論と人格論を連続的に把握したことである。つまり精神交互作用、思想の矛盾、ヒポコンドリー性基調がいわば連鎖して神経質の精神病理を作っていると理解したのである（北西、二〇〇一）。

B「とらわれ」について

その後、森田は神経質の精神的基調としてヒポコンドリーを挙げ、それは「死を恐れ、病を怖れ、毒物有害物を畏れ、感覚の不快、心の苦痛を苦にし、煩悶恐怖を取り越し苦労するものである」（一九二二）とした。つまり神経質の準備状態として、ヒポコンドリー性基調説を挙げ、小児期の環境要因の影響を認めたものの、最も重要なものは素質であるとした。

森田の神経質発症のメカニズムの想定は単純である。神経質（病）＝ヒポコンドリー性基調（素質）×機会（何かにつけて病覚を気にするようになった事情）×精神交互作用（病因）とした（一九三一b）。

つまり、「神経質はヒポコンドリー性の基調から、つねに自分が心身虚弱であると心配して居るから、全て物に当たり、事をなすにも、予期感情を伴う事が強く」と神経質性格の基調（精神的素質）を定め、それを基盤に「人が日常有りがちな事をついつい感覚するとともに、之を病的に非ずやと疑い、一度この疑いが起これば、注意が常にこの方に引付けられ、為に微細に且つ益々感覚するようになり、注意はますますこの方に過敏となり、感覚は益々鋭敏となる」（森田、一九二二）、「神経質において精神交互作用というのは、ある感覚に対して、注意を集中すれば、その感覚は鋭敏となり、この感覚鋭敏は、さらに益々注意をその方に固着させ、この感覚と注意とがあいまって交互に作用して、その感覚を益々強大にするという精神過程に対して名づけたものである」という精神交互作用により症状が発展するとした（森田、一九二八）。

ヒポコンドリー性基調とはものを気にしやすい傾向で、だれでも経験する不快な心身の状態を病的異常と認知し、それについて注意を集中する。そうするとその感覚は鋭敏となり、さらに注意は引きつけられる。このような注意と感覚があいまって交互に作用し、そこから症状が発展固着する精神的過程を森田は精神交互作用と呼び、症状形成の主たる病因と考えた。神経質の症状はヒポコンドリー性基調と精神交互作用で説明が可能で、これがまた診断、治療上重要である。精神交互作用で最も説明しやすいものがさまざまな心身の不調の訴えや不安発作（心悸亢進）の発展固着過程である。

森田はさらに治療の原理として「思想の矛盾」を挙げた（森田、一九二一、一九二六、一九二八）。これは治療の原理というよりは神経質の症状形成に深く関係し、強迫という現象を見事に取り出した概念である。思想の矛盾とは、かくありたい、こうならねばならぬと思想することと事実すなわちその予想する結果とが反対となり、矛盾することに対して森田が名付けたものである。強迫的な思考パターン、あるいは認知パターンともいえる。森田は感情と知識、体得と理解、信念と判断、論理の錯誤、自然と人為などを論じながらそれを明らかにしようとする。もともと私たちの身体と精神的活動は自然な現象である。人為によってこれを左右することはできない。ところが人びとは常識的にすべてこれを自己の意のままに、自由に支配できると信じている。われわれの不快な感情・感覚・観念を抑圧、排除しようとつとめると、不快な感情などはますます意識的となり、精神交互作用により固着してしまう。これが「とらわれ」と呼ばれるものである。

C　治療論

森田の精神病理学はそのまま治療論へと直結する。森田はいう。「私の神経質療法は、ヒポコンドリー性基調感情に対して陶冶，鍛練療法をほどこし、その症状発展の機制である精神交互作用に対しては、思想の矛盾を打破し、上に延べた注意、感情などの心理に従って、これを応用しようとおもうものである。そして常に患者の実証、体得によって、自然に服従することを会得させようとするものであって、根本的の自然療法である」（一九二八）。

そしてこの「とらわれ」の解決として森田は二つの方法を提案する。一つは、「恐怖突入」して、その恐怖そのものになることである。これは後に行動療法、認知療法のいう暴露方法（エクスポージャー）と技法的な観点からは類似する。森田は神経症的不安の解決にはまず不安に触れてみる、直面することの重要性を自らの経験や彼の臨床を通して知っていたのである。

もう一つは、恐怖（苦痛、煩悶）を観察し、叙述し、批判しようと試みることである。とらわれたものは主観的には恐怖（苦痛）そのものになりきれず、一方、客観的には自己を観察することも、つまり自己を第三者として正しく批判することもできない。森田はいう。「苦痛を回避するのに全力をつくすことと、他人をうらやんで自己を悲観する心情の間にますますその悩みを重ねるものである」。

そしてこのような恐怖になりきること、あるいは恐怖をそのまま観察する能力を育てることがとらわれの打破、修正に必要だと森田は述べた。このことは、この精神療法の焦点を感情の上におくことに他ならない。

森田は次のように述べる。「私の神経質に対する精神療法の着眼点は、むしろ感情の上にあって、論理、意識などに重きを置かないものであるから……」と述べて、心の事実として感情の法則を挙げた（一九二八）。①感情はそのままに放置すれば自然に消失する、②感情はその衝動を満足すれば、消失する、③感情は慣れるに従い、感じなくなる、④感情は注意を集中するとますます強くなる、⑤感情は、新しい経験によって、これを体得し、その反復によって養成される。そして元来自然なるものとしての感情（特に不安、恐怖など不快な情緒とそれに随伴する身体症状）に対して、神経症者は二重の神経症的認知をして、症状として固着させてしまう。まず、①それを病的なものと認知して恐怖し、②それをさらに「あってはならぬ」と認知する。つまり私たちの不適切な感情体験とは、このような感情反応とそれに対する二重の神経症的認知、さらにはそこから引き起こされる回避的行動などからなる、ことを森田は看破していたのである。それに対して「感情の法則」（感情の事実）を体験することの重要性を挙げ、ここに森田は治療の焦点を当てたのである。つまり恐怖（苦痛）になりきるか、あるいはそれを観察するか、通常はこれらを組み合わせることからなる治療の介入方法を森田は作り出したのである。たとえば、臥褥、作業期と日記療法の組み合わせは、この恐怖突入と恐怖を観察する能力を育てていくことを目指しているのである。そして恐怖になりきること、あるいはそれを観察するという経験を通して神経症的認知の修正を図ったのである。

つまり後の認知療法家が指摘したように、「暴露治療は基底にある信念を矯正する」(Persons, 1989) ことを森田はすでに一九二〇年代に熟知しており、それを一つの介入方法として使っていたのである。しかしそれでは単に森田が五十年早い東洋における認知行動療法家に過ぎないのである。さらに森田の人間理解と治療法には東洋の哲学、宗教学、つまり筆者のいう東洋的人間学がその基盤にあり、それがこの精神療法の骨格を作っているのである。

森田はこのような不快な感情になりきる、あるいは観察する能力を育てるのは、その体験によって自然なもの(つまり感情の事実)を知り、それに従う(自己の自然なるものを受け入れ、自ずからなるものに身をまかす)ためであるという。それゆえこの治療法は自然療法、体験療法、あるいは自覚療法とも呼ばれるのである。それと共にこの恐怖などの不快な感情を受け入れることができたときに新しい自己のあり方がみえてくる。それは生の欲望と関係するので、次に論じることにする。その前に森田の独自の介入方法、不問(問わないこと)について述べる。

D　不問と介入について

精神療法では一般に問うことを問題にする。問わないことを治療の戦略とするのは治療技法としてきわめて異例である。森田療法では問わないことはどのような意味を持つのか、それと問うこととはどのような関係にあるのか、森田自身の治療から見てみよう。ここに入院森田療法の治療の特徴がみえてくる(森田、一九二六)。

森田が赤面恐怖の治療にはじめて成功した根岸症例のところで、不問について触れている。この症例は入院治療が終了し、その後通信による日記指導を行なっているときである。

心細くなった患者は次のように訴える。「一昨年来、夢を見ぬ日は殆どありません。此ころ余り意味のある夢を見るのが恐ろしくなりました。どうしたらよいでしょう」と訴えると、森田は「どうするにも及ばぬ」と取り合わない。しかし根岸青年はさらにまだ細かいことに拘泥し、それを日記で訴えてくる。それにも森田は取り合わない。それが森田の言う不問療法で、森田は次のように説明する。「此不親切なような答えは所謂不問療法と称するものである。全くの聞き流しの態度で、患者に拘泥させ、注意を向けさせない法である。之は病症の程度と場合により用いるもので、普通の場合には余が前に夢について説明した所のものを以てすればよい」。

しかし一方、同じ十二月三日の日記で「朝起きても先日中のやうに気が晴々しない。額から頭へかけて火照る。今日一日も又赤くなる日であると予想する」と訴えれば、「毎日顔の赤くなるのを測量して居る。赤面計といふ器械である」と根岸青年の症状へのとらわれに対して森田は辛辣に指摘する。

つまり細かな神経症的とらわれに拘泥し、森田に依存した形での症状、心配事に対して答えを求めてきたときに不問的態度を取った。しかもこれらは治療がだいぶ進んできた状況でのことである。そしてとらわれていることにいちいち答えない、という意味のことを伝えながら、とらわれている状態を明確にしているのである。

森田のやり方は不問と「とらわれ」の明確化がいわばセットとなり、患者の依存を処理しながら自覚を促す方法である。

つまり森田は、治療者に対していわば万能的期待をもって症状を訴え、その解決を治療者に任せてしまう患者に対しては、ときに不問に付し、ときにそのあり方を鋭く問うた。入院の患者が、自分の症状を「どうしたらよいでしょう」というような訴えを不問に付すのである。また森田は、放っておくことと逆に「頭が軽くなった、精神が爽快になった」などと患者が伝えることに対して、「これは単に一の自覚に過ぎない。病症ということから見れば、苦痛と同一である。爽快の後には、この反動として常に必ず不快の来るものである。真の健康は、快と不快の感を脱却した時にある。……」（森田、一九二六）と症状に一喜一憂する患者の認知の修正を迫る。つまり症状をそのまま受け入れ、みずからのものと引き受けることや症状の有無を生きることの基準にするような認知のあり方を浮かび上がらせ、その修正を働きかけるのである。そして不問の基本は、依存をどのように処理するかと関係し、それは森田療法の治療技法の一部に過ぎない（北西、二〇〇四）。

第Ⅰ部で詳細に論じたので、ここではこれ以上不問について触れない。

3　欲望論

〔生の欲望の発見〕

また今まで生来虚弱としてきた神経質者の異なった面が、すでに述べたように入院治療を通して森田の目に触れるようになってくる。「神経質は、知識欲も事業欲でも、餘り多きに過ぎて、例えば倒れても只では起きぬという風に、至る處で寸時でも何事かを得んとして居るといふ傾がある」「神経質は、一方では完全欲ということも過度であるため、一度或る機會に遭遇しては、何處から何處までも精密に完全に洩れなく盖そうとする傾向もあるから、時には常人の及ばぬ綿密な観察をすることもある」（森田、一九二一）と神経質者の強い健康な欲望に言及する。これらの治療の実践から得られた神経質者の欲望の在りかたを、森田は次第に彼の理論に取り込み、神経質の欲望論として表現されてくる。

そして森田の精神病理学と治療論の全貌がその姿を現わしつつあるこの時期に、森田は死線をさまよう大病をする。森田が四十六歳のときに死に直面するような大病（反復性大腸炎、広瀬益三診断）をして七十余日病臥する。

死線を乗り越えた彼は、母親に励まされ学位論文「神経質ノ本態及療法」の執筆にかかる。彼の第一の著書『神経質及神経衰弱症の療法』（一九二一）を中村古峡主宰の日本精神医学会から発行をすすめられて出版にこぎつけたのはこの年でもあった。この著書では「ヒポコンドリー性基調」「精神交互作用」「あるがまま」などの森田療法の基本的概念が述べられている。

しかし死線をさまよう病いを経験したことが大きな契機になったのであろうか、五十一歳のときに恐怖を欲望から見る視点を初めて提出(一九二五)、ここで刺激に対して虚弱な体質を持つために精神病理的な反応を起こすという神経症論から欲望の過剰で悩む神経症論へと大きな転回が行なわれた。しかしこの理論そのものは未完成のままに終わった。いずれにせよ死の恐怖に直面し、そこから生の欲望を自覚した森田自身の人生が浮かび上がってくる。

五十二歳時に『神経衰弱及強迫観念の根治法』(一九二六)が出版され、通信治療例の報告がなされた。五十四歳、血痰、喀血、喘息など、五十五歳のときには肺炎にかかり、重態となるなどの身体の病いを抱えながら、森田はさらに、森田療法の普及と患者の治療に邁進する。この年には、第一回形外会が始まり、六十六回まで続く(一九二九-三七年)。これはすでに述べたように退院および入院患者の集まりである。五十六歳のときに神経質研究会が発足し、機関誌月刊『神経質』を発行することになる。いよいよ森田療法の普及宣伝の時代がやってきた。さてこれをもって森田の精神療法活動が出そろったことになる。外来、入院、通信療法、そして形外会(集団での心理教育)、そして出版物を通したメンタルヘルス活動、あるいは一般の悩める人たちへの啓蒙活動である。

一九二八年、『神経質の本態及療法』が出版される。これは学位論文「神経質ノ本態及療法」(一九二一)に加筆したもので、森田の代表的な三部作、『神経質及び神経衰弱症の療法』『神経衰弱及び強迫観念の根治法』『神経質の本態及療法』が出そろうことになる。以後まとまった著作、新しい概念や治療法の提出はなく、その活動は機関誌神経質の執筆と形外会活動が中心となる。

〔生の欲望――森田における自己愛論〕

森田が〈生の欲望〉の概念化を試みたのは、「生の欲望と死の恐怖」（一九二五）、「神経衰弱及強迫観念の根治法」（一九二六）である。ほぼ思想の矛盾を神経質の病理の中核とし、その打破を治療の着眼点とした時期と一致する。

その特徴として、以下のような点が挙げられる。

〈恐怖と欲望との関連〉

（1）恐怖の源として、「吾人が死を恐れ、病を厭ふのは、生の欲望を全ふせんがためである」（森田、一九三一a）、

（2）欲望と恐怖の相対性、「生の欲望の大なる程益々死の恐怖は大きく」（一九二五）、

〈治療との関連〉

（1）生きる力として、「吾人の心に、自然に発動する純な欲望というものは、……矛盾、錯誤の多い思想によって、中々容易に之を認めることは出来ない。……社会から隔離された孤独の境遇に身を置いて見た時、初めて自分自身から自然に発動してくるという欲望が分る。それは生の力である」（一九二五）。

（2）治療の目標として、「自ら本人の心身の自然発動による生の欲望を体得せしめ、一方には、私のいわゆる思想の矛盾を打破して、純一に苦痛、恐怖を味わせ、欲望と恐怖との調和を会得させるのである」（一九二六）。つまり恐怖を生み出す生の欲望がここでは欲望は制御するものではなく、発揮するものと捉えられるその根底には、欲望は常に恐怖と拮抗し、元来適応的な発展向上性を持つという欲望に対する楽観主義が見て取れる。ここに森田の欲望論の特徴が見いだせる。

〈とらわれと欲望〉

（1）欲望からみると神経質のとらわれは「神経質の気質は死を恐れる事を執着し、没頭して生の欲望を失念し、病をいたわることに熱中し、日常の生活を忘れ」（一九三一a）という状態となる。

（2）とらわれせしめるものとしての欲望、「神経質者は自我というものに執着する事が強く」（一九二一）、「神経質は優越感から」（一九三〇a）、「神経質の症状は欲望の過大から」（一九二六）と述べ、神経質の過大な生の欲望のあり方がとらわれを生み出すとする。

これらからは、恐怖を欲望から見る視点を提供し（欲望と恐怖の相対性）、欲望の肯定（生の力）などがまず見て取れよう。さらにこの生の欲望は、一方ではとらわれを生みだし、他方ではその打破のために生の欲望の発揮が必要となる矛盾に満ちた概念である。つまり森田は明確に述べていないが、思想の矛盾の「斯くありたい、斯くならなければならぬと思想する」こと自体が、神経質の過大で自我執着的な、優越を志向し、完全を求める欲望のあり方を示している。

したがって森田の「欲望論」は、本能的生存欲、疾病、死に対する恐怖、人から認められたいという人間の自然な心情などさまざまなレベルを含み、かつ矛盾をはらんだ欲望のあり方をも一括して、生の欲望と呼び、肯定的に捉えた。

筆者はここに森田の欲望論の本質的特徴があり、それはきわめて治療的であるが、概念的には矛盾し、未整理のままであると考えている（北西、二〇〇一）。

少なくともここでの欲望論には、①自己の主体的活動の基礎となる心身のエネルギー（生の力、葛藤から自由な領域）、②自己の欲望の現実への発揮、神経質を生かすといわれる自己実現のあり方（生の欲望の発揮）、③空想的、万能的欲望（不安を生み、不安を排除しようとする欲望）を含んでいる（北西、一九八九）。

つまりこれは森田の自己愛論ともいえ，今後コフートの自己愛理論との照合検討を必要としよう。

第4節　森田療法の深化期――欲望論を中心に（一九二九～三八年）

1　生の欲望論の深化と喪失体験――森田における二つの事実とは

それと時を同じくして森田は苦悩に満ちた体験をする。息子・正一郎の死である。森田の生涯で最もつらい喪失体験であった。森田は語る。「僕の方でいえば，死は当然悲しい。どうすることも出来ない。絶対であって比較はない。繰り言をいうほど悲しみは深くなる……」（一九三〇b）。このころから森田は生の欲望に言及することが多くなってくる。正一郎を亡くした次の年，森田五十七歳のときに形外会で初めて「生の欲望」に言及。つまり森田は自ら死に直面し，また喪失体験を経ることにより，次のような自覚に達する。これが森田の人生で最終的に到達した心境であり，それが森田療法の治療の目標ともなる。

森田はいう。

また私の自覚によれば，私は死の恐怖のほかに，生の欲望というものが，はっきりと現れております。私は今年の三月に，死ぬか生きるかの大病をやりましたが，非常に苦しくて全く身動きができなかった。数日の後，まだ死の危険の去らないときから，看護婦に『源平盛衰記』を読ませた。少し病が楽になるに従い，……全くつまらぬ事までも，調べてみないと気がすまないという風でありました。……この欲ばるという事は，何かにつけて，あれもこれもと，絶えず欲ばるがゆえに，つまり心がいつもハラハラしているという事になる。……私はこれをひっくるめて〈欲望はこれをあきらめる事はできぬ〉と申しておきます。これで，私はこの事と〈死は恐れざるを得ぬ〉との二つの公式が私の自覚から得た動かすべからざる事実であります。……死の恐怖も生の欲望も、決して絶対的の存在ではない。相対を離れてこれらの事実は、全く成立しないのである。

（森田、一九三一ａ）

これが森田のいう「事実」である。恐怖はそのまま恐怖になりきるしかない、またわれわれの欲望はつきることなく、またそれをあきらめることはできないのである、という二つの事実である。これが森田の治療論の中心的概念であり、「あるがまま」とも言い換えることができる。しかしこの概念は静的なものでなく、ダイナミックなものであり、それがどのように関連するかについての検討は不徹底のままにおかれている。

2　森田の精神病理学と治療論（二）

さてこのような森田のいう二つの事実は、実際の治療の場面ではどのように体験されるのであろうか。森田自身はそれを明確にしていないが、それについて検討を加えてみる。

Ａ　恐怖と欲望のダイナミズム

さて、この恐怖と欲望は精神療法ではどのような形で現われるのであろうか。形外会での患者の述べたことを引用してみる。

「さて、私の病気が治って、その前と今とでは、すべて人生に対する態度が違ってきた。前には仕事をするにも、自分をよいものに見せようとする傾向があったが、今度は、重役の考えは、向こうの考えだから、自分でどうする事もできない。ただ自分はその仕事の目的の貫徹のために、一心にやるよりほかにしかたがない、という風になった。なんといってよいかわからぬが、ともかくも大なる力が出たような気がするのである（行方氏の体験）」

（第一五回形外会、一九三一b）

「……前にはただ、自分の恥ずかしい・苦しい気持ちを取り直したり・とりつくろおうとしたりして、それに心が一杯で、ただ不可能の努力ばかりしていて、かえって動きの取れない事になりましたが、今はお陰様で、無理な考え方をやめ、次第に自然に従う事ができるようになり、心が楽になりつつあります。近頃はあれもこれもと、やりたい事が多くなり、竹山先生のお歌を見ると、自分もあんなに歌を作りたいという気持ちになります（戸梶夫人の体験）」

（第五四回形外会、一九三五）

行方氏は、あれこれ他者の評価を気にし恐れていたのであるが、自分でどうすることもできないとあきらめたときに、「大なる力」がわいてきたのである。そして戸梶夫人も苦しい気持ちを取り除くことをあきらめるという認識を得たときから、自然にやりたいことが自覚できるようになったのである。ここでも恐怖を取り除くことをあきらめたときに、自然な生の欲望が自覚したのである。自分ができないこと、つまり自己の自然なるもの、不快な心身の反応を操作することはできない、とあきらめることから、主体的な生きる力を獲得するというダイナミックな変化が生じてくるのである。

この間の事情を森田は次のように説明する。

「さて、憂と楽と、雨と晴れとは、自然の現象であるから、人為的にこれは何とも致し方はない。しかるに強いてこれを、いつも気楽に、いつも天気にしようとするには、外界を無視して、主観的に工夫するよりほかに仕方がない。……要するに人生は、苦は苦であり、楽は楽である。〈柳は緑、花は紅〉である。その〈あるがまま〉にあり、〈自然に服従し、境遇に柔順である〉のが真の道である。……憂鬱や絶望を面白くし、雨を晴天にし、緑を紅にしようとするのが、不可能の努力であって、世の中にこれ以上の苦痛な事はない」（一九三二c）。

「一つは能動的に、自分から勇気をつけてやる。空元気の付け焼刃であるから、することが不自然となる。……第二の場合は、受動的にやむを得ずやる。即ち背水の陣である。このときは付け焼き刃でないから、自分は弱いものと覚悟して、自然であるから、談判にも擬勢がなくて、勝たなくとも、少なくとも負けはしない。この場合には、勝てば喜び、負けても当然の事として、がっかりする事はない。……すなわち〈心は万鏡に随って転じ〉喜ぶときは喜び、憂いは憂い、そのまま反応して、後に心が残らないから〈無喜亦無憂〉という事になるのである」（一九三二e）。

「自分で治そうとするほど、ますます悪くなる。神経質の症状の治ると治らないとの境は、苦痛をなくそう、逃れようとする間は、十年でも二十年でも治らぬが、苦痛はこれをどうする事も出来ぬ、しかたがないと知り分け、往生したときは、その日から治るのである。すなわち〈逃げようとする〉か〈踏みとどまる〉かが、治ると治らないの境である」（一九三三a）。

つまり人生上でわれわれが必ず出会う生老病死、あるいはさまざまな喪失を含む人生上の出来事への心身の反応を徹底して「ただそれだけである」「なんともほかにしかたがない」とあきらめることから、とらわれを脱し、開かれた生の運動へと転換していく。

ここで述べてきたように、もはやこの苦しみ、不安、不快な心身の現象はどうすることもできない、ただそれだけをそのように感じているしかない、という現実的な認識に変換したときに悪循環が打破され、本来の生の欲望が見えてくるのである。

つまり人はある執着しているものを諦めるときに、新しい自己のあり方を見出し、獲得し、生成していくというメカニズムがあるのである。筆者（北西、二〇〇一）は、われわれの苦悩の源泉を原始仏教に習い「自己の欲するがままにならないこと」とし、それを敷衍《ふえん》して神経症的な葛藤を東洋的な自己愛の病理（我執）として理解した。そしてこの処理、修正が森田療法の最も重要なプロセスで、そこでの鍵体験が「無力であること――あきらめること」である。

B　森田の治療論――変化することと現在になりきること

さてわれわれが生きることそのものは、生命現象と密接に関係し、それは喪失や生成と関係するプロセスであり、変化である。したがって森田療法では、とらわれという閉じられた強迫的で常同的な動きから、外界との開かれた生き生きとした動きへの転換をはかることを治療の目標とする。森田はいう。

「仏教で、涅槃の事を死と解し、また同時に、生の感性・終結という風にも考えられるが、つまり困難と成功、苦痛と安楽、生と死とかいうものは同一の事柄の両面観であり、時間的にいえば、一つの過程すなわちプロセスであります。……苦と楽、生と死とかいうものは、人生のおける絶えざる変化であり、創造的進化であり、〈日に新たに、また日々に新たなり〉であろうと思います」（一九三一c）。これはまたわれとわが身に不運を嘆き、その運命を呪っているような受け身で受動的な生き方ではないのである。運命は堪え忍ぶにおよばぬ。……我々はただ運命を切り開いていくべきである。正岡子規は、肺結核と脊椎カリエスで、長い年数、仰臥のままであった。そして運命に耐え忍ばずに、貧乏と苦痛とに泣いた。苦痛の激しいときは、泣き叫びながら、それでも、歌や俳句や、随筆を書かずにはいられなかった。……子規は不幸のどん底にありながら、運命を堪え忍ばずに、実に運命を切り開いていったという事は、できないであろうか。これが安心立命であるまいか」（一九三一d）。

このように変化に満ちた人生にわが身を投じ、そしてその時どきの「現在になりきる」こと、そのための努力をすることが生きる喜びとなるのである。「我々の生命の喜びは、常に自分の力の発揮にある。抱負の成功にある。……〈努力即幸福〉という心境である」と森田（一九三三b）はいう。

われわれのいう自己実現とは、われわれが何かを成し遂げることでなく、その努力の方向を現実に向け、そしてそれに取り組んでいるときである。つまりそのプロセスそのものが、本来の生のダイナミズムを生きている、ということなのである。そのとき初めてわれわれは不安を打ち消すのでなく、本来の生の躍動が実感として感じられるのである。

これはまた森田の人間理解であり、そのような理解がこの精神療法の治療論のいわばバックボーンをなしている。

第5節　森田の精神病理学と治療論の特徴

1　森田の生老病死と森田療法

森田の人生を刻印するものは生きることをめぐる葛藤、苦悩である。それはまず特別な子として生まれ、九歳からの死の恐怖へのとらわれから始まり、父への葛藤として自覚し、多彩な神経症症状で苦しむことになる。彼は青年期にいかに死を恐れないようにするのか、という一貫したテーマで東洋思想を読みあさり、さまざまな宗教的な癒やしを試みることになる。それが彼をして精神科医を、そして精神療法家を目指させることになる。彼は「（死の）恐怖を恐怖しない」というテーマから、父からの自立、精神療法家としての成功、死に直面する病い、そして喪失（息子の死）という自ら人生の苦難を乗り越えることで「（死の）恐怖は恐れざるを得ない」という自覚に達したのである（北西、二〇〇三a）。

森田の知の体系は明らかに彼の人生の経験、世界への関わりと深く関係している。そしてさまざまな挫折、喪失体験を通して、森田の精神病理学と治療論は、悪循環と神経質の精神病理（ヒポコンドリー性基調と精神交互作用、思想の矛盾）から次第に欲望と恐怖の関係というダイナミックな観点へと移っていった。森田療法はここで神経質概念を超えて「生きること」に関係したわれわれの苦悩、生老病死を扱いうる精神療法へと発展する可能性を持つことになった。

2　円環論（悪循環）

森田の精神現象に対する基本的な認識の一つは円環論である。それは関係論、あるいは関係論に基づいた悪循環論というべきものである。森田は当初から心身と外界がいわば一体で分かちがたいものであるが、同時に異なるもので、ときに対立し、抗争し、そして調和して運動していくものと考えた。その関係はダイナミックで変化に富んだものである。

一方、同時期にすでにとらわれの萌芽となる考え方を示している。それは自己の心身への注意の集注とありふれた感覚への病的な解釈からなる悪循環と理解されるものである。この悪循環とはこの円環論からみると、外界との生き生きとした関係が失われ、いわば同じ所をぐるぐる回る閉鎖的な運動である、と理解される。そして森田はこの閉鎖的な運動の中心に神経症的認知（病的な解釈）をすえたことももっと注目されてよい。そして森田療法とはこの心身を巻き込んだ閉鎖的な運動から、心身と環境世界との開かれたダイナミックな運動へと転換を図る精神療法であると定義できる。

その基本的認識論が最も見事に示されるのが晩年の死の恐怖と生の欲望のダイナミズムでお互いに関連を持った運動として示される。つまり森田の死の直面と最愛の息子を失うという喪失体験、つまり「死は恐れざるを得ぬ」（それは事実として徹底的に受け入れざるを得ない）という強烈な体験が一方では彼の欲望を自覚させ、彼自身のより個性的な生き方を可能にした。つまり喪失（あるいは喪失の恐怖すること）と生成がいわば一つの運動として「生きること」のダイナミズムを形作っていることが分かるのである（北西、二〇〇三a）。

3　悪循環の中心に認知（認識）をおくこと

そしてこの心身・外界を巻き込んだ悪循環の中心に森田ははっきりと明言しなかったが、認知をおいた。すでにパニック障害の症例のところで簡単に述べたように、それは単純な悪循環論（心身の兆候→誤った解釈〈認知〉→恐怖→心身の状態への注意の集注）から、さらにこのような恐怖を恐怖すまいとする思想の矛盾（自然である恐怖を取り除こうとする感情と認知の抗争、それを森田は思想の矛盾と呼んだ）が加わり、さらにそれに神経症的回避行動（はからい）が加わっていく。それらが相互に影響を与えながら、二重、三重にとらわれを作っていく。それが森田学の精神病理の基本である。さらにそれは外界をも巻き込んだ、閉鎖的なとらわれという運動を作っていく。

またそのとらわれ、悪循環からの脱出も誤った解釈や思想の矛盾の修正に焦点を当てられる。つまり神経症的認知の修正に治療はぴたりと向けられている。森田（一九三一b）はいう。「またここの全治患者の、よくいう事であるが、それは例えば、自分の不眠や赤面恐怖の治った事は嬉しいが、それよりもさらに有難い事は、日常の生活に能率があがるようになり、人生観の変わった事であるとかいう事である。しかしこれは物の本末を誤り、部分と全体を思い違えたものである。それは、人生観が変わったから病気が治ったのである」。つまり人生観という認識のあり方が変わったから治ったのである。

4　事実を知ることと自然論そして回復学へ

森田の精神病理現象に関する単純な刺激→素因に基づく反応様式という理解は終生変わらなかった。そして彼はこの素質の基づく反応様式によって精神医学の分類を試みた。ここには当時のドイツ精神医学の影響が色濃く感じられる。彼は父への反発を父親との関係からでなく、人生の出来事に対する自己の反応様式と一般化し、それは自分が業として持っているものであると理解したのである。彼は神経質の精神病理の基本に先天的素質（業）すなわち自然――これを後にヒポコンドリー性基調と名付けた――を設定した（森田、一九二六、一九二八）。ヒポコンドリー性基調とは、自己の心身の変化に敏感に反応し、不安恐怖などの感情が起こりやすい傾向である。

さて森田の精神病理仮説では人間の苦悩、愛と憎しみ、葛藤は自己に内包する自然なるものと理解され、それとどのように関わって来たのか、がまず問われることになる。つまりそこでは最初に自己の感情に対する神経症的認知に焦点が当てられる。森田療法における事実を知る作業の第一段階はこのような神経症的認知が悪循環を引き起こし、苦悩を自ら拡大しているということを自覚することから始まる。つまりここで問うものとは、環境と自己との関わり合いであり、さらに自己のなかの業（自然なるもの、つまり自己の心身の反応）とどのように関わるのか、そしてそれをどう受け入れていくのか、である。森田療法が自己に対する自己の態度を問題とするという新福（一九八〇）の指摘は鋭く森田の知の体系のあり方を指している。それとともに自然なるものに対して「死は恐れざるを得ない」、つまり恐怖は恐怖のままでいるしかない、それは自分の意のままにできるものではない、という人間の自己愛的な欲望の限界を知ること、つまりこれが第二段階の自覚、事実を知る作業となる。

では森田が問わないものは何か。それは精神現象、特に精神病理現象の心理的、歴史的原因である。特に時間軸から人間の葛藤を見るという視点はない。つまり森田の精神病理学と治療論は徹底した空間論に基づいているのである。

これには厳しい批判があり得よう。その一つが、森田療法では精神病理学が成り立つのか、そこを素質論で不問に付すことはこの治療法の限界を物語っているのではないかという問いであろう。これだけは指摘しておこう。詳細な精神病理的な探索、病因への飽くなき探求への禁欲、つまりそれを素質、自然なるものということでそれ以上立ち入らないことが、逆に自己のなかの「業すなわち自然なるもの」の受容を促進する視点をもたらした。そしてそれが回復を準備し、そこに内包されるその人の個性、固有な生き方への探求を可能にした。また森田の知の体系のなかの自然論、われわれのなかの自然なるもの、欲望、感情、感性に関しての際だった特徴として、それに対する絶対的肯定があることも忘れてはならないだろう。したがって森田療法は徹底して自己のなかの自然なるものの発揮を追求し、それがその人の固有な生のあり方であると理解するのである。これが森田の治療論の一つの特徴で、森田療法とは人生を回復することに主眼をおくリカバリー論である、といえる。

第8章
森田症例——根岸症例

豊原 利樹

第1節 はじめに

次に提示する、森田が報告した「赤面恐怖症治癒の一例」（森田、一九二一、一九二六、一九三五）の治療概要は、森田が「根岸」と呼んでいた人物の治療経過であるが（豊原、一九九三ａ）、筆者が森田の原著からそのまま抜粋したものである。その抜粋の基準は、治療のストーリーを浮き彫りにすること、および登場人物の相互の関係性を明確にすることである。その条件を必要十分に満たしたうえで、できる限りコンパクトにすることを心がけた。

読みやすさを考えて、旧仮名遣を現代仮名遣に、旧字体の漢字を新字体に、一部の漢字（「之」「又」「其」「此」など）を平仮名に、さらに、「耻」という漢字は現代において一般に用いられる「恥」に変更した。また文体は途中で、その折々、変化しているが、原文のままとした。

（　）内は、森田の、患者や読者（不問について説明した一箇所のみ）へのコメント、［　］内は、筆者の説明である。

1　赤面恐怖症治癒の一例　『根岸症例』

二十歳の学生。発病は十六歳頃、学校で何かの際に、同生徒の赤面するのを大勢ではやし立てることが流行してから、生徒間に多くの赤面恐怖が出来た。

患者もその頃から発病して、二年ばかり前からは、益々甚しくなった。ついには衆人に注視さるる事が恐ろしくて、電車に乗る事が出来ず、二里余りの道を毎日電車にも乗らず、雪の日でも、必ず徒歩して通学していた。自から益々小胆、卑屈を感じ、将来、とても社会に立つ事の出来ないのを悲観し、ついに中学五年級の時、中途で学校を断念退学した。

以上のほかに、なおこの患者の訴える症状は、精神刺激性、頭重、精神朦朧の感、多夢があり、読書にも注意散爛し、理解記憶なく、眼には彩塵、残像のあることを苦しむなどのことがある。また静粛なるときには、三〜四年前から、時どき耳鳴を感ずる。

治療は、余の特殊療法で、初め四日間、絶対臥褥を命じ、後、所謂作業療法に移った。第十四日から電車に乗り、前後二十日間入院治療、後家庭に帰り、さらに十余日を経て、房州に転地療養をした。転地中に自炊生活をなし、農事の手伝いをやった。その間患者は日記を書いて、一週間毎にこれを余の方に送り、余はこれに対し、その内に朱書して、これを批評し指導して行ったのである。

［以下は、患者の日記と森田のコメントである］

▼［入院］第一日［一九一九年九月二十九日］

楽に安臥し、第二日は自分の病の事、身の上の事を考え悲観したけれども甚だしき苦悶には至らなかった。他人の中にあるよりはかえって楽である。第三日は煩悶なし、頭重は全くなくなった。第四日は退屈を感ずるようになった。第五日から起床し、室外で終日ブラブラとしていた。

▼第八日

一日中孤独を恐れた。

（孤独に置かるれば孤独を恐れ、人中へ出なければならぬと思えば赤面を恐れるのである）

頭の重きことには気が付かず、夜は恐怖のため頭、耳などに鬱血、逆上の感ありて苦し、先生の話を聴きて心稍々安らかになる。

▼第九日

朝の間は頭やや重し、次第に良くなる。掃除、読書、薪割などを心地よく行なう。

▼第十二日

夜、買物に出かけた。今思い出したが、その間顔が赤くなるという事に関しては気が付かずにいたらしい。

▼第十四日

先生と共に電車に乗って使に行った。人が混んでいたので怖ろしくなった。帰りには独りで乗った。顔が火照り出して弱った。

▼第十五日

先生は赤くなるのを止めるのではなく、堪えるのである。赤くなる事が気にならぬ時は赤くならない時である。また人中へ出るのが怖くなくなればよいではないかと言われる。かえって怖くなくとも恥かしくなくとも赤くなっては厭である。夜、散歩中先生と以上の話をして歩いたが、肝心の自分の顔が赤くなるということを忘れていた。残像や彩塵も気にとめて心配せよ、顔も自分から努めて赤くせよと先生はいわれた。

▼第十六日

先生と共に白木屋へ出かけた。店にいる間、顔が火照って実に苦しかった。もしあの場合、私が買物でもする事になったら銭勘定も出来なかったであろう。先生に聞けば赤くないという。誰でも顔は時々刻々に熱くなったり冷えたりするのであるといって先生の手の赤いのを見せて下さった。間もなく白くなった。しかし私には分らぬ、顔が赤くなって笑われても永遠にそれを耐える事を意味するのであるが、今の私の考えでは熱いのが治らなければ赤くなるのも治らない。先生に別れて電車で帰ったが割合に楽であった。私は何でも堪える。こらえてこらえて堪え抜こうかと思う。しかし私は悲しい。この世の中が私にとって不愉快のものとなったら、この世は不必要なものになるであろうか。

▼第十七日

四日間の臥褥の経験や、煩悶即解脱や、水波の喩など先生から説明され、私は今日、神経質の者は強壮な身体を一人で勝手に病気であると信じ、怖れているのである。恐怖は心に起こった波である。これを消さんとする事はかえっていけない。自ら消えるのを待つべきであるという事が良く了解された。苦悩を通じて歓喜を得べきである。帝展へ行った。赤くなった。恐ろしく恥かしかった。電車に乗った顔は熱い。唯苦痛を堪えるだけの事である。帰宅後仕事をウンとやったが別に疲れも覚えない。

（**自ら健康であるという事を忘れた処が真の健康である。自然のままに働けばよい**）

▼第十八日

電車で先生を上野迄送った。電車の中で先生が大声に話されて他の人達がジロジロと自分達を見たが、別に苦痛を感じなかった。以前のようにハッと思うと腹のあたりから顔へドッと血の押し寄せる事は殆どない。

（**丹田**（**臍の下の部分。ここに力を入れると、勇気を得るという**）**の姿勢を覚えたからである**）

帰宅後も一分間たりともブラリとせずドンドン仕事をし読書をした。苦しむこと耐えること、やがて心に光の来るのを信じるようになった。

▼第十九日

先生はいわれた。君はこの頃自分の健康を忘れていた。健康と思い病と思う。共に病のしるしである。前には君は治療の積もりで仕事をしていたが、この頃働きたいから働いている。〔治療という〕目的を忘れている。これが真の生活の湧き出ずる処である。私は今の処只赤面するのが悲しいばかりである。恐怖ではない。先生の厚い情を有難いと思う私は一層勇気を出し精進し、神から与えられた力の限りを発揮させようと思う。私は背後にある力強さを覚える。夜は茶の間で皆の人と世間話で腹をかかえて笑いこけた。

▼第二十日

坊ちゃんの運動会で先生と三人で電車で行った。なんともなかった。帰りに床屋に寄った。以前は鏡の前で真赤になったのが今日は何ともない。今日が一番元気の良い日である。

（**元気になったのは矢張り病的である。また次にはその反動が来る。その如きことを経る間にいつとは知らず、何とも思わなくなり真の健康となる時が来る**）

▼第二十一日　〔退院一日目〕

家に帰っても今迄の心持を変えてはならぬ。心をあくまでも自然に持たなければまた元に戻ってしまう……と懇々と御話して下された。感謝と歓喜の念に満ちて電車に乗った。心が非常に静寂だった。以前のようにカッとなりはしなかった。家の近く来た時、私は一散に走った。早く家へ飛び込んで笑って見たくなった。先生の処を出る時には身体から力が抜けてしまいそうな気がしたのであった。家に帰ると実に狭くて汚い。「コリャ大変だウント仕事があるわい」とつくづく驚いた。先生の言葉を思い出して感服した。家の人達は実に陰気である。私一人大声でしゃべった。以前は一番沈黙していた、そして以前この家から湧き出してくる苛々した怒に似た感情を想像した。父母からして矢張り私を了解していないのではないかと疑った。

（他の了解を要求するから卑怯であり人の目を恐れる）そして明るい先生の処が恋しくなった。

▼十月二十一日［退院二日目］

昨夜迄家内に漂っていた陰惨な空気はサラリと取れた。

（夜が明けたから）

三週間ぶりに雛の世話をする。以前の苦悩を想出して如何に私が人間らしくなって来たかを痛感する。どういう気持ちで仕事をしたかと、今回想しても思い出せない。唯汚いから掃除し、箱が破れているから釘を打った。別に特別な感じはなかったらしい。

（これが健康である仕事の三昧である）

夜Kさんを訪問した。三〜四ヶ月程前に行って赤くなって天プラが喉へ通らず涙の流れた思い出のある家である。初の中は顔が熱かったが、先生から自分の苦痛は人に打ち明けよといわれたままに赤面の事を細々と話した。突然心が風船玉のように軽くなった。全然苦がなくなった。赤面の話を弄《もてあそ》ぶようにして愉快に話した。

（自分の苦痛を客観的に取扱うようになればよい。歌、文章、心理的研究、皆それである）

数年来真の愉快を味わった。始めて心から笑った。心を苦しめ抜いた鎖がとれた。実に有難い。私はどれだけ先生に感謝してよいか。

（喜びにはまた苦痛の反動がある。この喜びが有難いのではない。この主観を離れ、先生を思わなくなった時、真の健康なる独立心が出来る）

三時間も話して家を辞した。九月頃もし治る見込がなかったならばと自殺の決心をした事を思い出す。世界が変わった、涙ぐましい。

▼二十二日［退院三日目］

恐怖に対する自信が八分通り出来た。

（**心でその同じ心を測量する事は少しも当てにはならぬ**）

以前の苦悩は回想が出来ぬ。電車に乗りたくなって先生の処へ出かける。丁度初めて自転車に乗れるようになると無暗に方々乗り回したくなるようなものだ。私の隣に若い女が腰かけたが、心臓は少しも変化しない。もう人間なみになるぞ。思う存分、芸術の道に進める。書物が読めるぞと思うと知らない人々の顔が皆私に好意を持ち始める。あの憎々しかった群衆の顔が。先生の処で中村さんと病気に就て御話した。何ともない。以前には唇が震えて話が喉に引っかかってしまったのだ。全然不治病の私が僅か三週間でケロリと治ったのだから、先生も非常に喜ばれた。

▼三十日　［退院十一日目］

今日こそ先生の宅へ行かねば我慢が出来なくなった。電車に乗るのはいやだった。乗ったら火照って来た。怖しくはない。悲しい。このままだったら私の未来は暗黒であろう。先生の家に着くと夜が明けたような感がある。何でもやって見せるという勢いが出る。首くくりを見た樹は見る毎に恐ろしい。君の病に対する今の自信は皆君のではなく私の自信である。私から離れなければならぬ。今ウント心配し恐怖するがよい。やり抜けばよくなる。ウツラウツラとしてはいかぬなどと先生に言われた。夜は先生と一緒に講演会へ行った。先生と一緒のためか恐怖はなかった。講演はよく解った。家へ帰った。この室には私の恐れと自棄な悲しみが憑いている。

▼十一月一日　［退院十三日目］

この頃は病気以外に心を苦めるものが現われて来た。暫らく遠ざかっていた「人生」である。思想の苦みは病の苦悩に比してまだ余裕がある。

（**病の苦悩もこれを思想化しさらにこれを客観的にすればよい**）

▼二日　［退院十四日目］

明日、房州へ転地療養をやる事になった。何となく私の運命の定まってしまうように思われてならない。

（**予期恐怖**）

先生を訪ねたら信州へ行って留守だ。自分で迷ってしまった。先生に会えなかったのが何より心残りだ。

［この時点で、患者は、転地療養へ出た。下宿で自炊生活をしながら、あらかじめ頼んであった農家（前田家）へ、農作業の手伝いに通った］

▼**三日**　［**転地療養一日目**］

やっと目的の家についた時私の心は、駄目だ駄目だと叫んだ。この処の人々は私に少しの交渉もない。私の頭が良かろうがどうなろうが少しも心配はしない。

（**依頼心は心の敵である**）

これから一ヶ月百姓らしい生活をする。悪ければ帰って先生にかじり付くまでだ。

▼**七日**　［**転地療養五日目**］

今日はスバラシク元気である。気軽に冗談もいえるようになった。畑のうねを作って大根の種をまいた。また雑草取をやった。長い間何事もしなかった私は如何にそれを神に対して恥じた事であろう。今私は自然の子だ。自然に対して働いている。それが生活なのだ。やがて心も充分に働かせる。今まで他人に対して今日ほど間隔なしに接することはなかった。仕事をしながら、私がもし先生の診察を受けずにこの処へ来たらその結果はどうであろうと思って慄然とした。

何だか薄い仮面様の物が心にくっついて、それがはげさえすれば、赤面の残像も何もかもなくなるように思われる。

▼**八日**　［**転地療養六日目**］

ズボンとシヤツ一枚で収穫の手伝をした。日はキラキラと青い空に輝いている。女三人と一緒に仕事をする。

一日中冗談をいいながら笑う。牛乳屋が通りがかりに娘にからかう、私も一緒になってからかう、娘は赤くなっていい訳をする。私は飯を五杯食って大笑いをした。総てが工合よく行く先生のいわるる通り皆自然のままである。今でも耳鳴がするが恐ろしいとも思われなくなった。今日の生活は先生の下にいた時とその様式こそ違え、その根本義に於て全く同じである。

来房最初には疑ったり恐れたりしました。

（**疑う時は疑い、恐るる時は恐るればよし、拘泥してはいけない。よき経験として記憶さるべし**）

私の身体は労働に堪え得る事を先生の下で証明されましたが今また充分に納得出来ました。読書は『叙述と迷信』一冊を一日半で読み上げた事によって分ります。赤面恐怖の方はまだ自信が出来ません。

（**ミルトンの語に「吾人は本は一冊も読むにおよばぬ。只自分の心の奥を探り探れば大詩人となり得る」という事がある。君は自然の詩である。普通の人は努力して求めてもこれだけの詩は出来ぬ。これらの感想は皆人の心の底にある自然のものである。されども並々の人は心の表面を擦過するのみで直ちに忘れてしまう。君の特性が人情の機微を捕える事の傾向を持っているからである。君は益々この傾向を発揮すればよい。さすれば君が赤面の事を友人に話して心が晴れたように、これらの感想や記載が自分を離れた第三者として慰む事が出来るようになる。また一方には苦痛を苦痛として堪えていれば、毎朝の洗面の水が冷たくないように、ついにはこれらの苦痛に気が付かなくなる。恰も摘草にあいたものが、同じ摘草を踏んで散歩するようなものである。一ヶ月の後には全治するであろう**）

▼十一日［転地療養九日目］

夢を見た。自分は何のために生きているのか。生から死迄歩む間が楽しければいざ知らず、もしその道が苦しければ歩んでもつまらない。私は毒薬を飲んだ。醒めて後暫く私は何処迄が夢で、何処迄が現実だか分らなかった。今日は何もかも書いてしまう。心が軽くなるように願いながら。私の少年時代は全く悪かった。その時の事が蛇よりも執念深く私の心の奥へ噛み込んでいる。それを除きたいばかりに私は聖書を読んだ。聖書は私に対して刑罰の鞭だった。誰が私の第一の印象をしばしば穢らわしいものばかりで彩ってしまったのか。私を最も愛すという父ではないか。

夜、先生から日記帳が戻ってきた。赤い先生の筆を見ると何ともいえない力が出て来た。

▼十六日　［転地療養十四日目］

今日は房州へ来てから一番具合の悪い日である。

私は来年は必ず実業方面の学校へ行きますと父に誓いました。それは単に一時逃れの言葉に過ぎません。あの時に父の言に反したら父は先生の処へも房州へもやってくれなかったでしょう。そうしたら今頃は死んでしまっていたかも知れません。私は来年再び学校へ出るのが恐ろしい。赤面恐怖が恐ろしいのです。生きているのが恐ろしいのです。

私が三文詩人にでもなって実業の方面をやれという父の言葉に反いたら私は不孝者でしょうか。

（否、最も自己の向上に適当なるものを選べばよい。それが孝である。しかしこれを選び得るものは神である。否思慮あり経験あり世を知り人を知れる長者である。執着心失うべからずと雖《いえど》も、徒らに世を知らず経験なき少年が単にその気分と空想とをもって選びたるものは実際には少しも当てにならぬものである。君の将来の方針を定むるものは、君の志望と父君の見解と他の識者との相談の結果が最も良知であろう。己を信じ人を信じ長者を信じ得ざる人は、神を信ずる能わざる人である。文科も良かろうが具体的実際的学問なら神経質には間違がない。虚弱者はよく医学を志望し、神経過敏者は往々精神的の方面に走り、厭世家は多く厭世的宗教に傾く、皆不適当である。虚弱者は農業などによって身体強壮となり、神経過敏者は実験科学によって初めて人生の如実を会得する事が出来る）

私は父に偽りの誓言がクリスチャンの私として罪悪の値があります。

（**言葉尻の拘泥は真の信仰ではない。改めて相談すればよい**）

私は文科へ入りたい。人間らしい生活をしたいのです。私は少年時代から滲み込んだ穢わしい印象と戦いたい。私は少年時代の感化に圧倒されたから、これを圧倒し返してやりたいのです。

（**単に少年時代の感情状態である。自己自身の安楽を得んがために神を信ずるものは信仰にもって邪欲である。人生を理屈や思想で解決せんとするは誤解である。これを解決するものは事実である。食欲がなければ生命はないが、食欲にあこがれ、食道楽に浮き身をやつせばその結果は人生の堕落に終る。知識欲、思想欲、解決欲、詩情欲、これらがなければ、高尚なる人生はない。しかしこれをもって人生を解決するものと執着し、あこがれ、かぶれ翻弄《ほんろう》さるる時はついには空想の極に行きつまりて禅の所謂繋驢桔《いわゆるけろけつ》［後述］に終り、華厳の瀧に帰着しなければならぬ。これを解決するものは事実である。君の身心共に何事でも一人前出来る。人生は詩人が直ちに詩ではない。宗教家が直ちに信仰ではない。実業にも科学にも詩もあれば信仰もある。詩も信仰も主観的のものである。生活そのものが詩であり信仰でありたいものである**）

▼二十三日　［転地療養二十一日目］

［前田の］主人は笑って挨拶した。私の存在は気にも留めないという顔付をした。ここに私は特筆することがある。以前ならこんな空気を吸っただけでも世から人から見離されたように悲しさ淋しさに堪えられなかった。今は何ともない。

▼二十七日　［転地療養二十五日目］

昨夜先生から日記が戻って来た。私は噛り付くようにして読んだ。そして良く了解した。将来の志望については、あわてなくてもよいが、それを考えると、私はとても、あわてずにはいられない。

▼二十八日　［転地療養二十六日目］

午後労働をした。一所に働く娘に、「顔が赤いか」と聞いた。「赤いわ」と答えた。「眼に付く程赤いか」「いいえ眼に付く程ではありません」「赤い顔と青い顔はどっちが嫌いか」「青いのは全く厭です。田舎の人は赤い顔が好きです」「東京の友達は、赤い顔をする人間をなぶりものにするよ」と、いいたかったがよした。

夜、宿の婆さんがやって来た。赤い顔が一層赤くなって来た。私は腕を組んで、顔に一杯、電気の光を浴びていた。赤くても恥かしくても、心おくれもしなかった。

（漸く全治の境に近づいた。自ら測量する事と、ことさらに努力する事とも追々となくなる）

私が文科へ行きたいのは、あるいは至当でないかも知れぬ。私が先生に修養して頂かなかったら、私は恐らく神経衰弱のため、文科どころの騒ぎではなかった。そしてまた先生の処へ行けたのは、父がやってくれたのである。父は私をどんな事があっても、商人にすると力んでいる。今私が父に背いたなら、私は最も悪むべき亡恩者の名を受けはしまいか。今の私は私の私ではなくして、父と先生との所有している私ではないだろうか。私にはもう自由な意思がない訳である。真の子の愛とは、自分の意志を捨てて、全く親のいうがままになる事ではないか。キリストの愛も、そういう風に解すべきものではないか。芸術を捨てて、父の命ずるままに、商人になって一生を送るとする。こう考えると苦しくなる。そして私は生きた木偶《もくぐう》、呼吸をする土偶《どぐう》になってしまう。いやそんな事はない。私は商人としての生活を考えて見た。裕かなる衣食住以外、どんな生活がある。それから温かい幸福が湧いて来るとする。ミレーの伝記を読み、ベートーヴエンの一生を知っている私は、とてもそんなものが真の人としての生活であるとは思えない。しかし今日は父の命ずるままの学校へ行こうかと思った。

（この問題、この煩悶は、総ての人に、馬鹿でない限り、誰にも一度は起る事である。君一人の事ではない。これを解決するものは哲学ではない。実際である。理屈に偏した時は、同一の事が愛とも憎とも、悪とも善とも、解せられる。実際は思ったよりも易い。しかも最も難かしい理屈を超越している。およそ人が、その人生を造り上げるものは、その人の人格そのものである。あながち文学を勉強したからとて、真の詩人とはなれない。また商業を修めたからとて、必ずしも成金になれるものではない。如何なる境遇に生まれ、如何なる教育を受けたに

しても、**必ずその人の本性は発揮されなければ止まぬ。これが本統の人格である。造った詩人よりも生れた詩人が尊い。鋳型に入れた宗教家よりも、発心《ほっしん》した信仰でなければならぬ。あるいは科学に身を立てた哲人は、文芸にかぶれた詩人よりも尊いかも知れぬ。余は君を商人にしたいとは決して思わぬ。父上もまさか無理にもとは思うまい。しかるに一方から考うれば、余は君に対して、君の文芸にあこがるる心を満足させたくない。その前に先ず着実なる実際家となる地盤を作らせたい。山吹［観賞用に栽培され、実がならない］のような哲人にしたくない。スイミツ桃のような詩人にしたい。しからば如何にすればよいか。それは君も知らぬ。余も知らぬ。それは君の所謂自由意志ではない。神の意志である。境遇に適応する心である）**

▼十二月二日　［転地療養三十日目］

前田の主人と芋掘りに出かけた。何だか気まずい。何故こんな気分が続くのか。考えて見ても分らない。複雑な微妙な人の心理だから、分る道理のものではない。神経の先がチクチクする。

二時頃歯医者へ行った。途中でチョイチョイ赤くなった。自分で今日は赤くなるなと思っていると、果して赤くなる。それが実によくわかる。

（分るはずである。予期恐怖から、自ら起こすのであるから）

患者が四、五人来ていた。顔が熱くなった。皆がジロジロ見るから、室の隅へさがって視線を避けた。熱いのは治ったが、神経は一寸した動機にも、赤くなるように待ち構えている。赤面恐怖が頭の中に一杯になっていた、別に恥かしくも、恐ろしくもなかったが、生きている事が淋しくなった。帰ってから、籾殻《もみがら》打ちの手伝いをした。何故厭な気分になるかを考えた。私と前田さんとは赤の他人である。どんなに親密にしても、四十歳の男と二十歳の少年とは友人となることが出来ない。私は余りに多くを要求し希望し過ぎた。私は幾ら仕事をしても、それは一の遊戯に過ぎない。彼は職業をしている。私は手伝いをしているよりは、むしろ邪魔をしている。そして彼は「有難う御座いました」と一々礼をいわねばならぬ性分である。私は彼の仕事の全部を手伝おうとしている。

彼は成るべく仕事をさせまいとして、「およしなさい」を繰返すのは当然である。それで、こんな厭な気分が湧いて来るのだろうか。いや私にはとても説明出来ない。

夜前田へ遊びに行くのが、どうしても苦痛だ。我慢して行った。すぐ厭になって帰る。

▼三日　［転地療養三十一日目］

もし私が一個の商人になったとしても、あらゆる生物無生物の精を見抜くことが出来たら、特に芸術家というレッテルの付く人間にならなくとも、私は美しい有意義の生活が出来よう。そして、これが全てであろうか。しかしやっぱり病は恐ろしい。間欠泉の様に一ヶ月中の幾日かは、赤面恐怖が激しくなるようである。注意して見ると、髪の伸びた頃が最も度が強いようである。床屋へ行くのが恐ろしいのに関係しているかもしれない。明日あたりは行かねばならぬとかと思うと厭になる。そして煙草のことが気になった。先生からは何の返事もない。

（零細の事に拘泥する必要がないから、ことさらに返事しなかった）（読者に対して一言する。これは不問療法といって、患者が些細な事を気にするのに対して、ことさらにこれを不問に付して拘泥を去らんとするものである）

▼五日　［転地療養三十三日目］

一日中、うんと労働した。夜は前田へ招かれて御馳走になった。昼食を食い過ぎて、胃が痛かったけれども、病らう積りで食った。酒も飲んだ。生れてこれが二度目である。五勺ばかり飲んで、好い心地に赤くなった。煙草ものんだ。悪い事でもするように思われた。夜中に腹痛で目が醒めた。無意義な一日を送ったものだ。腹が痛いのに、何故病らう積もりで大食したのだろう。何という馬鹿な話だろう。

（病を恐れるからことさらにこんな事をする。気にとめぬ人は自然のままでも、無理もしなければ拘泥もせぬ）

▼七日　［転地療養三十五日目］

この頃は父から金を貰ったり、養われたりしているのが、悪い事として心をとがめるのです。親の恩に感激しながら、一面親の生活の方法に対して、不満と不平を抱く二つの感情が打ちあって、こんな奇態な心が湧いたのです。私は物質では貧民でもよいが、頭では富豪になりたいのです。父はそれと反対の願いを持っています。絵を買うのを見ましたが、父は絵よりも落款を買う種類なのです。

（君は芸術品を鑑別する力がありますか）

父は人間が生きて行くのに、地位と財産と名誉とが最も大切であると話してきかせました。私はそんなものは、一番下らないものだといって叱られました。

（地位とは、身心の修養の高いもの、財産とは、衣食その他の必要および欲望を満たし得る有形無形の材料と手段、名誉とは、良心に疚《やま》しからぬ事で、人生に最も大切なる三条件である）

私はこんな気まずい心がありながら父が恋しくてならないのです。この矛盾が、私を、私の病に対するよりも苦しめます。この矛盾はどうしたら消えるでしょうか。

（恋しいから怨むのです。他人ならば、怨みも何ともしない。言葉に**拘泥するから矛盾に見えるのです）**

私は父には、苦しい頼り方をしています。そのほかに先生にだけ頼っています。私は別に友も親類も相談相手になってくれる人はないのです。淋しくてならないのです。

（君は神を信ずるとの事であったが、神を信ずるものは、孤独の淋しさというものがない。人は神の子である。神に近いものである。人を頼らず、友を頼らず、親戚を頼らず、親に頼る事の出来ぬ人は、神に頼る事の出来ぬ人である。従ってまた自己を信ぜざる人である。君が友、親戚を信ずる事が出来ねば、君が神を信じ、余を信ずるというは偽である。もし神も余も、君の思う通りにならなかった時は、直ちにこれを排斥するであろう）

▼八日　［転地療養三十六日目］

霧が晴れかかって来た。赤インキ［森田のコメント］は朝日のような輝かしさに霧を晴れさせてくれた。岩の上に坐って、渦巻きゆらぎ、沸き立っている浪を見た。そして海や空や浪や日の光と話して見ようと思った。が私の心はとても暗くて何の内容物もなかった。ガランとしていた。夕暮れて浪の音が恐ろしくなって、あわてて絶壁の下から立ち退いた。

（自然は雄大である。詩である。君は自然の詩である。世の実際の上にこの詩情を育成したい）

▼九日　［転地療養三十七日目］

米をつきながら、すばらしい声で歌った。そして淋しさを消した。

（わざとらしい。真面目に淋しむがよい。鮎のウルカのような味がある）

▼十日　［転地療養三十八日目］

働いた、それはそれは眼のまわる程働いた。しかしあのうっとりするような疲労が湧いて来ない。淋しい位だ。健康！　祖父から小包と手紙が来た。紅茶と砂糖とが愛情という封皮に包まれていた。金も入っていた。「わけもなく人が恋しい。会えばまた孤独が恋しくなるであろう」。しかし早く東京に帰りたい。

（「わけもなく…」名句である。富めば清貧がゆかしく、貧すれば富をうらやむ。人情の自然が立派だ。矢張り自然は微妙雄大である。禅の語に「人無き時人あるが如く思え。人在るとき人なきが如く思え」という事がある、寧ろ人工的小細工である）

▼十一日　［転地療養三十九日目］

母から手紙が来た。二尺ばかりの手紙を初めは流読して、継母に対し、わざとらしい愛情を蔑み、幼い頃からの母の感じの悪さを思い廻した。二回目に精読した。私は継母に対して、こんな気まずい感情を持っているのに、継母は誤字だらけの手紙を書いて、体を大切にしてくれと、細々と注意してくれるのを比較して恥ずしくなった。クリスチャンの私と無宗教の母とを比較して見ると、母の方がずっと愛を知り愛を抱き、余程私より宗教的の心を持っている、そして今迄気に止めなかった彼女の私にしてくれた親切な事どもを思い出した。顔が赤くなって、あぶなく涙の流れる処だった。今迄あんなに偏した感情を持っていたのを恥かしく感じた。

（我に愛なければ、他の我に対する愛に気付かない）

こうやって親身のものから遠く離れて、孤独の生活をすると、誰をかも愛さずにはいられなくなる。芸術のためには親も捨てる、罪人とも呼ばれんなどと、強そうな偉そうな事をいっていたのは、確に半分は病気から、半分は神経衰弱に、生噛りの文芸が、注文したように、うまく適合したためであった。それから小説の乱読が頭を変にしたのかも知れない。ロマン・ローランの新英雄主義に、拳を振って天に声を挙げたりしたのだ。そして、どうかしてロダンやミレーのような境遇へ自分の境遇を作りかえようとして、あせったり、苦しんだりしたのだ。今父が胡砂吹き凍る北支那で、病気になって苦んだり、私達を日々夜々心配しているのを想うと、何を捨てても、父のため、母、祖父母のために尽くさねばならない。

（この心持を起すに至ったのは神の配剤である。この心を失ってはならぬ。トルストイの『我宗教』を読んだならば、我執を捨てなければならぬ。君のこの現在の状態は、神経質性過敏であって永くは続かぬ。また何かの事あれば、前の怨みや反感が頭をもたげて来る。でこの愛情と反感とがチャンポンに行けばよい。余り拘泥してはいけない）

しかししかし私はあの憧憬《どうけい》し抜いた文学者生活を捨てるのか。ロダンや、ミレーや、ドストエフスキーのあの美しい苦悩を如何に羨望した事だったろう。そして遂にその苦悩の享楽の出来ない凡々たる生活に入るのか。凡々たる生活、何という淋しい字だろう。苦しい眠に落ちる。

（芸術心を捨ててはならぬ。只世路の艱難《かんなん》をなめて修養時代を卒業せねばならぬ。しからざれば社会の有害文学者が出来るだろう。世にはアザミの花〔頭を垂れ、華やかさもないが、よく見ると魅力がある〕のような文学もある。憧憬、羨望は、房州の海や遠山の美にあこがるるようなものである。海の波は絶えず岩壁に衝突して、ここに美がある。しかも波はこれを快楽しなければ苦悩もしない。享楽をあさるために、人は益々堕落の淵に臨むのである。君の赤面恐怖は、人よりも強がりたいという欲望、心の安楽になりたいという欲望の過重からで

あった。苦悩を苦悩としてこれを苦悩したときに、その苦悩を忘れたのであった。凡々たる生活？　人は万物の霊である。その人間の生活が何で凡々であろう。吾人は遠く羨望するから、蝶の舞、蟻の働きが自然であり、真である。我執の欲望が強いから、唯自分のみが独り苦しい。穢ない思想のパラドックスが起るのである。吾人は万物の霊である。大自然の発動である。山や海やに我が霊を附与してこれを美化してやるのである）

▼十二日　［転地療養四十日目］

午前中は麦畑を耕した。サクサクと快い鍬の音が、無暗になつかしくなって来た。昨夜は父母に対して、あんなに感激したのに、今日はまたもとの愚昧《ぐまい》さに焼きがもどった。しかしまた直ぐ父母が恋しくなる。半日農事で、肉は綿のように疲れ、精神は思想と感情との衝突で渦巻いた。そして一歩一歩ある解決に近づいているとは気が付かなかった。先生から日記が戻ってきた。例の通り赤インキの跡をむさぼるようにして駆け廻った。私の頭は今二組に分れている。一は父母の愛に、ありのままに抱かれんとする心、今一つは猪突的に芸術に進まんとする心である。五分間ばかり先生の文を読んだだけで、第二の組の心はガンと打ち砕かれた。「この度し難き愚か者め」と大喝されたように、びつくりした。魂消ると共に、今迄隠れていた真の自分が、心の隅から飛び出した。真の自分は「芸術だ芸術だ」と足も空に駆け廻った、あんな浮気な空元気ではなかった。飯を食い始めた。「あなたは芸術品を鑑別する力がありますか」先生の言を思い出して、顔が真赤になった。無惨にも私の仮面は打ちはがされた。もう恥かしくて恥かしくて堪えられなくなった。畑へ飛んで行って、土を無暗に打ち歩いた。「あなたは芸術品を」と頭へ浮かんで来ると、「ウンウン」とうなって、全身の力で地を打った。

要するに私はうまい具合に、芸術という仮面を被って、愚な弱い自分をごまかしていたのだ。哲学概論に一日かそこら頭をつっこんだり、まとまりもしない評論を読んでは、無暗に感激して赤線を引きまわしたり、トルストイが何といった、ベートーヴエンが何といったなど、片言ばかり書き集めて、あやしげなる芸術の仮面を作りあげて、それで醜い自分の顔をかくして、父にはむかったり、友を嗤笑《ししょう》したり、嗚呼腐った社会だのと悲憤したのだ。

仮面を剥がされた私の心は、醜いかと思ったら、かえって美しい心だった。その日、親と子の心は千里も離れていながら、ピッタリと合ったのである。仮面の取れた私の心は、やっぱり静かに神に礼拝していた。神の命ずるがままに、親に何らの譲歩も求めず、唯歓喜して親の愛に浴していよう。商人という外形の人間になるとも、永遠に私の心は美しい芸術に向かって、枝や葉を伸ばしている。花が咲くか実がなるか。そうだ。それは私の知った事ではない。神の知り給うことなのだ。ああ神は讃むべき哉。永い永い偽りと高慢と愚昧の苦悩は今漸く終を告げて、美しい心は再び芽を吹き出した。この二十歳の淋しい秋を永遠に忘れまいぞ。ああ神は讃むべき哉。静かなる眠りに入る。

▼十三日〔転地療養四十一日目〕

先生は御前の価値はこの位だと一言もいわずに、私に私の価値を知らしめて下さった。何らの失望も伴わずに。私は英雄でも豪傑でもなかった。純な弱い子供だったのだ。人生があって芸術があるのだから、いか程芸術を追い廻しても、人生に落伍したら何になろう。人生は愛によって初めて存在するのだ。愛は親を愛する事から始まる。父母へ手紙を書かずにいられなくなって、長い長い手紙を書いた。優しい父母と手を取り合って、新しい望みに向かって進むのである。私はあなたの望まるる通り商業学を修めます。私達は再び幸福になるでしょう。病はすっかり治りましたと書いた。父よ、ここ迄漕ぎつけるには、どんなに苦しんだ事だったでしょう。先生は静かに私をここ迄連れて来て下さったのです。神も私の心が従順になったのを喜んで、私達に限りない恵を下さるのでしょう。親と子が心から愛し合うより美しい事、幸福な事はないのです。父は今夜きっと私の夢を見るに違いない。

赤面恐怖症などは恐ろしくも何ともない。気にもならない。私には父と母とがある。私には師がある。祖父母があり、兄弟がある。私は堪らなくこの人達が恋しい。この人達も皆私を愛してくれる。

私は意志が弱くて、親のいうままになったのではない。私が親に反して、無理に文科へ行った時の苦悩と妥協して商科へ行くのではない。何といってよいか分らない。要するに仮面が取れて、親に対する愛の方が、芸術を憧憬するよりも強いからである。

▼十六日　［転地療養四十四日目］

［下痢をして］昨夜食わなかったから腹が減ってたまらない。そして中々水が冷たい。飯を炊くのが厭になったから、前田へ行って馳走になった。

▼十七日　［転地療養四十五日目］

起きてから寝る迄働き通しである。ブラブラしていると気持ちが悪い。もう帰京も近日中だ。赤面恐怖ということは殆ど考えつかない。

▼十八日　［転地療養四十六日目］

朝早く起きて前田へ麦蒔に行った。雪のように霜が降った。中々寒い。太陽がまだ畑へ光を投げない中から畑を耕やした。日雇の婆さんが手が痛いというから、見たら手のひらの皺という皺が、古い鰐皮《わにがわ》のように割れて中から紅い肉がのぞいている。北風が、それにしみるのである。気の毒でならなかった。毛孔から油の出る程、美味いものを食って、遊んでいる人間があると思うと、こんな百姓女もある。何故だか分らないが、この婆さんのように、虐げられて生きている者の方が、真の人間らしく思われる。私は半分道楽同様に働いているが、この婆さんは死ぬために働いているようだ。閣下、殿下で、悠々として生きている人間も偉かろう。しかしこの婆さんは、人類のどれだけの力であるか。彼自身も知らず世の中の人も知らない。生まれてからこの村十里外へ出た事もなく、春が来れば麦を刈り、夏が来れば田の草をむしり、秋は米を取って、都へ送り出す手伝をして、一生人類に捧げた功労を誰もねぎらうものもなく死んで行くのだ。

夕方鍬をかついで野道を帰った。枯れ木のような婆さんの後姿を見ると悲しくなる。神には不公平はないはずだ。「お前は一生を食う事に費さなければならない。病気になって死ぬ前の日まで、土を打っていれよ」と神は不幸をこの人にくれたのだ、夏の炎天と冬の氷とは、確かに苦痛だろう。しかし神だって、この婆さんに幸福はくれるはずだ。疲労と空腹と放心とが何よりの幸福であろう。ある者は怠惰と満腹と貪婪《どんらん》とを幸福だと思って喜んでいるだろう。人生は疲れる、苦しむ事である。それ以外に何者でもないだろう。疲労と苦悩とが真の幸福である。

（**疲労と苦悩とを苦労としないものが幸福である**）

私は今朝、婆さんの痛いといって見せてくれた土だらけの手の平と、それをのぞき込んだ私の姿とを忘れる事は出来ない。友人の一人が、学校を止めて実業につくとき、手紙をくれた。その中に「人生とは唯働くものだ」と書いてあった。事実にぶつかった時、人は真理を吐く。机の上で、でっちあげた真理は厭である。大きな声で、真理だ芸術だと騒ぎたてる必要はない。神はこの婆さんのように働く人、黙って神を礼拝する平凡人を最も愛し給うであろう。私は婆さんの丸い背を見ながら、「平凡人の誇り」をつくづくと感じた。私も平凡人になりおおせたいものである。

▼十九日　［転地療養四十七日目］

先生の御指導によりまして、やっとこれ迄漕ぎつけました。私は文学を捨てて商業学に向かう積りであります。父母や祖父母は、どんなに喜ぶ事でしょう。私は商人になる事が淋しくあります。あの婆さんのように平凡に働いて死ぬ積りです。しかし、私は決して神を一日でも捨てません。無理に芸術を、例の似而非《えせ》芸術を崇拝はしません。

（**婆さんは人生の模型です。最も単純に還元された標本です。平凡というのは奇警《きけい》突飛でないという事です。しかもこの模型の中に大人生を収めています。「一寸の虫にも五分の魂」というのと同じ意味です。婆さんにも愛もあります。苦痛もあります。お萩の餅をこしらえ、人に御馳走して自慢もしましょう。孫に綺麗な衣服を着**

せてやりたいのでしょう。時々は神の名を呼ぶ事もありましょう。もし婆さんに五分の魂がなかったら、死ぬために働いているような有様にはなりません。養老院の厄介物になります。婆さんは自ら知らず識らず、人類のために尽していています。人類の指導者であります。婆さんの「自慢」は君の赤面恐怖です。婆さんの「孫に美衣」は君の芸術であります。人前で赤くならなければなりません。客観的の婆さんと主観的の婆さんとは、全く違います。学ぶ処は、獲得すべきものは、外観平凡に見ゆる婆さんの主観であります。苦痛を苦痛とも思わず。努力しなければならぬと奮闘するでもなく、何とも思わず、婆さんそのものが努力そのものであります。理屈ではない事実である。かくある時、君の赤面恐怖は今や年頭を去り、君の芸術心の発動は君の商業、君の人生の上に現われて、婆さんのひび割れの底の紅い肉が、深い印象を君に与えたように、社会の人類を済度せずにはいられません。これが真の芸術であります）

房州へ来てから、どれだけ頭が良くなったか私には解りません。

（婆さんはどれだけ人生に尽しているかを知りません）

一ヶ月半程の田園生活で得たものは、唯この日記一冊に過ぎません。

（婆さんの人生に獲得したものは、その鰐皮のように割れた手に過ぎません）

この数日で帰京しますが、私は何者をも得なかったようです。神経質が全快したとは思はれませんが、別に悲しくも心配でもありません。

（これが全快です。何物をも得なかったのが大なる賜であります。もし君が予期した通り、人前で顔が赤くならないようになったらば、それは無恥《むち》堕落の人となり終りましょう。もし君がある芸術心を満足したならば、それは玩具の人形のようになったでもありましょう。何物をも得なかったために、君は大なる力を得ました。それは君も知りません。唯君の将来に大なる豊富なる人生が開けました。只神が知っています。ああ神は讃むべき哉）

土で黒く荒れた手を見ていると、人生の寂寥《じゃくりょう》が浮かんで来ます。東京へ帰ってお話をうかがいます。

2 『根岸症例』についての解説

この症例は『神経質及神経衰弱症の療法』（森田、一九二一、全集第一巻、四一三頁）と『神経衰弱及強迫観念の根治法』（森田、一九二六、全集第二巻、二〇一頁）に前半と後半に分けられて報告され、それぞれ「第十六例　赤面恐怖の例」「赤面恐怖症治癒の一例」として紹介されているものである。また、後に「赤面恐怖の療法」（森田、一九三五）にも再録されている。この症例について、森田は「赤面恐怖の好例」（森田、一九二二）、「療法に就いて余の自慢の例中の一つ」（森田、一九二二）、「私が初めて治すことの出来た対人恐怖症の第一例」（森田、一九三五）と述べている。

この治療は大正八年（一九一九年）九月二十九日より施行されたが、この年四月に、森田は神経質者の下宿通院療法を家庭入院にきりかえている。森田の書いた「我が家の記録」（森田、一九七五a）の大正八年の項には「［巣鴨病院の］永松看護長の久しく神経衰弱に悩めるを余の家に静養せしめて軽快す。従来余は神経質患者を近隣に下宿せしめてこれを治療せるが、この事ありてより自宅に神経質を治療するの便を知り、次第に入院を許し、この年十人の入院患者ありたり。後藤師郎の精神病恐怖、根岸の赤面恐怖［本症例］、柴田のヒポコンドリーなどを全治せしめたり。これ赤面恐怖は治癒せざるものとあきらめいたること多年なりしに初めてこれを全治せしめたる第一回なりしなり」と書かれている。（［　］内は筆者による説明）

この症例は、森田の当時の日記から検討すると、永松看護長を入れて、森田療法第六例目の入院症例であり、しかも赤面恐怖の第一例目ということになる（真保、一九八四、一九八五a、一九八五b）。したがってこの治療は、森田療法創成期のものであり、森田療法の確立にかかわる重要なものと考えられる。また、このころの入院患者は一〜二名であり、この症例が入院していた二十日間のうちの最初の十二日間の入院患者はこの症例のみであり、その後一名が新しく入院してきたのみである。
症例は二十歳の男性である。旧制中学を五年時に中途退学している。実母は患者が幼い頃に亡くなり、患者は継母に育てられた。患者は祖父母、弟と東京に住み、父親は継母と仕事の関係で中国にいた。父親は、患者に実業方面の大学へ入ることを促し、これに対して本人は文学芸術方面の大学を強く志望していた。入院治療は二十日間、その後自宅で約二週間を過ごした後、約五十日間、房州で「転地療養」をしている。森田は、患者が退院したのは家庭の都合であり、「転地療養」は患者自らが決心したことであると述べている。しかし、どのようないきさつでこのようなプロセスとなったかの詳細は不明である。
「転地療養」中は宿屋に下宿し自炊生活をし、あらかじめ頼んであった「前田」という農家へ通い農作業をした。この間、患者は日記を書いて一週間毎に森田へ送り、森田が返信するという形で、治療を受けた。全治療期間は八十日余りである。[翌年患者は良い成績で商科大学に入学した（森田、一九二六）。その後、一番で卒業し、上海に行き西洋人を相手に仕事をし、月七百円の給料を取るようになっている（森田、一九七五b）]
この治療は、入院治療、転地療養まで自宅で過ごした期間、転地療養の三期に分けられる。日記指導は、患者の日記に、森田が赤ペンでコメントする形で行なわれた。

▼（入院治療二十日間）

入院とはいっても森田の自宅への入院であり、患者は森田と生活を共にした。しかも、上述のように、入院患者は一〜二名であった。患者は、初めの四日間は絶対臥褥療法を受け、その後徐々に掃除や蒔き割り、使いなどの仕事に取り組み、それらに熱中し「仕事の三昧」の生活を過ごした。また患者は、森田と面接し、森田に散歩や買物などにも、六度連れて行かれている。森田は、入院期間中四度、この患者を連れて買物などで電車に乗る外出もしている。

▼転地療養まで自宅で過ごした期間（約二週間）

患者は、退院時に「先生の処を出る時には身體から力が抜けてしまいそうな気がした」と強い不安を感じているが、日記指導による治療を受けつつ、入院で身につけた姿勢で生活を続けた。

▼転地療養（約五十日間）

患者は一日目に「駄目だ駄目だと叫んだ。この処の人々には私に少しの交渉もない。私の頭が良かろうがどうなろうが少しも心配はしない」と強い不安を訴えながらも、「仕事の三味」の姿勢で「前田家」の農作業に取り組んでいった。

第2節　考　察

考察を行なうにあたって、まず筆者の立場を説明しておくべきであろう。なぜならば、筆者は、以下の検討に、精神分析の概念をかなりの範囲で用いているからである。筆者は、森田療法および精神分析的精神療法の両方の精神療法の訓練を受けたのであるが、その理由は、まず森田療法を学んだときに、理解に困難を感じ、悪戦苦闘するうちに精神分析との出会いがあり、そこに糸口を求めたからである。その後、並行して訓練を受け臨床に携わるうちに、両方の治療法を常に比較して検討し理解するようになっていった。このような経緯は筆者の個人的な必然性が強く影響しており、筆者の場合には、精神分析の理論が森田療法の理解に必要なものとなっている。

筆者が依拠する精神分析の理論は、後に取り上げていくように、クライン（Klein）やウィニコット（Winnicott）に代表される対象関係論である。また、この本の基になった研究会においては、コフート（Kohut）の自己心理学が、森田療法と精神分析の間を橋渡しする、重要な概念の一つとなった（第2章参照）。そして、筆者が、精神分析の分野で幅広い訓練を受けたことから、自己心理学が、個人的にも、筆者に、強い興味を抱かせてきた経緯があることを付け加えておきたい。

また、第11章「フロイト症例」で検討しているように、精神分析が精神分析理論を中心に発展し、それに治療技法が追従しながら進歩するうちに、新たな精神分析理論が展開していくという流れがあるのに対して、森田療法では、以下に見ていくように、その技法が森田によって直感的に早期に確立されたために、理論の発展を難しくしていることが考えられ、筆者が、個人的に精神分析に糸口を見つけようとしたことと関係しているように思われる。

1 『根岸症例』の治療の概要

A 治療経過

患者は、入院治療で森田を理想化し依存し、電車に乗ることも可能となった。引き続く転地療養まで自宅で過ごした期間では、通院して森田と面接したときに、この依存と分離不安を森田に直接指摘され自立を促された。そして転地療養へ向かった。患者は、転地療養先で父親との間の問題を感じながら前田家で農作業を続けるうちに、「前田の主人」との間にも問題を強く感じるようになった。「私は余りに多くを要求し希望し過ぎた」と述べているが、実際には不満を感じていたのであろう。夜我慢して前田の家へ遊びに行ってすぐにいやになって帰ったり、招かれて御馳走になったりするが胃が痛かったにもかかわらず病気を覚悟で大食し、夜中に腹痛で目を覚まし、強い後悔にかられている。患者は、本意ではないのに遊びに行ったり大食したりして、強い後悔を体験している。これは本意ではないのに、父親に実業方面の学校へ行く事を約束したことにつながる。そして、再び強い後悔をすることを嫌い、再度文学芸術への思いがつのったと考えられる。しかし、森田に「君は芸術品を鑑別する力がありますか」と指摘されることによって、文学芸術を父親への反発に利用していたことに自ら気づき、今までの防衛的姿勢が解消され、そこで初めて父親から自由になれたのではないだろうか。

すなわち、患者は、赤面恐怖の症状に逃げ込み、父親や「前田の主人」に対する反発心や不満を、迫害的不安のために、体験する事ができなかったのであろう。たとえば「私は物質では貧民でもよいが、頭では富豪になりたいのです。……父はそれと反対の願いを持っています」「私と前田さんとは赤の他人である。どんなに親密にしても、四十歳の男と二十歳の少年とは友人となることが出来ない。私は余りに多くを要求し希望し過ぎた。私は幾ら仕事をしても、それは一の遊戯に過ぎない。彼は職業をしている。私は手伝いをしているよりは、むしろ邪魔をしている」というのは、明らかな迫害的ファンタジーであろう。

しかし、後悔を繰り返すうちに心底後悔し、二度と同じようなこと繰り返したくないと思い、赤面恐怖の症状に逃げ込む代わりに、その反発心や不満を体験して行く覚悟が生まれ、実際にそれを体験した。ところが、父親や母親に対しての不満を体験したところ、父親や母親そして祖父母たちはまた自分に対して充分に思いやりを向けてくれてもいるという事実や自分もまたそういう人たちに対して愛情を感じているという事実にも気が付き、ついには赤面恐怖に逃げ込むことをやめ、逃げずに現実のなかで自分が努力して行く以外にはないことを自覚したのではないだろうか。なぜならば、もう何のせいにも誰のせいにもすることができなくなったからである。

B　治療機序

以上において、森田は、患者にとって良い対象となり、さらに患者の不満や怒りは分裂排除（split off）され、理想化されている。そして父親や「前田の主人」は、悪い対象となり、上述の分裂排除された不満や怒りが投影され、迫害的対象となっている。これらの投影が引き戻されアンビバレントな感情が統合されること（モーニング・ワーク mourning work）は、患者が抑うつポジションへ到達するための必須条件であり（Klein, 1935, 1940）、治療の要諦である。これは、精神分析においては、面接の場面で、すなわちヒア・アンド・ナウ（here and now）で、治療者が患者に報復することなく生き残ることによって達成される（Winnicott, 1971）。そしてこのことは、通信治療症例（第9章参照）においては、森田療法においても同様であったと言えよう。

しかし、この根岸症例の治療においては、事態が異なっている。この治療では、治療者－患者関係は、作業を介しての人間関係に置き換えられている（豊原、一九九三b）。たとえば、それは、「前田の主人」との対象関係において生じている。そして、ここから、直接、父親との関係に平行移動している。森田との関係は、背後に潜伏していることが多く、表面化することはあまり起こっていない。患者は、「前田の主人」に心底不満を感じた後に、すぐに父親に対しての不満を思い起こしている。森田はその間、患者の訴えを不問に付し、患者のとらわれと、それに対するはからい、思想の矛盾などの防衛的姿勢を指摘し続けたのである。

そして、後述するように、このこと自体が、患者にとっては、報復せずに生き残る対象を体験することになっているのである。そして、父親との問題が解決した後は、「前田の主人」に対する訴えはなくなり、患者が《下痢をして》昨夜食わなかったから腹が減ってたまらない。そして中々水が冷たい。飯を炊くのが厭になったから、前田へ行って馳走になった」というように、すんなりと前田家へ行けるようになっている。

2　治療過程の検討

A　森田の治療技法

この治療を森田の治療的側面から見ると、森田はまず患者に、症状は有っても「仕事の三昧」の姿勢をとることを身につけさせた。これによって、防衛的姿勢の患者を、現実に直面させるべく働きかけた。このとき、森田は直接的に患者と接したために、理想化や依存を生じさせやすかった可能性があるが、これも「仕事の三昧」の姿勢を身につけさせるためには好都合であったと考えられる。

しかし、この段階で終わってしまっては治療の進展はないであろう。この治療では、森田に見守られながら転地療養での有意義な体験を通して、徐々に森田を離れていくことが可能となったが、これも「仕事の三昧」の姿勢が必要条件となっている。次に、森田療法では日記指導による治療が特徴的であるが、この治療でも日記指導が主要な治療手段の一つとなっている。

そして、森田が一貫して行なったことは、後述するように、防衛的姿勢から生まれる思想の矛盾に視点を置き、とらわれと、それに対するはからいを取り上げる、防衛解釈である（森田療法的防衛解釈）。たとえば、芸術方面を選ばなければ人間らしい生活はできないとか父親は落款を買っていると訴える患者に対して、森田は見事にその矛盾と患者の防衛を指摘していると言えよう（後述）。また「わけもなく人が恋しい。会えばまた孤独が恋しくなるであろう」など、後述するように、患者が自然に矛盾なく自分を表現している場合には、それに森田は積極的に共感している。

このように、森田は一貫して思想の矛盾のない自然を、すなわち非防衛的状態を、追求してゆき、これに違うときには断固としてその問題点を指摘し、これに即しているときにはそれに対して充分に支持的共感的に接しながら、患者を見守るという方法をとっている。すなわち、森田は一方で患者の自己を肯定し、他方では防衛的姿勢を指摘し続けたわけである。森田は、このような方法によって、患者を、とらわれの世界からより自由な世界へと導こうとしたのである。

B　治療者－患者関係

それでは、患者の森田との関係は、どのようにして処理されたのであろうか。これは、置き換えの機制によって、次のように行なわれたものと考えられる。患者は、「前田の主人」に「私は余りに多くを要求し希望し過ぎた」と述べているが、これは森田に対しても当てはまることではないだろうか。それまで、森田のいう通りに行動してきていたが、ここに至るも患者にとっては治療のめどが立たないでいたわけである。森田が治してくれると思っていたが、そうはならずに、不満を感じていたことは十分に考えられることである。

その後のことも同じように理解できる。本意ではないのに我慢して遊びに行って強い後悔を訴えているというのは、実は、辛い症状を我慢して森田のところへ治療を受けに行き、強い後悔を感じているということではないだろうか。実業方面の学校へ行くという件も同様である。これに対しては、森田も、患者に「実業にも科学にも詩もあれば信仰もある」と、結果的には父親と同様の結論を出している。これも、患者は森田に対しても不満であったに違いない。そして、これに反発すべく、再度文学芸術への思いがつのったが、患者は、森田に「君は芸術品を鑑別する力がありますか」と指摘され直面化されることによって、自らの防衛的姿勢を知らしめられたことになる。

ここでは、森田は、患者に直接的に指摘をしているが、患者の森田に対する理想化は崩れてはいない。むしろ、患者に森田の父性的対応が有効に作用したことにより、治療が展開したかのように見える。それでは、なぜこのように治療が展開したのであろうか。このことについては、その概要を「自己の肯定」として上述したが、以下において、このことについてより詳細にその道筋を追って行きたいと思う。

C　治療の展開

患者を、「仕事の三昧」へと導き、断固として現実と直面化させ続け得た要因は何であろうか。まず最初に、患者の森田に対する強力な理想化と依存を挙げることができる。森田は、この治療の十六年程前より東京慈恵会医院医学専門学校の教授であり、また上述したように森田の自宅への入院であり、入院患者も入院期間中の約半分はこの患者のみであり、その後一人が入院して来ているのみである。したがって、入院前から入院当初までは、この強烈な理想化と依存が患者に「仕事の三昧」の姿勢を取らせたものであることは明らかであろう。しかし、これのみでは、患者を現実に直面させ続けることは困難であろう。この辺の事情は、まず、入院後半の患者と森田のやり取りからうかがい知ることができる。

まず、第十五日に患者は「先生は赤くなるのを止めるのではなく、堪えるのである。また人中へ出るのが怖くなくなればよいではないかと言はれる。怖くなくとも恥かしくなくとも赤くなっては厭である」、さらに第十六日に「先生と共に白木屋へ出かけた。店にいる間、顔が火照って実に苦しかった。先生に聞けば赤くないという。誰でも顔は時々刻々に熱くなったり冷たりするのであるといって先生の手の赤いのを見せて下さった。しかし私には分らぬ、顔が赤くなって笑われても永遠にそれを耐える事を意味するのであるが、今の私の考えでは熱いのが治らなければ赤くなるのも治らない。私は何でも堪える。こらえてこらえて堪へ抜こうかと思う。しかし私は悲しい。この世の中が私にとって不愉快のものとなったら、この世は不必要なものになるであろうか」と森田に対して不満を訴えている。そして第十七日にも、患者は「四日間の臥褥の経験や、煩悶即解脱や、水波の喩など先生から説明され、私は今日、神経質の者は強壮な身体を一人で勝手に病気であると信じ、怖れているのである。恐怖は心に起った波である。これを消さんとする事はかえっていけない。自ら消えるのを待つべきであるという事が良く了解された。帝展へ行った。赤くなった。恐ろしく恥かしかった。電車に乗った顔は熱い。唯苦痛を堪えるだけの事である」と、苦痛を訴えている。

ところが、第十八日に、患者が「電車で先生を上野迄送った、電車の中で先生が大声に話されて他の人達がジロジロと自分達を見たが、別に苦痛を感じなかった。以前のようにハッと思うと腹のあたりから顔へドッと血の押し寄せる事は殆どない」と自らの変化を述べると、森田は「丹田の姿勢を覚えたからである」とコメントし、患者のことを評価している。さらに第十九日にも、森田は患者に直接「君はこの頃自分の健康を忘れていた。健康と思い病と思う。共に病のしるしである。前には君は治療の積もりで仕事をしていたが、この頃働きたいから働いている。目的を忘れている。これが真の生活の湧き出づる処である」と伝え、患者をさらに肯定している。これに対して患者は「私は今の処只赤面するのが悲しいばかりである。恐怖ではない。先生の厚い情を有難いと思う私は一層勇気を出し精進し、神から与えられた力の限りを発揮させようと思う。私は背後にある力強さを覚える。夜は茶の間で皆の人と世間話で腹をかかえて笑いこけた」と述べ、森田の伝えたことがかなりの励ましになっていることが分かる。同様の森田の患者を評価肯定する言動は退院後にも続いている。

森田は厳しく指摘もするが、一方では患者を評価もしているわけである。退院二日目にも患者が「……どういう気持ちで仕事をしたかと、今回想しても思い出せない。唯汚いから掃除し、箱が破れているから釘を打った。別に特別な感じはなかったらしい」と述べると、森田は「これが健康である仕事の三昧である」と評価している し、さらに患者が「夜Kさんを訪問した。三～四ヶ月程前に行って赤くなって天プラが喉へ通らず涙の流れた思い出のある家である。初の中は顔が熱かったが、先生から自分の苦痛は人に打ち明けよといわれたままに赤面の事を細々と話した。突然心が風船玉のように軽くなった。全然苦がなくなった。赤面の話を弄ぶようにして愉快に話した」と述べれば、森田も「自分の苦痛を客観的に取扱うようになればよい。歌、文章、心理的研究、皆それである」と患者に呼応して、患者のとった行動を、その通りであると評価している。

転地療養六日目にも患者が「ズボンとシャツ一枚で収穫の手伝をした。日はキラキラと青い空に輝いている。女三人と一緒に仕事をする。一日中冗談をいいながら笑う。牛乳屋が通りがかりに娘にからかう、私も一緒になってからかう、娘は赤くなっていい訳をする。……私は飯を五杯食って大笑いをした。総てが工合よく行く先生のいわるる通り皆自然のままである。今でも耳鳴がするが恐ろしいとも思われなくなった。今日の生活は先生の下にいた時とその様式こそ違え、その根本義に於て全く同じである。来房最初には疑ったり恐れたりしました」と述べると、森田は「君は自然の詩である。普通の人は努力して求めてもこれだけの詩は出来ぬ。君の特性が人情の機微を捕える事の傾向を持っているからである。君は益々この傾向を発揮すればよい。さすれば君が赤面の事を友人に話して心が晴れたように、これらの感想や記載が自分を離れた第三者として慰む事が出来るようになる。また一方には苦痛を苦痛として堪えていれば、毎朝の洗面の水が冷たくないように、ついにはこれらの苦痛に気が付かなくなる。一ヶ月の後には全治するであろう」と述べ、賛辞を与えている。

さらに、転地療養三十八日目には患者が「働いた、それはそれは眼のまわる程働いた。祖父から小包と手紙が来た。紅茶と砂唐が愛情という封皮に包まれていた。金も入っていた。〈わけもなく人が恋しい。会えばまた孤独が恋しくなるであろう〉」と述べると、森田は「〈わけもなく……〉名句である。富めば清貧がゆかしく、貧すれば富をうらやむ。人情の自然が立派だ。禅の語に〈人無き時人あるが如く思え。人在るとき人なきが如く思え〉という事があるが、寧ろ人工的小細工である」と禅の語を取り上げて、禅の語よりも患者の方を称えている。

また、転地療養三十九日目には患者が「母から手紙が来た。手紙を初めは流読して、継母に対し、わざとらしい愛情を蔑み、幼い頃からの母の感じの悪さを思い廻した。二回目に精読した。私は継母に対して、こんな気まずい感情を持っているのに、継母は誤字だらけの手紙を書いて、体を大切にしてくれと、細々と注意してくれるのを比較して恥しくなった。クリスチャンの私と無宗教の母とを比較して見ると、母の方がずっと愛を知り愛を抱き、余程私より宗教的の心を持っている、そして今迄気に止めなかった彼女の私にしてくれた親切な事どもを思い出した。顔が赤くなって、あぶなく涙の流れる処だった。今迄あんなに偏した感情を持っていたのを恥かしく感じた。芸術のためには親も捨てる、罪人とも呼ばれんなどと、強そうな偉そうな事をいっていたのは、確に半分は病気から、半分は神経衰弱に、生噛りの文芸が、注文したように、うまく適合したためであった。今父が胡砂吹き凍る北支那で、病気になって苦んだり、私達を日々夜々心配しているのを想うと、何を捨てても、父のため、母、祖父母のために尽くさねばならない」と感動を表現すると、これに対して森田は「この心持を起すに至ったのは神の配剤である。この心を失ってはならぬ。トルストイの『我宗教』を読んだならば、我執を捨てなければならぬ。また何かの事あれば、前の怨みや反感が頭をもたげて来る。でこの愛情と反感とがチャンポンに行けばよい」と、この自覚の重要性を強調している。

そして、最後の転地療養四十七日目には、患者が「この数日で帰京しますが、私は何者をも得なかったようです。神経質が全快したとは思はれませんが、別に悲しくも心配でもありません」と述べると、森田は「これが全快です。何物をも得なかったのが大なる賜であります。もし君が予期した通り、人前で顔が赤くならないようになったらば、それは無恥堕落の人となり終りましょう。もし君がある芸術心を満足したならば、それは玩具の人形のようになったでもありましょう。何物をも得なかったために、君は大なる力を得ました。それは君も知りません。唯君の将来に大なる豊富なる人生が開けました。只神が知っています」と患者が正しい方向へ向かっていることを強く示唆している。

以上のように、森田は患者に繰り返し、そのままでいいこと、唯自らを発揮すればいいこと、すなわち患者の自己を肯定し、これによって患者を認め、受け入れ、評価した。ここで特筆すべきことは、森田は決して、患者をちやほやしたり患者に安易な迎合をしていないことである。これらのことによって、患者は、通信治療症例における場合と同様に、患者は森田に対して鏡転移（後述）を起こし、自己評価を高めていったものと考えられ、このことが、さらに、患者を現実へと導いたのであろう。

3　森田の防衛解釈と不問技法

A　森田の防衛解釈（森田療法的防衛解釈）についての検討

とらわれとは、強迫観念の作用を説明する用語である。ある強迫観念は、その強迫観念に対する恐怖にとらわれしめる（新福、一九五四）。ある強迫観念とは、この根岸症例では赤面感であり、次章の通信治療症例ではこれに加えて瀆神感があり、そして代表的なものとしては、たとえば、不完全感や不潔感、対人緊張感などである。これらのとらわれに対して、恐怖を抱き、それらの恐怖から逃避しようとして、すなわち、その恐怖を取り除こうとして行なうことが、はからいである。

根岸症例の場合で言えば、赤面感のない状態を作ろうとする。しかしながら、はからいによって、赤面感は、より強くなる。この、とらわれに対するはからいの繰り返しによって赤面感がより強くなり、したがって恐怖もより強くなる機序を、精神交互作用と言う。ところが、後述するように、この恐怖は本当の恐怖ではなく、表面的なものと言えよう。

また、赤面感を免れることは不可能である。事実を事実として受け入れず、それを変えようとすること、すなわちできないことをしようとする思想は当然のことながら矛盾そのものであり、これを思想の矛盾と言う。

それではなぜ、精神交互作用によって、赤面感が、より強くなるのであろうか。それは、逆説的かつ端的に言えば、その強迫観念を、無意識的倒錯的に、より強くしようとしているからである。強迫観念がより強くなれば、とらわれも、より強くなり、それにつれて、とらわれに対する恐怖も、より強くなる。そうすると、それらの強迫観念による制縛の程度が、より増し、とらわれにのみ関わる度合いが、より増すことになる。このように考えていくと、本当の恐怖は、それらの強迫観念に対して存在しているのではないことが分かってくる。逆に、より強くとらわれることによって、人生において重要な本当の恐怖から、より遠ざかろうとしているように見える。なぜ、このような表面的な恐怖を作り出すかといえば、表面的な恐怖がなければ、本当の恐怖に直面しなければならなくなるからである。ここには疾病利得が成立する。したがって、これは、自分が本当に取り組まなければならない問題を見て見ぬふりをし、自分を欺く、防衛機制と考えられる。これは、患者が、本当の感情（true and real feelings）（Winnicott, 1958：Malan, 1979）を体験するのが不安なために、それから退避（「心的退避」（*psychic retreats*））（Steirer, 1993）するためであって、このことは、強迫症状による防衛機制と考えられる。この心的退避が著しい場合、たとえば重症の強迫神経症などでは、倒錯的傾向の強い「病理的組織化」（pathological organization）（Steiner, 1993）を形成し、それは、極端に頑固な防衛を生み出し、治療に対する著しい抵抗を示す。

このような防衛を解消させるためには、このような防衛を解釈することである。森田はこのことを徹底的に行なっている。すなわち、まず、思想の矛盾を指摘し、事実唯真を説く。そして、とらわれに対してはからい、人生上の本当に重要なこと、それはまた本当の恐怖を感じていることでもあるが、それから目を背けていることを取り上げていく。このようにして森田は、強迫観念に対する恐怖から逃避しない態度を形成させ、これら一連の防衛機制を逆にたどらせ、人生上の重要な本当の感情に到達させ直面化しようとしている。この強迫観念に対する恐怖から逃避しない態度をあるがまま、と言う。また、以上のような防衛解釈は、不問技法の一部と言っても過言ではないと考えられる。

筆者は、このような防衛解釈を森田療法的防衛解釈と呼び、精神分析において主として行なわれる防衛解釈（ここでは精神分析的防衛解釈と呼ぶ）とは区別して検討したい（第9章「通信治療症例」参照）。

B　森田の防衛解釈の実際

ここで、なぜ森田が患者を芸術の方向へ進ませるように導かなかったのかということに関して、上述の森田療法的防衛解釈の視点から、より詳細に検討する。患者は、上述したように、後悔を繰り返すうちに心底後悔し、二度と同じようなことを繰り返したくないと思い、赤面恐怖の症状に逃げ込む代わりにその反発心や不満を体験していく覚悟が生まれ、実際にそれを体験し始めたわけである。したがって森田は、それまでは、患者が訴える赤面恐怖の症状に対して、森田療法的防衛解釈を中心に、介入をしてきたが、この進路の問題に関しても同様に対処している。

森田は、途中までは、患者の望む方向に導こうとしている。転地療養六日目に「ミルトンの語に〈吾人は本は一冊も読むにおよばぬ。只自分の心の奥を探り探れば大詩人となり得る〉という事がある。君は自然の詩である。普通の人は努力して求めてもこれだけの詩は出来ぬ。君の特性が人情の機微を捕える事の傾向を持っているからである。君は益々この傾向を発揮すればよい」と述べているし、転地療養十四日目では、患者が「私は来年は必ず実業方面の学校へ行きますと父に誓いました。私が三文詩人にでもなって実業の方面をやれという父の言葉に反いたら私は不孝者でしょうか」と問うと、森田は「否、最も自己の向上に適当なるものを選べばよい。それが孝である。しかしこれを選び得るものは神である。否思慮あり経験あり世を知り人を知れる長者である。執着心失うべからずと雖も、徒らに世を知らず経験なき少年が単にその気分と空想とをもって選びたるものは実際には少しも当てにならぬものである。君の将来の方針を定むるものは、君の志望と父君の見解と他の識者との相談の結果が最も良知であろう。己を信じ人を信じ長者を信じ得ざる人は、神を信ずる能わざる人である」と答えている。

しかし、患者が「私は父に偽りの誓言がクリスチャンの私として罪悪の値があります。私は文科へ入りたい。人間らしい生活をしたいのです。私は少年時代から滲み込んだ穢わしい印象と戦いたい。私は少年時代の感化に圧倒されたから、これを圧倒し返してやりたいのです」と訴えるにおよんで、森田は患者の防衛的姿勢を見抜き、明確に「言葉尻の拘泥は真の信仰ではない。改めて相談すればよい」「自己自身の安楽を得んがために神を信ずるものは信仰にもって邪欲である。人生を理屈や思想で解決せんとするは誤解である。これを解決するものは事実である。知識欲、思想欲、解決欲、詩情欲、これらがなければ、高尚なる人生はない。しかしこれをもって人生を解決するものと執着し、あこがれ、かぶれ翻弄さるる時はついには空想の極に行きつまりて禅の所謂繋驢桔に終り、華厳の瀧に帰着しなければならぬ。これを解決するものは事実である」などと答え、鋭い指摘をしている。この繋驢桔という言葉は、森田療法にとって、重要な言葉であるので、ここで説明しておく。

森田は、「繋驢桔《けろけつ》」という禅語を用いて、「とらわれ」と「はからい」の悪循環を巧妙に説明した（森田、一九二八）。すなわち、「桔《くい》に繋がれたる驢馬《ろば》が、これから脱離しようとして、桔の周辺を回転する間に、終わりには自ら桔に固着して、動くこともできなくなるようなものである。これはあたかも、強迫観念患者が、自らその恐怖、苦痛の繋縛から逃れようとして、種々の工夫を凝らし、手段を尽くすに従って、益々抜き差しのできぬ苦悶にとらわれてしまうようなものである」と述べている。そして森田は、このとき苦痛「そのままになりきる」態度を重視し、「とても逃れぬ苦痛として苦痛そのままに我慢していれば、驢馬も桔に絡み付くことなくそのあたりを遊んでいることができるようなものである」と喩え説明したのである。

さらには、転地療養二十六日目に患者が、「今私が父に背いたなら、私は最も悪むべき亡恩者の名を受けはしまいか。今の私は私の私ではなくして、父と先生との所有している私ではないだろうか。私にはもう自由な意思がないわけである。真の子の愛とは、自分の意志を捨てて、全く親のいうがままになる事ではないか。芸術を捨てて、父の命ずるままに、商人になって一生を送るとする。こう考えると苦しくなる。私は商人としての生活を考えて見た。裕かなる衣食住以外、どんな生活がある。とてもそんなものが真の人としての生活であるとは思えない。しかし今日は父の命ずるままの学校へ行こうかと思った」と訴えると、森田は「これを解決するものは哲学ではない。実際である。理屈に偏した時は、同一の事が愛とも憎とも、悪とも善とも、解せられる。およそ人が、その人生を造り上げるものは、その人の人格そのものである。如何なる境遇に生まれ、如何なる教育を受けたにしても、必ずその人の本性は発揮されなければ止まぬ。これが本統の人格である。余は君を商人にしたいとは決して思わぬ。父上もまさか無理にもとは思うまい。しかるに一方から考うれば、余は君に対して、君の文芸にあこがるる心を満足させたくない。その前に先ず着実なる実際家となる地盤を作らせたい。山吹のような哲人にしたくない。スイミツ桃のような詩人にしたい」とコメントし、逃避せず現実のなかで生きるように丁寧に説明している。

そして、転地療養三十五日目。「この頃は父から金を貰ったり、養われたりしているのが、悪い事として心をとがめるのです。親の恩に感激しながら、一面親の生活の方法に対して、不満と不平を抱く二つの感情が打ちあって、こんな奇態な心が湧いたのです。私は物質では貧民でもよいが、頭では富豪になりたいのです。父はそれと反対の願いを持っています。絵を買うのを見ましたが、父は絵よりも落款を買う種類なのです」と患者が訴え、森田はこれに対して「君は芸術品を鑑別する力がありますか」とコメントした。このコメントを読んだ患者は、転地療養四十日目に、「〈この度し難き愚か者め〉と大喝されたように、びつくりした。魂消ると共に、今迄隠れていた真の自分が、心の隅から飛び出した。真の自分は〈芸術だ芸術だ〉と足も空に駆け廻った、あんな浮気な空元気ではなかった。〈あなたは芸術品を鑑別する力がありますか〉先生の言を思い出して、顔が真赤になった。無惨にも私の仮面は打ちはがされた。もう恥かしくて恥かしくて堪えられなくなった。畑へ飛んで行って、土を無暗に打ち歩いた。〈あなたは芸術品を〉と頭へ浮かんで来ると、〈ウンウン〉とうなって、全身の力で地を打った。要するに私はうまい具合に、芸術という仮面を被って、愚な弱い自分をごまかしていたのだ。醜い自分の顔をかくして、父にはむかったり、友を嗤笑したり、嗚呼腐った社会だのと悲憤したのだ」と、自覚した。

このときが、患者は転地療養十四日目に自ら「私は来年再び学校へ出るのが恐ろしい。赤面恐怖が恐ろしいのです。生きているのが恐ろしいのです」と白状していたように、一方では現実から逃避するために、また他方では父親に対する反発のために、「芸術」を利用していたことを自ら理解した瞬間であった。森田は、途中からこのことを見抜いて、「しかるに一方から考うれば、余は君に対して、君の文芸にあこがるる心を満足させたくない。その前に先ず着実なる実際家となる地盤を作らせたい」とはっきりと明言したのである。

以上のようなことも、実際には森田との関係が含まれ、それが置き換えられているのであるから、そこを森田が取り上げ丁寧に説明していることは、ここにはヒア・アンド・ナウに準じる意義が存在し、必須かつ重要なことであると考えられる。

4　自己心理学による理解

自己心理学（Kohut, 1971, 1977, 1984）の視点から見ると、鏡転移や理想化転移、分身転移（双子転移）と変容性内在化の過程（第9章「森田症例――通信治療症例」参照）については、どのように理解できるであろうか。鏡転移や理想化転移については、これまでに述べてきたように、入院治療や転地療養の人間関係のなかに置き換えられたりしながら、森田との間で、進行したものと考えられる。

森田は、入院を引き受けて初めて、対人恐怖の治療に成功しているが、そしてそれはまさしくこの症例においてなのであるが、入院によって初めて自らの等身大を患者に見せることができ、それが治療につながったのではないかと考えられる。

すなわち、入院治療は、一方では、上述したようにいったん著明な理想化や依存を引き起こさせ、他方では、その後に今度はこれを等身大としていくという、精神療法に都合のいい条件が存在すると言えるのである。そして、そこでは、変容性内在化が生じていたのであろう。しかし、その具体的詳細については不明である。

分身転移については、転地療養四十六日目と四十七日目に出てくる、「日雇の婆さん」のことが取り上げられよう。四十六日目に患者は、「朝早く起きて前田へ麦蒔に行った。日雇の婆さんが手が痛いというから、見たら手のひらの皺という皺が、古い鰐皮《わにがわ》のように割れて中から紅い肉がのぞいている。北風が、それにしみるのである。何故だか分らないが、この婆さんのように、虐げられて生きている者の方が、真の人間らしく思われる。生まれてからこの村十里外へ出た事もなく、春が来れば麦を刈り、夏が来れば田の草をむしり、秋は米を取って、都へ送り出す手伝をして、一生人類に捧げた功労を誰もねぎらうものもなく死んで行くのだ。神には不公平はないはずだ。夏の炎天と冬の氷とは、確かに苦痛だろう。しかし神だって、この婆さんに幸福はくれるはずだ。疲労と空腹と放心とが何よりの幸福であろう。私は今朝、婆さんの痛いといって見せてくれた土だらけの手の平と、それをのぞき込んだ私の姿とを忘れる事は出来ない。大きな声で、真理だ芸術だと騒ぎたてる必要はない。私は婆さんの丸い背を見ながら、〔平凡人の誇り〕をつくづくと感じた。私も平凡人になりおおせたいものである」と、しみじみと述べ、これに対して森田は「疲労と苦悩とを苦労としないものが幸福である」と伝えている。

四十七日目には、患者は「先生の御指導によりまして、やっとこれ迄漕ぎつけました。私は文学を捨てて商業学に向かう積りであります。父母や祖父母は、どんなに喜ぶ事でしょう。私は商人になる事が淋しくあります。

あの婆さんのように平凡に働いて死ぬ積りです。しかし、私は決して神を一日でも捨てません。無理に芸術を、例の似而非《えせ》芸術を崇拝はしません」と述べ、森田はこれに対して「婆さんは人生の模型です。最も単純に還元された標本です。しかもこの模型の中に大人生を収めています。婆さんにも愛もあります。苦痛もあります。お萩の餅をこしらえ、人に御馳走して自慢もしましょう。孫に綺麗な衣服を着せてやりたいのでしょう。時々は神の名を呼ぶ事もありましょう。婆さんは自ら知らず識らず、人類のために尽しています。人類の指導者でありま す。婆さんの〔自慢〕は君の赤面恐怖です。人前で赤くならなければなりません。客観的の婆さんと主観的の婆さんとは、全く違います。学ぶ処は、獲得すべきものは、外観平凡に見ゆる婆さんの主観であります。婆さんそのものが努力そのものであります。理屈ではない事実である。かくある時、君の赤面恐怖は今や念頭を去り、君の芸術心の発動は君の商業、君の人生の上に現われて、社会の人類を済度せずにはいられません。これが真の芸術であります」などと伝えている。

以上のように、患者は、この「日雇の婆さん」に、分身転移をしていると言えよう。森田は、この患者の気づきに対して、丁寧にコメントし、これらの両者をたたえている。そして、患者は、ほっとして楽になれたと思われる。この分身転移を、森田が見逃さずに取り上げ、丁寧にコメントを加えたことは、森田療法の日記指導において重要な意味を見出すことができる。なぜならば、日記指導では、上述したように、置き換えの機制が重要な治療的局面となり、そのような局面は患者と治療者のヒア・アンド・ナウと同等の重要性を持つものとしてとらえられるので、それを見逃さずに取り上げ、コメントしていくことが必要であると考えられるからである。

5　逆転移について

ここで、通信治療のところでも言及している、報復せずに生き残る対象についても検討しておく。上述したように、父親や森田に対する陰性の感情は、いったん「前田の主人」に置き換えられながら、最終的には、父親に向かい集約されていったわけである。そして、森田の介入によって、患者は自らの防衛的姿勢に気づかされていったのである。しかし、ここには、森田に対する陰性の感情も含まれていたわけである。すなわち、患者が森田に父親のことを訴えているときには、森田にも訴えているわけであり、そこでは森田は逆転移を感じているはずである。

しかし、ここで森田が、患者に安易に迎合したり患者をちやほやしたりしていないことは上述した通りである。すなわち、森田は自らを見失うことなく、患者の防衛的姿勢を見抜き、それを指摘し、治療者として機能しているのである。

これは、一方では、後述するように、「転地療養」と日記指導という適度な物理的および質的距離のある構造が、患者から森田を防御し森田を患者にとっての理想的対象と感じさせるような、すなわち逆転移の作用を減弱させ森田に自らを見失いにくくさせる機能によるところもあるが、しかし他方では、森田が、患者に挑まれながらも逆転移を克服し報復することなく生き残り、治療者として機能したことによるところもあると考えられる。

これらのことによって患者は、森田を、報復せずに生き残る対象として体験し得ていると言えよう。

第3節　入院森田療法の治療構造の確立

最後に、この治療が森田療法の確立に与えた重要性について述べたい。この症例は森田が治療に成功した初めての対人恐怖であり、そして、この治療は、森田の入院治療の最初期に行なわれたものである。筆者は、この治療が、森田に、入院治療の治療構造について、多大なヒントを与えたものと考えている。

森田は、「転地療養」が患者自身の意思だったと述べているが、私は、この偶然性が、森田療法の確立に対して重要な貢献をしていると考える。森田は、退院十一日目に「君の病に対する今の自信は皆君のではなく私の自信である。私から離れなければならぬ」と伝えているように、患者の森田への強い依存を感じている。そして、この患者が「転地療養」に出て森田に日記指導を受けたことによって、両親から遮断され、森田からもほどよい距離がとられることになり、このことによって、治療に展開がみられ、森田が、そのことを強く実感した可能性を感じるからである。これによって、患者と森田との間に、ほどよい距離を作る治療構造（長山、一九八九）の原型が創案されたのではないだろうか。

そして筆者は、森田が、この物理的距離を質的距離としてとらえて、その後の自らの医院での治療に、応用したものと考える。なぜならば、これまでに述べてきた事柄によって、この治療が、森田に、治療構造における入院・作業・日記などの意義を明確にさせるうえで重要なヒントを与えたと言い得る、と思われるからである。

第9章

森田症例——通信治療症例

豊原 利樹

第1節 はじめに

まず、筆者が、『根岸症例』に引き続いて、この『通信治療症例』を、さらに検討する理由を説明したい。この本の基になった研究会において、筆者は『根岸症例』の方を先に取り上げたのであるが、その折に、研究会のメンバーの一人であった故橋本元秀先生が、『根岸症例』の場合には、患者が日記を書いて一週間毎に森田に送って指導を受けたという経緯から、患者と森田との関係性が、タイム・ラグなどのために、検討し難いというご指摘をされ、その点で分かりやすい症例を検討できないものかというご提案をされた。

そこで、筆者は、このご提案を検討し、その後新たに、この『通信治療症例』を取り上げたのである。その結果、筆者は、時系列的に明確な患者と森田の関係性を検討することができ、相互のダイナミクスを、より明確に理解し得たと考えている。この『通信治療症例』について、より深く検討する動機を賜った橋本先生に、感謝の念を表し、この章を捧げたい。

提示する『通信治療症例』治療の概要は、筆者が、森田の原著から、そのまま、重要と思われる部分を抜粋したものである。その抜粋の基準は、『根岸症例』の場合と同様に、治療のストーリーを浮き彫りにすること、および登場人物の相互の関係性を明確にすることである。その条件を必要十分に満たしたうえで、できる限りコンパクトにすることを心がけた。

原著は、文語体かつ候文、旧仮名遣で書かれているため、読みやすさを考えて、これを、口語体かつ現代仮名遣に改め、また、漢字については、旧字体を新字体に変更した。そして、一部の漢字（「之」「又」「其」「此」など）を平仮名に、さらに、「耻」という漢字は現代において一般的に用いられている「恥」に、変更した。また、文体は、『ラット・マン症例』の場合と同様に、患者の発言は、ですます体（ですます調）で、森田の発言は、である体（である調）で、統一した。［　］内は筆者の補足である。

なお、森田の文章に、現在では差別を表わす言葉として使用されていない表現が含まれているが、学問的意義を考慮して、そのままにした。

1　瀆神恐怖および赤面恐怖患者、通信治療の例　［『通信治療症例』］

【患者の症状】

二十歳、小学校教員［男性］。中学一年頃から赤面恐怖となり、人の前へ出れば圧迫を感じ、人びとから軽蔑されるように思い、友人は少ない。

また一年ばかり前から痔疾を患い、その後、神罰恐怖を起して、神様へ尻を向ければ痔が悪くなる、とかいうような強迫観念に悩まされるようになった。

大正十四年［一九二五］十一月、初診。入院療法を始めたけれども、四日ばかりの後、家庭の都合で中止し、郷里に帰って後、通信［郵便］によって治療することになった。

［以下は、患者と森田の手紙のやりとりである。各手紙には、森田が表題を付けている］

▼理知と感情との血みどろの戦い　［患者第一信：大正十四年十二月十四日］

この忌まわしき性癖を打破しようと、先生のお教えである「苦しみを苦しむこと」に努力しております。しかしながら小生の神罰恐怖症は、なかなか根強く心のなかにはびこってこれを排除することができず、毎日煩悶に暮らしております。自分の心のなかで神の姿を思い浮かべて、それを冒瀆したがごとく妄想するのです。こんな些細なことで、神が怒って神罰をくだして、私を病気にするというようなことがありえることでしょうか。私の理知はそんな神ではないことをささやいてはいますが、それを私の感情では信じてくれないのです。理知と感情との血みどろの戦いのために、私の頭は破裂しそうです。

自分では、教師のような責任の重い交際的な方面は、自分に不適当だと存じますが、いかがなものでございましょう。

小生の赤面恐怖については、先月先生から承った通り、「水は冷たきものと覚悟せよ、人は誰も恥ずかしきものだと諦めよ」という決心でいれば治るでしょうか。そういう心持ちでいても、人前へ出ればやはりこの忌まわしい性癖が現われるのをどうすることもできません。

アア私の前途は、今、暗黒に閉ざされています。ただ私を明るい世界へお救い下さる方は、先生よりほかにありません。何卒、前記の事柄について、また神に対する正しき宗教観などをお教へ下さいませんでしょうか。

▼正しき宗教観　［森田の返信一：大正十四年十二月十八日］

お言葉「苦しみを苦しむことに努力します」。これでは余分な努力になり、苦しみが重複する。努力しなくとも、苦しみは到底苦しいから、わざわざ苦しまなくとも沢山である。降りかかる災難、湧き出した苦しみはその事実、そのままにあるよりほかに仕方はない。

神罰や縁起を恐るるのは、幽霊を恐るると同じように、有るか無きかの不可思議力に対して恐れ悩まさるるのであるけれども、これは凡夫の人情として致し方のないことである。神罰も地震も火事も、受くべき災難は受くべきものと覚悟なさるべきである。

お言葉「私の感情は信じてくれない」についても、信ずるとか、信じないとかいうことは、地球がまるいとか、山の芋がうなぎになるとか、信ずべきはおのずから信じ、信ずべからざるはおのずから信じない。我から作りて信ずることはできまじきことである。すなわちこれも成り行きにまかすよりほかに仕方なきことである。信じ得べからざることを信じようとするから、理性と感情との葛藤となるというものである。かようなことは、小生の知的説明をもって、君を納得させることは、不可能のことである。君自身の体得と知識とが積んでこなければ、付け焼刃はかえって有害無益のことである。

君が教師をやめる必要は少しもないのである。職業はいかなることでも、人生に責任のなきところはあるまじき。たとえ隠遁しても「世を捨てて山に入るとも、味噌、醤油、酒の通路なくてかなわじ」というように、世の中に自責の感や、欲望の渦の巻かぬところはないのである。

「神罰恐怖も赤面恐怖も、あきらめる決心でいれば治るものでしょうか」とのお尋ねも、治れば諦め、治らねば決心しないというような決心や諦めは、悪智の矛盾であるということにお気がつかれないのであろうか。自分の病気を治してくれれば拝むが、然らざれば屁をひりかけるというような神様はあるまじきことである。小生としても、あるいは君の身長を引き伸ばしたり、君の苦痛を取り除けたり、あるいは君の目を余分に明るくしたりする不可思議力を持ち合せざるものであるので、屁をしかけられても苦しからぬことである。神に対する正しき宗教観は、あるがままの我人生の境涯に敬虔、服従することである。神を出しに使いて我利をはかり、苦痛を回避し、罪を他に嫁《か》せぬことかと思うのである。

▼悲愴な勇敢な諦め　［患者第二信］

私は初めて今までの長い迷妄から脱することができました。いたずらに苦痛を回避せんとして、とめどもなく苦痛に追い回されていた過去の自分は全く愚かなものでありました。いかに苦しくとも現在人生のありのままを見つめて行くよりほかに仕方がないと諦めて、いかなる災難も病難も、また自己の不幸も、いさぎよく受けて行こうとすることに初めて気がつきました。先生はおっしゃいました。「治るなら諦める、治らねば決心しないと、そんなことではいけない」と。そうです。そんな今までのような功利的な、打算的な決心や諦めを捨ててしまって、真の悲愴な勇敢な諦めをつけようと思います。

▼氷雪の溶けるがごとく全快　［患者第三信：大正十五年一月二十八日］

さて、ここにお喜び下されたきことは、あれ程、頑強で猛烈だった神罰恐怖が、氷雪の溶けるように全快してしまったことです。実は今日、小生が回生の歓喜を得ることができたのはひとえに先生の賜と深く感謝致します。しかし、赤面恐怖はなぜか、まだあまり良くなりません。赤面恐怖を隠さないように努めようとしても、人前に出ると、「お前は恥ずかしがりやだ」と言われるのが恐ろしくて、どうしても隠さずにはいられません。何卒、愚問に対してお答えを賜るわけにはまいりませんでしょうか。

一．赤面恐怖を治すべき心得をお聞かせ下さい。

二．赤面恐怖症は、なるべく交際をしないで、厭人的生活をしばらく続けた方が良いでしょうか。またその反対の態度をとって、赤面恐怖の起こるにまかせつつ、人と交際し、職業に就いた方がよろしいでしょうか。

三．教職について、責任や義務がいかに重くとも、私は構いませんけれども、児童に、この私の神経質が反映することは罪悪のように思われますが、そんな道徳観念を捨てて、教職についてもさしつかえはないものでしょうか。

なお書き落しましたことは、小生は今、独居していますが、前には夜など、淋しい何だか心もとない恐怖にとらわれて、少しも落ちつきませんでしたけれども、現在では、淋しいとも何らの不安をも感じません。

▼恥ずべきことを恥じよ　［森田返信二：大正十五年二月一日］

瀆神恐怖、小生の一言によりご氷解なられたとの由、小生の身にとりて、こんな嬉しきことはないのである。なお赤面恐怖に対して要領を得ずとの由、総じて強迫観念は、同一の理由によりて起るものなれば、その要点を得れば、全体に治癒すべきものである。

赤面恐怖については、人前に出て「お前は恥ずかしがりやだ」と言われたときは、「どうも僕は実際に気が小さくて困る。何かといえばすぐ顔が赤くなる。こんな不本意なことはない。ほんとに僕は……」とお打ちあけになられなさい。これはまず形式的でもよいから、この文句を何遍でも繰り返して下さい。

その尋ねの個條については、

一．赤面恐怖は治るべきものにあらず。当然自己の持ち前をもって、人に対し、自分に対して常に恥ずかしがるべきこと、吾人本来の面目なのである。「恥を知る」とはこのことである。「君子はその独りを慎む」ということは、常に自ら省みて自分の恥ずべきことを恥ずることである。人は恥ずかしがるが故に、常に自分の行ないを慎むのである。恥じざらんとすれば、いつしか自ら恥ずべきことをなし、自己の恥を繕いかしがるべきである。

隠して虚偽に陥り、ますます後悔、悲観、卑屈が引き続きて起こるのである。初めから常に自ら些細な恥をも恥とすべし、自らえらがるべからず、虚勢を張るべからず、返す返すも常に自分の本来のままに恥ずかしがるべきである。

二．厭人的生活は駄目である。これは恥を軽減する手段に非ず。赤面恐怖は、本来自分が人に勝らんとする心の反面である。自己の本来に立ちかえるべきである。

赤面に勝たんとしてことさらに交際の稽古をすることは無用である。さりとて自己の境遇、職業のために、なすべきことはいかなる苦痛、困難もやむを得ざることである。

孟子が「内に省み疚《やま》しければ、乞食のようなものにも我はあやまるが、内に省みて疚しからざれば千万人といえども我行かん」という意味のことを言ってあるが、いかに孟子でも、こんなときには、顔から火の散るような心持ちのするのは当然のことである。ここを思いきって、やってのけるのが孟子の所謂《いわゆる》不動心《ふどうしん》かと存じる。俗人は斯様《かよう》なときに、孟子が平気でいると想像するであろうけれども、それは大なる誤解である。所謂野狐禅《やこぜん》［なまかじりの禅］である。

三．誤りたる思想にとらわれ、それから割り出した善悪観は、全く虚偽になり、人工的のものになる。善は真であらねばならない。自分の純真ありのままから出発すれば、そこに善悪はない。

児童の前には児童のように恥ずかしがるべきである。自己の本来に帰り、無垢のままに、児童のような心持を発揮すべきである。これが児童に対する最も大切なる感化力である。

なお強迫観念を解脱した人は、すでに人生の修養を積みたる人にて、世のなかの酢いも甘いも、かみ分けたる人である。凡人以上の人たらんと欲するものは、充分に強迫観念を苦しまねばならぬ。これが直ちに人生の修養となるというものである。

▼瀆神恐怖から起る心の葛藤　［患者第四信：大正十五年二月七日］

他人のことながら、小生の全快をお喜び下さいます先生に対して、満腔の感謝を捧げます。御参考のために、神罰恐怖の全快しました経過を御報告いたします。

初めの間は先生のお言葉に服従することが大変苦しいものでございました。

私の初めの神罰恐怖も、後には単にそれのみに止まらず、だんだんと症状は増悪して、疾病恐怖、特に痔疾を恐れることがはなはだしく、神に後方を向けることが苦しくて、座臥進退の際にも、身体をどちらに向けてよいかわからず、気の済むまで、なんべんでもやりなおしました。そうしてついには縁起恐怖にまでいたり、本を読むに際しても、神という字が目につくと頭を下げ、または手や足の方向をチャンと正し、または神という語を黙読するときに、頭のなかに神を冒瀆するような考えが浮かぶと、その考えがなくなるまで、神という語を繰り返し、もちろん本を読んでいても、その内容などはさらに頭に入りません。

そのとき先生の御返事を頂きまして、後の苦しみを覚悟で、押し切って破壊的行為を行ない、後悔の苦痛を甘んじて受けました。その間にだんだんとうすらぎ、始終、頭のなかに一杯だった神という観念も忘れるようになり、同時に苦しみに堪えよとの仰せに従って、わざわざ神を冒瀆するような観念を起こしてみましたが、もとのような激しい感情は起こらなくなり、ついには今現在では、そんな観念も平気となって、すぐ消失してしまうようになりました。それとともに疾病恐怖も縁起恐怖も、いつの間にか忘れてしまいました。実際、先生の仰せにあった通り、こうした恐怖は人間である以上、全然なくなってしまうものでないということが初めて分りました。たとえ以上の恐怖が起こっても、その恐怖が苦にならないようになって、現在では普通の人間になることができました。

また独居の際、以前には、急に自分が病気になりはしないか、不幸なことが突発しはしないか、亡霊が現われてきはしないかなど、幼稚な恐怖で不安でたまりませんでしたが、今では、たとえそんな考えが起こってきても、第三者の立場で考えているようで、きわめて不鮮明で、少しも苦になりません。それは「降って湧いた不幸や苦痛は何とも仕方がない」という先生のお言葉を実行しているからです。それゆえ、もう色々な恐怖が激しく自分に迫ってきても、自分はただ、それに耐えるばかりだということを知っていますから、以上の強迫観念も、もう増悪する余地がなくなり全快してしまったことを限りなく、喜びます。

私はまた今日、命の母たる先生の御書面に接して、ようやく一番人生に奮闘して、些少なりとも社會に貢献したいと思います。いよいよお言葉に従いまして、教師になることに決めました。今までは偏狭な道徳観にとらわれて、誤った考えを抱いておりましたのを啓発して下さいました先生の御恩は忘れられません。

▼君の目は凄い［患者第五信：大正十五年三月十二日］

過日先生の御教訓を得まして、小生の赤面恐怖も大分良くなりました。盛んに交際もいたしまして、決して回避的な独居生活はしていません。現在は道を歩くことは平気ですけれども、人と対座していることが一番苦しいのです。相手の人の視線に合致すると、私の目がにらんだようになり、涙が出ます。自分の恐怖に満ちた醜い顔を相手に見せて、不快を感じさせることは、罪悪であると思うと、胸が苦しくてたまりません。けれども先生のお教えが身にしみていますから、決して下ばかり見つめるような卑怯なことはせず、ジッと相手の顔を見つめています。しかし一友人から、「君の目は凄い、何か悲観しているネ」と言われ、また多くの人達から「君は若い者としては元気がない。そんなことでは駄目だ」と言われました。赤面恐怖の発作が自分ばかりの錯覚かと思っていたのに、他人にも、こうした自分の発作を見られるかと思うと、ますます苦しくなって、悲観のどん底に落ちているのです。

自分がこのままで、意気地ない元気のない者として、人から交際もしてくれないようなことになったら、自分の前途は暗黒だと想像して、ますます苦しみに耐えられないのであります。事実今一人の友もなく、訪問してもいやな顔をしているようで、私は全く孤獨です。

私はある本で「耳の不揃いの者は内心葛藤が絶えず、一生不幸で終わる」ということを読んだことがあります。私の耳は、右が左よりもズッと小さく形も違います。それで子供のときから恥ずかしがりやの自分は、この赤面恐怖も一生治らないのではないかと煩悶します。そんならなぜ神罰恐怖が治ったかと自問してみますと、これは一時的に起こったものであるし、赤面恐怖は子供のときからである。また耳は顔にあるものだから、その不揃いなのが、すなわち赤面恐怖を表現しているのだと勝手な理屈をつけて、一生涯、ろくろく交際もせずに、悲惨な不幸に終わるのではないかと、果てしない悲観をせずにはいられません。

次の質問にお答え下さらん事を偏《ひとえ》にお願い申します。

一．耳の不揃いなのが赤面恐怖の治らぬ証拠ではないでしょうか。先日の御教訓を実行いたしますれば、ただ今、以前より大分よくなったように、だんだんと全治するものでしょうか。

二．にらむような目差しとなっても、人と交際した方がよいでしょうか。それは罪悪ではないでしょうか。

三．他人から自己の批判をされて悲観してもよいでしょうか。煩悶してもかまはないでしょうか。

▼自分自身になれ　**［森田返信三：大正十五年三月十六日］**

「盛んに交際いたしまして……」。ことさらにカラ元気をつけて、交際の稽古をするのではない。必要と自己の欲望に駆られる結果の行動でなければいけない。不必要に交際するのではなく、常に自分は、自分本来の小心翼翼の態度を失わないように、常に自分の本心から出なければならないのである。これが虚偽を去るということにて、自分の自然に帰るということである。

「人と対座しているとき……」。人の視線と此の方との相合うときには、自然の人は、普通、何思わず、必ず目を他にそらせるものである。人を見つめる人は、気位高く、自我の強い傍若無人の変人のみである。小生は我が子や女中に対しても、その顔を見つめることができず、君らを診察するときでも、容易にその顔を見つめることはなく、多くは伏せ目にて、その人と面と向かわず。これが小生の本来性にて、そのところに小生の人に対する畏敬の情と小心さとがあり、人を冷視し圧倒せぬ態度がある。

「自分の醜い顔を相手に見せて、不快を感じさせるのは罪悪である……」。これは自我中心主義の反語、もしくは間接の解釈、すなわち自己弁護にて、決して真の利他主義に非ず、見せかけの偽善の言かと存じる。自分が貧乏、ビッコ*、醜男《ぶおとこ》であって、人がこれを不快に思えばとて、それは自分の罪悪ではない。それが金持ぶり、色男ぶるときに初めて罪悪が生まれ、自分の小胆さ、真面目さをことさらに大胆に、やりっぱなしのように見せかけんとするときに、初めて罪悪となるものである。

「決して下ばかりを見つめたりするような卑怯なことはせず、ジッと相手の顔を見つめています」。これは極めて下らぬ虚偽で、料簡の間違いである。いたずらに見つめるのが大胆に非ず。人を見つめ得ぬ位に、敬虔の情に満ち、いたずらに人に対抗せず、自分はただ自分自身を保持し、自分の出来得べきだけのことをしていればよい。「君は目が凄い」と人に言われるのは、不自然に人を見つめんとする当然の結果である。自分は人を見つめ得ぬ小心者であるということを真面目に真剣に、人に対して告白なされなさい。カラ威張りせんとすれば益々弱く、自分自身のありのままになりきれば最も強くなるものである。

「自分の錯覚かと思えるに、他人にも実際に見られる」とは、錯覚に非ず、自分自ら不自然に故意に作りたる当

＊ 現在はこのような言葉は差別語であるため使用されていないが敢えて森田自身の言葉としてそのままにした。

然のいやな目つきであることは確かである。逃げ腰の喧嘩の腰つきは、誰にも容易に見分けらるるものである。皆不真面目の結果にて、当然これを自ら恥じなければならぬことである。赤面恐怖が自分の恥を隠さんとして、当然恥ずべきことをも恥とせざる心持の現われたるものである。

「自分は一生、このままで悲惨な不幸で終るのではないか……」。しからば醜男、メッカチ*の人はいかにこの人生を終るや。愚人、不健康の人はいかにこの世に生き得るや。盲人の保己一もあれば病弱のダーウィンもあり、強度の神経衰弱にかかった白隠禅師もある。盲目がいたずらに目明きに対抗するにおよばず、小胆者が大胆者に競うを要せず、ただ自分の持ち前の全力を発揮して行けば、保己一にもなれば、ダーウィンにもなることである。

「自分は事実、今一人の友人もなく……」。それは交際を求め来る人さえも、自分がこれを素直に受け入れないからである。人に負けるのがいやだからである。盲人がいたずらに目明きを邪推して、すね、意固地になるようなものである。自分が気の小さいことをありのままに打ち明ければ真の友として交りに来る人はいくらでもある。自分の本心が孤独を好むのではない。負け惜しみである。勝とうとあせるから負ける。負けるがままに捨身になれば必ず勝つものである。

「耳の不揃いの者……」。これは不具者が人を羨むために起ることである。自分自身になりすまして、人に対する反抗をやめさえすれば、必ず自分の長所はおのずから発揮さるるものである。自分自身を発揮さえすれば、人相位のことは何でもなきことである。

「他人から自分の批判……」。人が自分をいかに批判しようが、それは各々その人の勝手であって、小人は利に悟り、君子は義に悟るものであるから、それを此の方から、どうさせることも出来ない。人は人、我は我、何とも致し方なきことである。

＊　この言葉も現在では使用されない。前述同様に原文のまま掲載した。

▼死を求めていた［患者第六信：大正十五年三月二十三日］

今までの自分の態度心持ちが誤っていたことを悟りました。不必要なる交際をなし、カラ元気を出し、虚勢を張っていた自分は全く間違っていました。あたかも貧乏人が金持ちを羨むように、他人と自分とを比較して、世間を呪い人を恨み、ひねくれた根性となって、ついには救われざる深淵《しんえん》に陥ろうとしていました。ご教訓の内、特に痛切に感じられたのは「盲目が目明きに対抗するにおよばず、小胆者が大胆者に競うを要せず、唯、自分の持前を発揮せよ」とのお言葉でありました。

小生は来る四月より○○小学校へ奉職することに決まりました。教師となれば、心をかきむしられるような苦しいことがあるだろうと恐ろしくてたまりませんけれども、先生の尊いお言葉を守って、震えながらもその恐怖に当面して行こうと思います。先生の御返書を見る前までは、実際、絶望に陥り、死をさえも求めていたくらいです。

▼真であれば罪悪ではない［患者第七信：大正十五年四月二十四日］

先生のお教えに従い、四月一日より小学校に奉職しております。初めは予期恐怖がしきりに起こって、ずいぶん苦しいものでありましたが、先生の「苦痛に直面してなすべきことをなせ」のお言葉を肝に銘じて、毎日苦しみつつもなすべき職務をなしております。概して三月まで、「こんな自分が満足に教師として務めを果たすことができるか」と、いたずらに煩悶し、予期恐怖を起していたときより、今は、どの位、心が安楽であるか知れません。

児童の前にでも、赤面恐怖の起こるにまかせて、授業をしています。そうして三、四時間目となると、あまり発作も起こらないのです。以前勤めていたときには、恥を感じないように、また隠そうと取りつくろって、その方に心が引かれて、教育という方面を打ちやっていましたので、とても騒々しくてお話になりませんでしたが、現在では取り繕うことをせず、教育に専念して居ますから、自然真面目な授業ができ、児童も小生に敬服しています。この辺の消息を考えても、「恥を隠さんとすれば自然恥を知らない態度になる」とのお教えがよく分ります。そして「真であれば罪悪ではない」とのお言葉をしみじみと実感することができました。

また最近、自分がつくづくと体得しましたことは、人望でも信用でも、すべてのことが自分から得るのではない、自然に与えられるものだということです。私は真の人間としての出発点を先生から教えていただきまして、生まれ変ったつもりで、過去の醜い姿を捨てて、真の自分に帰ろうとしています。否、着々実行しつつあります。

小生の前途には光明が輝いています。現在その光明が認められるようになりました。その光明への経路を指し示して下さいました有難い、なつかしいお方は森田先生であります。

小生は先生に対して、どうお礼の言葉を述べてよいか分りません。何卒私の心中における感謝の念そのものをお受け取り下さい。

第2節　『通信治療症例』についての解説

この治療は、『神経衰弱及強迫観念の根治法』（森田、一九二六、全集第二巻、一八六頁）に「瀆神恐怖及赤面恐怖患者、通信治療の例」として報告されたもので、後に「赤面恐怖の療法」（森田、一九三五）にも再録されているものである。

患者の第一信から第七信、森田の返信一から返信三よりなる通信治療のやりとりの流れは、以下に示す通りである。

初診は大正十四年（一九二五年）十一月（日付は不詳）。そして患者は、入院治療を家庭の都合（詳細は不明）で四日間で中止し、通信治療に切り換えている。

患者第一信　［大正十四年十二月十四日］

←

森田返信一　［大正十四年十二月十八日］

←

患者第二信

←

患者第三信

←

森田返信二　［大正十五年　二月　一日］

←

患者第四信

←

患者第五信

←

森田返信三　［大正十五年　三月十六日］

←

患者第六信

←

患者第七信　［大正十五年　四月二十四日］

第3節　考　察

筆者は、この治療において森田が、患者との関係性のなかで、いかに治療的対処を行なっていったかについて、検討する。そして、その中心となったものが、『根岸症例』において検討した、森田療法の本質的な治療技法の一つと考えられる、森田の防衛解釈（森田療法的防衛解釈、第8章「森田症例――根岸症例」参照）によってであったことを示したい。

1　『通信治療症例』の治療経過の概要

治療前より患者は、赤面恐怖の症状に悩まされ、それが良くならないので無意識的に神を恨み、神に対する不満や怒りなどのために、迫害的不安から瀆神・神罰恐怖を起こしていたものと理解できる。

第一信でまず患者は、この瀆神・神罰恐怖について森田の「お教え」通りに努力しているが良くならないことを、森田に訴えた。これに対して森田は、「神罰も地震も火事も、受くべき災難は受くべきものと覚悟なさるべきである」「君が教師をやめる必要は少しもないのである」「小生としても、あるいは君の身長を引き伸したり、君の苦痛を取り除けたり、あるいは君の目を余分に明かるくしたりする不可思議力を持ち合せざるものであるので、屁をしかけられても苦しからぬことである」などというように、とらわれと、それに対するはからい、思想の矛盾などを指摘し、防衛解釈を中心に行ない、これによって瀆神・神罰恐怖は、患者の言う「全快」をしている。

患者にとっては、それまでは神に依存していた部分のほうが大きかったのが、ここで、その依存の対象が、森田に、ほぼ全面的に移行したと推察される。同時に、「神が怒って神罰をくだして、私を病気にするというようなことがありえることでしょうか」というような迫害的不安も、その後、森田に移行していったものと考えられる。なぜならば患者は、第一信でも、「どうすることもでき」ないと訴えていて、森田に対しても不満や怒りなどを抱いていたことがうかがえるからである。このようにして、患者は、森田に対して、瀆神・神罰恐怖についての転移性治癒、および転移神経症（Freud, 1914; Malan, 1979）を起こしたと考えられる。

患者はまた、赤面恐怖についても、「〈人は誰も恥ずかしきものだと諦めよ〉という決心でいれば」本当に治るのか、「決して下ばかり見つめるような卑怯なことはせず、ジッと相手の顔を見つめて」いるのにうまくいかないと、森田に対して不満を訴えている。これに対して森田は、「治れば諦め、治らねば決心しないというような決心や諦めは、悪知の矛盾であるということにお気がつかれないのであろうか。自分の病気を治してくれれば拝むが、然らざれば屁をひりかけるというような神様はあるまじきことである」「逃げ腰の喧嘩の腰つきは、誰にも容易に見分けらるるものである。皆不真面目の結果にて、当然これを自ら恥じなければならぬことである。赤面恐怖が自分の恥を隠さんとして、当然恥ずべきことをも恥とせざる心持の現われたものである」と、森田に対する不満や防衛的姿勢を取り上げる一方で、「君が教師をやめる必要は少しもないのである」「自己の本来に帰り、無垢のままに、児童のような心持を発揮すべきである」「自分自身になりすまして、人に対する反抗をやめさえすれば、必ず自分の長所はおのずから発揮さるるものである。自分自身を発揮さえすれば、人相位のことは何でもなきことである」と、患者を受け入れ認めることもしている。

これらの森田による介入は、とらわれと、それに対するはからい、思想の矛盾などを指摘することによって行なう、森田療法的防衛解釈が中心となっている。患者が、なぜこのように、とらわれ、はからうのかと言えば、『根岸症例』の項で検討したように、患者が、本当の感情（true and real feelings）（Winnicott, 1958; Malan, 1979）を体験するのが不安なので、それから心的退避（Steiner, 1993）するためであって、このことは強迫症状による防衛機制と考えられ、これに対して、森田は、森田療法的防衛解釈を行なっているのである。

それでは、精神分析的防衛解釈と、この森田療法的防衛解釈は、どのように異なるのであろうか。これから検討するように、森田は、この防衛解釈を中心にして、内容解釈、転移解釈、他のさまざまな介入を臨機応変に行なっている。このような介入が、この時代に行なわれたことは、実に、驚くべきことである。なぜならば、精神分析においては、これらのことは、「フロイト症例」の検討の項で述べたように、この時代以後に、精神分析理論（メタサイコロジー）が発展するにしたがって、種々の治療技法が生み出されていったからである。そして、このような両者の相違は、後述（第11章「フロイト症例」参照）するように、病態の理解や解決における、アプローチの仕方の相違から生じるものと考えられる。

森田は、「小生の知的説明をもって、君を納得させることは、不可能のことである」「小生としても、あるいは君の身長を引き伸ばしたり、君の苦痛を取り除けたり、あるいは君の目を余分に明かるくしたりする不可思議力を持ち合せざるものであるので、屁をしかけられても苦しからぬことである」「小生は我が子や女中に対しても、その顔を見つめることができず、君らを診察するときでも、容易にその顔を見つめることはなく、多くは伏せ目にて、その人の面と向かわず」と、自らの限界を示してもいる。そしてこれらのことが、「いかに苦しくとも現在人生のありのままを見つめて行くよりほかに仕方がないと諦めて、いかなる災難も病難も、また自己の不幸も、いさぎよく受けて行こうとすることに初めて気がつきました」「不必要なる交際をなし、カラ元気を出し、虚勢を張っていた自分は全く間違っていました。あたかも貧乏人が金持を羨むように、他人と自分とを比較して、世間を呪い人を恨み、ひねくれた根性となって、ついには救われざる深淵に陥ろうとしていました」と患者が打ち明けたように、患者に洞察を与えたものと考えられる。

ここでは、患者は、森田に受け入れられ認められつつ、とらわれと、それに対するはからいや、思想の矛盾について、取り上げられたことによって、この見抜かれることによって生じる欲求不満に耐えられている。また、森田が、自らの限界も示したことから、患者の治療者に対する理想化は、何でもしてくれるような万能的なものから、より現実的なものへと変化したと考えられる。そして、これらによって、患者は、本当の感情を体験することに取り組み始めたのである。

以上のように、治療者の中心的な役割とは、患者の本当の感情に対する防衛的姿勢を見抜き、それを解釈し、とらわれからの解放へと導くものである。また、ここで注目すべきことは、患者が森田に対して不満などを訴えたときに、森田は、それらの内容についての解釈をしているが、同時に、患者を受け入れ認めてもいて、このことが患者の支えともなっている点である。森田は、以上のような方法で、患者の対象に対する投影を引き戻させ、患者自身の本当の感情を体験させ、神や森田に対する迫害的不安を解決し、神や森田に対する理想化をより現実的なものとし、結果として患者は、投影していた感情を取り戻し、患者のモーニング・ワーク（mourning work）（Klein, 1935, 1940）を円滑に実現させているものと考えられる。

すなわち、森田は、この治療で、患者を受け入れ認める姿勢を根底に置きながら、自らの限界を示すことによって陽性転移に対する解釈を行ない、患者の森田に対する不満や怒りの感情を取り上げることによって陰性転移に対する解釈を行ない、患者にとって森田をより等身大とする作業を行なっていると言えよう。森田は、患者を受け入れ認めながら自分を等身大にしていくことによって、患者に、自分を肯定させ超自我を緩和させるような対処を行なったと言えよう。

2　森田の治療技法

以上のような治療の脈絡について、以下において、いくつかの見地から、より詳細に検討を行なう。

A　森田の解釈および、その他の介入の詳細

患者は、意識的には、森田のことを信じてやっていると言っているが、無意識的には、良くならないと森田に

対して不満などの陰性の感情を抱いている。すなわち、患者は、「自分の心のなかで神の姿を思い浮かべて、それを冒瀆したがごとく妄想するのです。こんな些細なことで、神が怒って神罰をくだして、私を病気にするというようなことがありえることでしょうか、私の理知はそんな神ではないことをささやいてはいますが、それを私の感情では信じてくれないのです」と訴えているが、これは、神に対してばかりでなく、森田に対しても、不満を感じたりすると、森田が怒るのではないかという迫害的恐怖を抱いているものと考えられる。これに対して森田は、まず、「我から作りて信ずることはできまじきことである」とコメントし、感情はコントロールできないことを伝え、次に、「小生の知的説明をもって、君を納得させることは、不可能のことである」とコメントし、治療者の力を現実化している。このことは、患者が、自らを現実からそらせ、森田に、現実から逃避したままで治して欲しいという、万能的な力を期待していることに対応している。瀆神・神罰恐怖は、患者が赤面恐怖が治らないので無意識的に不満を感じ、二次的に出てきた症状であり、神や森田に対する陰性転移によるものであると考えられる。また、最初にこの症状が起こったときには、その対象は、神に対してのみであったが、その後、徐々に、森田へ移行しているのが読み取れる。

森田は、「職業はいかなることでも、人生に責任のなきところはあるまじき」「世のなかに自責の感や、欲望の渦の巻かないところはないのである」とコメントし、まず、どこで何をしても悩みは同じであると伝えている。次に、「治れば諦め、治らねば決心しないというような決心や諦めは、悪智の矛盾であるということにお気がつかれないのであろうか。自分の病気を治してくれれば拝むが、然らざれば屁をひりかけるというような神様はあるまじきことである。小生としても、あるいは君の身長を引き伸ばしたり、君の苦痛を取り除けたり、あるいは君の目を余分に明かるくしたりする不可思議力を持ち合わせざるものであるので、屁をしかけられても苦しからぬことである。神に対する正しき宗教観は、あるがままの我人生の境涯に敬虔、服従することである」とコメントしている。すなわち、患者が、森田を理想化して、不満や怒りなどを繕いながら、森田に挑んでいるときに、森田が、自分は神様ではないし万能的力もないけれど、屁をひっかけられても苦しくないし、仕返しもしない、不満を抱いていていいし、抱いている不満はしっかりと感じるように伝えていることになる。これは、患者の不満や怒りなどの陰性感情に対して内容解釈をすると同時に、防衛解釈をしていることになるが、この防衛解釈に支えられた陰性感情に対する内容解釈は、患者に対して強烈なインパクトを与えたものと考えられる。ここで、森田は、患者の森田に対する理想化や陰性感情に応対し、全人格的に理解してあげていることになる。このようにして森田は、最初の理想化された治療者像から、患者に、等身大の自分が見えてくるようにしている。患者は、森田に今まで抱いていた感覚とは違った、ずれを感じ、そこに驚きを感じるであろうが、これは、とても重要なことであろう。そして、患者は、森田に、治してくれたり怒られたりすると感じていたのが、以上の解釈によって、森田が現実化され、患者の瀆神・神罰恐怖は軽快したものと考えられる。

治療者が、患者に、転移の関係でかかわっている限り、患者が課題を克服していく上での助けにはならない。治療者が、それまでの患者に重要な影響を及ぼしてきた人間がかかわれなかったように、患者にかかわることで、患者は、初めて、自分の課題を解決することができる。報復せずに生き残る、そういう対象というものが存在することを初めて体験し認識する（Winnicott, 1971）。屁をひっかけられても苦しくないと言ってくれる治療者がいてくれることによって、瀆神・神罰恐怖は治るわけである。

森田は、「神を出しに使いて我利をはかり、苦痛を回避し、罪を他に嫁せぬことかと思うのである」と指摘しているが、これは、防衛解釈であると同時に、どうするべきかを伝えている。人のせいにしないように指摘すると同時に、このまま教師をやっていいとも伝えている。そして、全体としては、強迫観念から逃げずに、体得と知識を積むことが必要であると指示するのである。

森田は、「赤面恐怖は治るべきものにあらず。当然自己の持ち前をもって、人に対し、自分に対して常に恥ずかしがるべきこと、吾人本来の面目なのである。〈恥を知る〉とはこのことである」と述べている。森田を取り入れ同一化した患者に対して、森田は現実とのずれを指摘している。森田を理想化し神を見ていた患者が、このように森田に諭されることによって、患者の森田に対する理想化が、より現実的なものへと変化する。このようにして森田は、自らに投影されたものを患者へ少しずつ戻していっている。

以上のようにして、患者は、より現実的な依存対象を得、迫害的恐怖は減少し、「前には夜など、淋しい何だか心もとない恐怖にとらわれて、少しも落ちつきませんでしたけれども、現在では、淋しいとも何らの不安も感じません」「独居の際、以前には、急に自分が病気になりはしないか、不幸なことが突発しはしないか、亡霊が現われて来はしないかなど、幼稚な恐怖で不安でたまりませんでしたが、今では、たとえそんな考えが起ってきても、第三者の立場で考えているようで、きわめて不鮮明で、少しも苦になりません」と、淋しさが減弱し恐怖が出現しても対処可能となっている。患者は森田の超自我に影響を受けながら生き始め、患者には、超自我の緩和が生じて来ていると考えられる。

さらに、森田は、患者に、人前で自らを恥ずかしがりやだということを打ち明けるように指示し、「恥を知れ」と伝えていく。上述したように、強迫の病理は、自らの本当の感情に対する患者の態度の問題である。患者は、赤面恐怖が治らないので、神や森田を恨み、このことが瀆神・神罰恐怖症を生じさせていた。しかし、この患者の本質的な問題は赤面恐怖症であり、それは、患者が、自らを、恥ずかしくない状態、すなわち完璧な状態に思いたいがために生じるのである。ところが、恥ずかしくないことは続かず、「赤面」は必ず生じるから、したがって、赤面恐怖症は、自分が完璧ではないこと、すなわち、恥を知って恥ずかしがることができれば、治るということになる。そこで、森田は、赤面に対するとらわれと、それに対するはからい、思想の矛盾などを取り上げることによって防衛解釈をするのみならず、なおも治療に抵抗する患者に対して、恥ずかしいと打ち明けるように伝えるのである。ところが、患者は、さらに、虚勢を張ろうとしているので、これに対して森田は、「赤面恐怖は、本来自分が人に勝らんとする心の反面である」と、さらに、精神分析的な防衛解釈を行なっている。

森田は、「内に省みて疚しければ、乞食のようなものにも我はあやまるが、内に省みて疚しからざれば千万人といえども我行かん」と孟子を引いて、「いかに孟子でも、こんなときには、顔から火の散るような心持ちのするのは当然のこと」であり、患者は孟子でもできないことをやろうとしているのだから、それは、患者の問題であることを伝えている。このとき、森田は、自らを孟子に置き換えてもいる。そして、森田は、「顔から火の散るような心持ち」、そのような状態のなかで「思いきって、やってのける」ことこそ、孟子の言う不動心であると伝え、決して、何でもなくなることはできないと伝えている。すなわち、仕事のできない理由を赤面に押しつけるな、孟子だって赤面しながらやっているのだから、と防衛解釈しているのである。また森田は、患者に、自分を神様扱いするなとも伝えていることになる。二十歳の青年が、このような手紙をもらえば、繰り返し読み返して自分のなかに取り入れていくであろう。これは、文字や文章の持つ威力と言えよう。

森田は、「児童の前には児童のように恥ずかしがるべきである」と、自らの感情を体験することから逃げないこと、そうすれば児童に対して「最も大切なる感化」ができると伝えている。また、患者に、「凡人以上の人たらんと欲するものは、充分に強迫観念を苦しまねばならぬ」と、「充分に強迫観念を苦し」むことの重要性を強調し、そうすれば達人になれるよと伝え、また、そうするしかない、孟子だってそうしているのだからとも伝え、本当の感情から逃げないように導いているのである。これらは皆、森田療法的防衛解釈である。

また森田は、患者に、「瀆神恐怖、小生の一言によりご氷解なられたとの由、小生の身にとりて、こんな嬉しきことはないのである」とも述べているが、このような積極的な治療者の反応も重要である。すなわち患者が、森田に、「お喜びくだされたき」と思い、そして森田に、「こんな嬉しきことはない」と本当に喜ばれることによって、患者は、さらに、「苦痛を甘んじて受け」入れ、苦しいけれど頑張り良くなる、というストーリーが展開している。すなわち森田は、まず患者を受け入れ認めることによって何とか行動させ、そして次に、患者に「必要と自己の欲望に駆られる結果の行動でなければいけない」と伝え、強いモチベーションが生じたときにこそ行動するように強調している。このようにして、森田は、最終的には、「自分の自然に帰るということ」に一貫しようとしている。

最終局面では、患者が、「赤面恐怖の発作が自分ばかりの錯覚かと思っていたのに、他人にも、こうした自分の発作を見られるかと思うと、ますます苦しくなって、悲観のどん底に落ちている」と訴えれば、森田は、「赤面恐怖が自分の恥を隠さんとして、当然恥ずべきことをも恥とせざる心持の現われたるものである」「逃げ腰の喧嘩の腰つきは、誰にも容易に見分けらるるものである」と、防衛と内容を解釈している。そして、患者が、「自分は一生、このままで悲惨な不幸で終るのではないか」と不満を訴えると、森田は、「しからば醜男、メッカチの人はいかにこの人生を終るや。愚人、不健康の人はいかにこの世に生き得るや」と、思想の矛盾を指摘し、防衛を解釈している。さらに、患者が、「一人の友もなく」「全く孤独」であると訴えれば、森田は、「交際を求め来る人さえも、自分がこれを素直に受け入れないから」「人に負けるのがいやだから」「盲人がいたずらに目明きを邪推して、すね、意固地になるようなものである」と、防衛と内容を解釈している。患者が、ついに、「耳の不揃い」は「治らぬ証拠」であると訴えると、森田は、「不具者が人を羨むために起ることである」と、内容を解釈し、同時に、「自分自身になりすまして、人に対する反抗をやめさえすれば、必ず自分の長所はおのずから発揮さるるものである」と、防衛を解釈し、さらに、「自分自身を発揮さえすれば、人相位のことは何でもなきことである」と、患者を認め受け入れると同時に、自分を発揮するように指示することを忘れずに行なっている。このように、最後に、たたみかけるように凄い迫力で出来る限りの解釈をしている。これらは、患者に、強烈なインパクトを与えるであろうが、同時に、心強く親切に感じられるであろう。

以上のように、森田の個々の介入を見ていくと、森田療法的防衛解釈を中心としながらも、そこには、実にさまざまな内容が存在していることが分かる。森田は、それらを、臨機応変に組み合わせて、治療を組み立てているが、森田自身は、それらを、どのように組み合せ、治療を組み立てているかについては述べていない。以下、このことについて検討する。

B　森田の治療技法の検討

●森田の介入の様式

森田が行なった介入には、いくつかの様式が見出せる。

まず、森田を理想化している患者が、森田に、とらわれ、それに対してはからい、思想の矛盾などを起こしていることを指摘され、（森田療法的に）防衛解釈をされていく過程である。次に、患者が、森田に、充分なものを持っているのだと評価され、自己の持ち前を発揮するように指示されていく過程である。森田は、患者に、「盲目がいたずらに目明きに対抗するにおよばず、小胆者が大胆者に競うを要せず、ただ自分の持ち前の全力を発揮して行」くことであると伝えている。これも一種の防衛解釈である。そして、このように防衛解釈されると、患者は森田に認められたと感じ、このことは、内容解釈されることによるストレスを患者に乗り越えさせ、内容解釈を、より有効なものとしている。

森田は、入院を引き受けて、初めて、対人恐怖を治療することに成功したことを述べている。これは、森田が、患者を自分の家に引き入れることによって、この治療でも、「小生は我が子や女中に対しても、その顔を見つめることができず、君らを診察するときでも、容易にその顔を見つめることはなく、多くは伏せ目にて、その人と面と向かわず」と述べているように、自分が患者の顔も見られないような小心者だということを、患者に体験させることができたということではないだろうか。

また、そのままで充分と言われても、自己愛の強い患者は、それでは不安かつ不満であり、この患者は、森田に対して執拗に迫りながら箇条書きにして質問している。これに対して森田は、「必要と自己の慾望に駆られる結果の行動でなければいけない」「これが虚偽を去るということにて、自分の自然に帰るということである」「カラ威張りせんとすれば益々弱く、自分自身のありのままになりきれば最も強くなるものである」と、徹頭徹尾、防衛を解釈しながら、自己の持ち前を発揮するように指示している。

さらに患者は、「耳の不揃い」をあげて、生まれつきのものなので治らないと訴えているが、これに対しても、森田は、「自分自身を発揮さえすれば、人相位のことは何でもなきことである」と伝え、患者の訴えを退けている。これだけ森田が厳しく患者に言っても、患者は楽になっていく。なぜならば、患者は、森田にそのままでいいとも言われているので厳しいとは感じず、不安も薄れていき、遂には、心的退避の世界から出て本当の感情の世界に生きることができるようになるのである。

以上のようにしながら、森田は、患者に投影を引き戻させ、患者の超自我を緩和する方向で、患者に介入し、患者と治療者が、互いに等身大になっていく方向に導いていると言えよう。

●逆転移に対する対処

この治療のなかで、最も重要な部分は、「小生としても、あるいは君の身長を引き伸ばしたり、君の苦痛を取り除けたり、あるいは君の目を余分に明るくしたりする不可思議力を持ち合せざるものであるので、屁をしかけられても苦しからぬことである」の部分と、もう一つは、「小生は我が子や女中に対しても、その顔を見つめることができず、君らを診察するときでも、容易にその顔を見つめることはなく、多くは伏せ目にて、その人と面と向かわず」の部分であると考えられる。なぜならば、これらでは、森田が、逆転移をどのように対処するかが問題となっているからである。すなわち、森田は、患者が挑んできていると感じ取って、そこで、逆転移を起こしているはずであるが、それを利用して、生き残っているのである。

森田は、逆転移を起こしたときに、それは一体何を意味するのかを考えながら、前者では、屁を引っかけてきても、そちらの勝手だけれども、こちらは平気であると伝え、本当の感情を感じるように促し、後者では、患者が相手の顔を見つめて苦しいと言っているのに対して、自分は相手の顔を見られないと返し、患者が森田でもできないことをやろうとしていることを指摘している。森田が、ここで、厳しく指摘している内容は、内容解釈および防衛解釈であり、また、それは、超自我を緩和させる方向であり、患者は、厳しく言われても、嫌ではないし傷つかず、報復されたとは感じないのである。

●森田療法的防衛解釈と精神分析的防衛解釈の相違

特筆すべきことは、とらわれに対する、フロイトと森田の、それぞれのアプローチの仕方の違いである。フロイトは、患者に、治療者に対する転移を生じさせ、強迫観念を生じさせている無意識の葛藤を理解し、それを解釈することによって、その葛藤を意識化し体験させることによって治療を試みた。これに対して、森田は、患者が、とらわれから生じる意識上の葛藤と、それに対するはからいに注目し、これらの防衛を解釈することによって、これら意識上の葛藤を直面化し体験させ、そのままになりきる態度を患者に獲得させることで治療を行なった。そのことが、外来での治療において困難な場合には、作業を中心とした入院治療を通じて、その態度を獲得させようとした。

いずれの治療法も、患者が逃避しようとしている葛藤が、患者によって真に体験されるとき、それら葛藤は、体験し得るものであるというだけなく、人生における必須かつ重要な体験として認識されるものであるとの前提において行なわれるものである。しかし、精神分析では、とらわれを起こさせている患者の無意識の葛藤に対して焦点を当てて治療が行なわれるのであるが、森田療法では、とらわれと、それに対するはからいから生じる、強迫症状に対する意識上の葛藤に対して焦点を当てて治療が行なわれるので、葛藤の意味する次元が、両者の間で、明らかに異なっているのである。

フロイトは、『ラット・マン』の論文の考察（Freud, 1909）において、「愛と憎しみの葛藤」（conflict between love and hatred)、すなわち、感情のアンビバレンスにおける葛藤を取り上げ、無意識の罪悪感を強迫観念の起源としているが、治療を、上述のように、転移を解釈して、この葛藤を意識化し体験させることによって行なおうとした。しかしながら、この試みは、その当時はまだ、エディプス・コンプレックスや治療技法論などの、精神分析理論の十分な深まりが得られておらず、不十分なものになった。強迫症状は、この葛藤が意識化すること から逃避するためのあらん限りの無意識的な思考的やりくりによる防衛であり、さらに、それを推し進めようとするときに、それは、複雑を極めていくものと考えられる。

ところで、森田は、「強迫観念は、〈苦悩、煩悶の恐怖〉である」と理解し（森田、一九二八）、苦悩、煩悶から逃避するために、とらわれをはからい深めていく悪循環に注目し、言わば「強迫観念との葛藤」(conflict with obsession)、すなわち、とらわれと、それに対するはからいから生じる葛藤を直面化し、患者に、そのままになりきる態度、すなわち、はからいのない、苦悩、煩悶から逃避しない態度を獲得させることによって、精神分析とは逆方向から、治療を目指した。森田は、これを「煩悶即解脱」という言葉で一括した。そして、同時に、これらの森田の治療戦略は、不問技法に含まれるものと考えられる。

精神分析では、症状をなくすことを考え、その源泉を探ることによって解決しようとする。そして、主として、その目的のために防衛を解釈する（精神分析的防衛解釈）。これに対して、森田療法では、症状から逃避しないことを前提として（不問技法の一部として）、主として、その目的のために防衛解釈をしている（森田療法的防衛解釈）。そこには、やはり、方向性の違いがある。しかしながら、両者の相違は、どこに重点を置くかの相違であり、すなわち、程度の差のそれであり、たとえば、森田も、症状の源泉を理解したうえでの防衛解釈（精神分析的防衛解釈）や、感情についての内容解釈も行なっているし、フロイトも、恐怖を抱いている状況に直面させるというパラメーターを用いてもいるのである（Freud, 1910）。

3 自己心理学による検討

筆者は、これまで述べてきた本考察に、種々の精神分析的な概念を用いてきた。このことが、筆者にとって必然的であることは『根岸症例』の考察の項で述べた通りであるが、最後に、今までに主に述べてきた森田の、とらわれと、それに対するはからい、思想の矛盾などを取り上げるという主要な治療技法について、自己心理学(Kohut, 1971, 1977, 1984)の概念を用いて説明したい。

コフートは、自己心理学の基本概念を、次のように明確に説明している。

「自己対象転移を三つのグループに分ける。

(1) ダメージをうけた向上心の極が、自己対象から、確認－承認を与える反応を引き出そうと企てるそれ(鏡転移)、

(2) ダメージをうけた理想の極が、その理想化を受け入れてくれる自己対象をさがし求めるそれ(理想化転移)、

(3) ダメージを受けた才能や技能などの中間領域が、本質的に類似しているという安心の体験を与える自己対象を求めるそれ(双子あるいは分身転移)、である」(Kohut, 1984)

森田は、この患者の自己対象になっていると言えよう。この治療で患者と森田の間に生じてきたことは、上述の、自己心理学の基本概念により、次の三つに分けられる。

一つは、森田が、あなたは持ち前で充分なんだと患者を認め、受け入れ、肯定していることである。たとえば森田が、「君が教師をやめる必要は少しもないのである」「自分の純真ありのままから出発すれば、そこに善悪は

ない」「自分自身を発揮さえすれば、人相位のことは何でもなきことである」などと伝えたことから、そこには鏡転移が生じてきているものと考えられる。これによって、患者は森田に対して強い陽性転移を生じる。

もう一つは、患者の森田に対する理想化をめぐってである。患者に理想化された森田が、「君の身長を引き伸ばしたり、君の苦痛を取り除けたり、あるいは君の目を余分に明るくしたりする不可思議力を持ち合わせざるものである」「孟子でも、こんなときには、顔から火の散るような心持ちのするのは当然のことである」「君らを診察するときでも、容易にその顔を見つめることはなく、多くは伏せ目にて、その人と面と向かわず」などと伝えたことから、超自我が緩和されていったと考えられる。ここでは、理想化転移がはたらいていると言えよう。

さらに、鏡転移や理想化転移の他に、三つ目の転移として分身転移（双子転移）が生じてきている。森田は、挑まれながらも動ずることなく、「人は人、我は我、何とも致し方なきことである」と、人がどう言おうと関係がないよと伝えている。これは、患者のなかに潜在能力としてあるけれども隠れているようなものを、治療者が患者に見せていっている。これを患者が、取り入れて内在化させれば、人が何と言っても自分は自分ということになる。すなわち、患者が取るべき態度を森田がとり、患者が将来取れるようになるべき態度を示しているわけである。

患者が、森田に、自らの不安を払拭しうる理想像を投影して、その理想に近づこうとして森田に教えを請う。これに対して森田は、今までに見てきた介入を行なうが、それに先立って存在する、森田の患者に対する是認や肯定による鏡転移による陽性転移が、森田の治療的介入によって生じるストレス（至的《してき》フラストレーション）を乗り越えさせる。しかも、森田の解釈には、森田が患者が思っているような理想的な対象ではないことが示されているので、それはまた、そのような理想的な自己である必要がないことが示されていることになり、超自我の緩和が生じる。また、森田が、患者が不安なためにとれないような態度を示すことで、患者は、そのような態度をとり得る可能性を認識するのである。そして、これらの機能は、内在化して、自己の心的構造に蓄積され、治癒を構成して行くものと考えられる（変容性内在化）。

変容性内在化とは、自己心理学における最重要な概念の一つである。それは、自己が、自己対象から共感的理解と至的フラストレーション（治療的介入によるストレス）を与えられることによって、その自己対象の機能が内在化され自己に蓄積されること、すなわち、自己の心的構造が、自己対象により遂行されていた機能のあるものを遂行する能力を獲得することであり、治癒を構成する本質的なものとみなされているものである（Kohut, 1971, 1984）。

第10章 フロイトの精神病理学と治療論

皆川邦直

第1節 はじめに

フロイトは精神分析学を人の心を解明する心理学、すなわち科学にまで高めることを目指してメタサイコロジー（metapsychology）の構築を試みた。それは精神分析学が科学として成立するために必要な精神についての理論体系の試案である。精神分析療法そのものは技術（アート）であって自然科学ではない。それは外科手術が技術であって科学ではないのと同じことである。換言すれば、フロイトは精神神経症（ヒステリー、恐怖症、強迫神経症）の治療技法である精神分析療法を作り出すとともに、その技術を支える理論体系を科学として成立させようとしたが、そのために精神分析療法において観察された個々の事象から法則性を見出す営みのなかでメタサイコロジーを作り出そうとした（演繹法）。しかしメタサイコロジーが自然科学理論であるためには、次に導き出された仮説（理論）から個々の事象を推論して仮説の正当性を実証する必要がある（帰納法）。しかしながら、精神分析学では演繹と帰納を循環させることによって仮説の客観性を十分に実証しなければならないという科学たるべき手続きを完成させていない。この問題について精神分析学は演繹主義であるという批判を繰り返し受けてきた。この点で、精神分析学は科学としては未完成と言わねばならない。換言するならばメタサイコロジーとは比喩のレベルを超えることのない仮説体系なのである。

ジョーンズ（Jones, 1959）によれば、フロイトは精神分析理論を科学として構築することの困難さについて次のように語った。すなわち「フロイト Sは、抑圧その他の自分の発見を精神病理学の体系にとり入れ、その後これを正常の心理学に仕上げてゆき、それによってメタサイコロジーとよぶべき新しい科学に変容させるという野心を絶えず抱いていた。フロイトのフリースに宛てた私信で彼は、〈二つの目的が私を悩まします。第一は量的な考慮、一種の神経エネルギーの経済学を導入したときに精神機能の理論はどういう形になるかということであり、第二は精神病理学が正常心理学に与えるものを引き出すことです。……もしわれわれ二人（フロイトとフリース）が二、三年静かに仕事をすることが許されたならば、われわれは必ず自分たちの存在の正当さを示す何らかのものを後に残すでしょう。このことを考えると私は自分にすべての日々の困難と労苦に耐える強さがあるのを感じます……（しかし一年か二年後には、仕事の大きさを考えてみると）……老人になったように感じます。神経症の問題を解決するために必要なこんなにわずかな点を確立するのに、これほどの仕事と労力と誤りが必要であるのですから、前には愚かにも期待を抱いたように精神機能全体を一瞥するなどとどうして望めましょうか。……あなた（フリース）はしばしば私を過大評価される。というのは、私（フロイト）は本当は科学者ではなく観察者でもなく実験者でもなく思想家でもない。私は気質上独特の好奇心と勇敢さと粘り強さをもつ型の人間であるコンキスタドール（Conquistador）——冒険家——にすぎない。もし成功すれば珍重されることになりやすい。そうでなければ、捨ててかえり見られなくなります。そして、それは全く不正であるとはいい切れないのです。……最初の人間として自分が入り込んだ精神生活の未知の諸領域が、一つとして私の名を負わずまた私の述べた規則に従いもせぬという正しい裁きを受けることになりましょう〉」。

フロイトのこの見通しは正しかった。それは科学理論としては未完であり、科学として完成する見込みはない。フロイトが予想したように、心はいつの日か脳科学によって解明されるときが来るであろう。しかし脳科学の急速な発展を見る今日においてさえ、その日がいつになるのか、まだまだ見通しが立っているとは言えない。少なくともその日が来るまでの間、あるいは、その日が来てもなお、患者が「心の病い」を乗り越えて発達を続けていくことのできるような精神療法は必要とされるであろう。

サイコセラピーの実施には、治療者として頼るべき何らかの理論的な枠組が必要である。それがメタサイコロジーの存在意義であろう。それは長期的・短期的な治療反応性や、面接において探索すべき心の空間、そして治療者が提供すべき解釈内容を示唆する。メタサイコロジーにはもう一つ副次的な存在意義もある。それは比喩としての精神分析理論が脳科学者にその機能と仕組についてのアイディアを提供する。ここではフロイトがヒステリー研究から出発して構築した精神神経症の精神病理理論と治療理論について紹介する。

第2節　ヒステリー症状のメカニズム――器質論から心因論へ

シャルコーのもとに留学して帰国したフロイトは、アンナ・Oの主治医であったブロイラーに論文として発表するように強く勧めた。ブロイラーは、当時変性疾患であると考えられていたヒステリーが類催眠状態における「煙突掃除」(chimney sweeping) によって、一時的にせよ症状消失することを観察していた。こうしてヒステリー研究は共著の形で発表された (Breuer & Freud, 1893)。

1　アンナ・O

二十一歳のアンナ・Oは一八八〇年から八二年の二年たらずの間、ブロイラーの治療を受けた。アンナ・Oは、父親が胸膜周囲膿瘍に罹患して以来、彼の看病に一生懸命であった。しかし彼女自身、ひどい神経性の咳嗽をきっかけにして、食欲不振、貧血、衰弱 (weakness) を来したため、看病から遠ざからざるを得なくなった。

そしてブロイラーの往診が始まった。まもなく彼女には午後になると休みたくなり、夕方の催眠様の状態とその後の興奮が生じた。数か月後には興奮によって悪化する交叉性斜視（複視）、理解のむずかしい視覚障害、部屋の壁が落ちて迫ってくる感じがするという訴え、前頸部の麻痺などが生じた。そしてこの麻痺によって、彼女は挙上した両肩の間に頭を後向きに押しつけて背中全体を使って頭を動かす以外に頭を動かすことができなくなり、その後数か月間臥床した。さらに運動麻痺は右の上肢、右の下肢、左の下肢、左の上肢の順に広がり、感覚麻痺も伴った。

彼女にはこれらの身体的な症状に加えて精神的な障害も見られた。はっきりと異なる二つの精神状態が突然何の前触れもなく自己催眠中に交替した。一つの状態は周囲の状況をわきまえていてメランコリックで不安げではあるものの、正常と言える状態であった。病状の悪い時期にこの「正常」と言える精神状態で、彼女は頭がひどくぼんやりしている、何も考えられない、目も見えないし耳も聞こえない自分と、悪いことをするように強制してくる悪い自分とがいると言って悲しんだりしていた（解離）。

もう一方に、幻視（毛髪や紐などが蛇に見えるという反面、「そんな馬鹿なことはないわ、あれは髪の毛なんだわ」と独り言を言う状態）と、性格的に柔順さの失われた状態でクッションを投げつけたり、寝具のボタンをとってしまったりなどの行動もみられた。また正常な意識状態とこの意識の異なった状態において彼女はある時間を「失った」と述べ、意識的な思考のつながりにギャップがあることを漏らすことがあった。

また「病気」の極期に彼女は母国語といくつかの外国語を忘れて、言語機能の解体が疑われた。数か国語のなかから言葉を拾い集めて何かを言おうとしているようであったがほとんど理解することはできなくなった。さらに二週間にわたり無言の続く時期もあった。このとき彼女は喋ろうとしても無声症を示した。このような状態像から、ブロイラーは心理機制による障害を確信した。そして何かにひどく苦しんでいて、しかしそれについて何も言うまいと決心しているのだとアンナ・Oに解釈して伝えた。これに反応して彼女は、母国語ではない英語で話すようになったという。

催眠浄化法を主体とした治療関係についてはあまり記述されていないので定かではない部分も多いが，しかし以上の点に加えて，他にもいくつか興味ある記述が散見される。たとえば彼女の摂食状態についてであるが，以前から最小限の栄養しかとらなかった彼女は完全な拒食状態に陥っていた（摂食障害?・）。ところが英語での会話が成立するようになると，ブロイラーに食べさせてもらうことは受け入れて，栄養状態は急速に回復した。またブロイラーが旅行に出かけて分離体験が生じると，状態は悪化して自殺衝動が現われた。この自殺衝動のため，彼女はウィーン郊外の別荘（実際には病院）に移された。彼女はそこでもまた夕刻には解離（類催眠状態）に陥り，そのときに日常生活のことを語るようになった。そしてあるとき，一つの症状がどのようにして生じたかをブロイラーに伝えた。これがヒントになって催眠浄化（カタルシス）法は生まれた。彼女は催眠状態で，通常は無意識に押し込められている記憶と情動を解放しその後覚醒すると，通常のすっきりした意識状態を取り戻して，症状は消失しているのであった。彼女自身これを談話療法（talking cure）とか煙突掃除と呼ぶようになった。しかも彼女はブロイラー以外の医師に積極的に関心を向けたり話をしたりすることがなかった。このように彼女のブロイラーへの情緒的な絆は強いものとなった。催眠浄化法によって症状は一つずつ改善していったのだが，ただしその症状として記述されているもののなかには，水を飲まないなど今日の症候学からはヒステリー症状とは受け取りがたいものまで含まれている。

この治療の結末についてはは周知の通りブロイラーは記述していないが，シェルトークとソシュール（Chertok & Saussure, 1973）によれば，彼は妻の嫉妬から治療に終止符を打ったという。ブロイラーとの別離に耐え切れず，アンナは別れを告げられた当日に大発作を起こした。それは想像妊娠の果ての出産を象徴していたが，動転したブロイラーは催眠浄化法で彼女を平静に戻し，翌日には妻と共にベニスに旅立ったという。ブロイラーはその後，長いあいだ催眠療法を用いることもなければ，ヒステリー患者の診療も行なわなかったという。

「ヒステリー研究――予報」においてフロイトとブロイラーはヒステリーの心因論には触れず、スティグマを除くヒステリー症状のメカニズムについて記述した（Breuer & Freud, 1893）。それは当時、シャルコーがヒステリーを中枢神経系の変性疾患であると考えていたからである。この論文の論点は次のようなものである。すなわちヒステリーの誘因となる出来事は、通常の情動体験（affective experience）とは異なり、経年変化によってもなお激しい心的苦痛を誘発する。正常人における通常の外傷体験は除反応（abreaction）と正常意識による緩和作用によって修復されるので病原性を帯びない。これに対してヒステリー症状の誘因となる外傷体験記憶はその時どきに経験した感情との結びつきを失い、かつ長期にわたって意識から分裂排除される。患者は覚醒時にそれをまったくかあるいはほとんど想起しない。しかし感情は意識に留まる。そのため患者の意識において修復の営みは進まない。こうして病原性のある観念（記憶）群はその新鮮さを保ち続ける。そして長年にわたり強い感情も意識に現われる。

催眠浄化法によってヒステリー症状を誘発した出来事とその記憶に伴う感情を明白にすることに成功すると、個々のヒステリー症状は即座かつ永久に消失することがある（psychically acquired hysteria 外傷性ヒステリー）。ただし急性期やヒステリー症状形成以前から類催眠状態に陥る傾向のある素質性ヒステリー（dispositional hysteria）に対しては無効である。

類催眠状態において想起される観念群は非常に強烈な感情を伴う。そしてこの種の記憶は通常の覚醒状態における意識内容と隔絶していて相互交流はない（分裂排除）。しかし類催眠状態において想起される観念群間での連結や増殖は生じて、その結果、類催眠状態で想起された諸観念が結合して第二の意識ないし第二次状態の原基を形成する。

急性期を越えて慢性化するヒステリーでは、通常の意識を取り戻して慢性症状だけがそのコントロールを受けずに残存する。つまり正常意識下で制御される神経系の運動および感覚支配などに対して第二次状態が侵入する。また慢性期の一時期に急性症状が再発することもある。これは症状発生状況ないし発生時への回帰であると考えることができる。この考え方はシャルコーのヒステリー発作とは原基的な第二状態によるものであるという仮説と同じ考え方である。発作は正常人が記憶を想起するのと同じように自然に生じるが，またヒステリー誘発帯（hysterogenic zone）の刺激あるいは病原的な体験と共通する新たな体験によっても誘発される。

さらにフロイトは「防衛－神経精神病」（Freud, 1894）において神経症理論を提出した。ここでジャネーが意識の分裂（splitting of consciousness または意識野の狭小化＝解離）を変性疾患の一次的な特徴としてとらえたのに対して，心的内容についての連想障害を伴う夢のような意識状態（類催眠状態）とそこで生じる思考が連想能力の低下によって他の思考から分断されることをブロイラーは一次的な特徴であると考えた。そしてこの状態における意識の分裂は二次的なものであると指摘した。

フロイトはここからヒステリーの精神病理についての自説を展開した。すなわちフロイトは意識の分裂は患者の意志に基づく結果であると考えた。必ずしもそれは患者がそのように意識的に企てるという意味ではなく，患者が別の目的を達成しようとして，しかし結果として意識の分裂を来たしてしまうというのである。すべてのヒステリーにおいてそうであるということではないが，防衛ヒステリー（defense hysteria）は類催眠ヒステリー（hypnoid hysteria）や貯留ヒステリー（retention hysteria）とは異なって，発病までは精神的に健康な生活を楽しんでいる知的な患者である（Freud, 1894）。防衛ヒステリー患者は精神生活上の矛盾のために耐えがたい感情を経験する，そして矛盾する思考を解決できる見込みもないためそれを忘れようとする。その矛盾する思考とは女性患者の場合には主に性的な経験と知覚であるが，そうすることによって，さまざまな病理的反応が生じてヒステリー，強迫神経症あるいは幻覚性精神病に至るという。

ヒステリーにおいては転換（conversion）が生じる。それは程度の差こそあるものの外傷体験に関連する運動神経および知覚神経支配領域に沿って進行する。これによって自我は矛盾から自由になるが，同時に自我は内側に外傷体験を喚起する象徴を抱え込むことになる。そして解決不能な運動神経症状や幻覚性の感覚その他の知覚神経症状から逃れられなくなる。たとえば幻覚性の感覚は転換が逆方向に進まない限り反復することになる。こうして抑圧された思考の記憶痕跡は取り消されることなく存続して第二の観念群の核となる。ヒステリー性の分裂（意識の分裂）の核が外傷時に成立すると考えないようにしようとする意志によって打ち立てられた防壁を通り抜けてやって来る、外傷に似た新たな体験の印象を抱く度に、その分裂は悪化する。増強する感情的な興奮は運動神経系などの誤ったチャンネルに放出されるが、運動神経系領域と切り離された観念との間を往来する。こうして患者は元々の外傷時の感情と観念を克服解消するか、それを意識から切り離してヒステリー症状に見舞われるかという状況に迫られる。

ブロイラーの浄化法は末梢神経系領域への興奮の発散を思考活動と言語化によって矛盾を収めていく営みなのである。実際に催眠療法は狭小化した意識野を広げて、分裂した観念群へのアクセスを可能にするのである。したがってヒステリーの特徴は意識の分裂ではなく転換にあると言うことができる。

フロイトは同様に、強迫神経症では記憶から切り離された感情は意識に残り矛盾しない他の観念群に結びつけられると考えた。そしてこの誤った結びつきともいうべき感情と観念のセットが強迫観念であり、同様に恐怖症の恐怖観念であるとした。またヒステリーでは不安感情の表出の全くない人がいる反面、強迫神経症では不安表出があり、疑惑、自責、怒りの感情も見られる、そして恐怖症では不安神経症と同様の不安が見られると述べた。

フロイトは、「ある時とても受け入れることのできない出来事が起きてその事をもう考えるのは止めようと考え、試してみた。そして遂にそれに成功した。でもその時から私には別の事が起きて、以来それを追い払うことができないでいます」という女性患者の言葉を用いて自説の説明を試みた。そして受け入れがたいことは性的外傷体験記憶とそのときに経験した受け入れがたい感情のセットであると語った。

フロイトは「ヒステリーの病因論」（Freud, 1896）において幼児期の性的外傷をもってヒステリーの素因が成立するという仮説を提出した。「すべてのヒステリー症例の根底には早すぎた性的経験が無意識記憶（記憶痕跡）として一個ないし数個存在し、それらは少年期の最初期に属す」。こうしてフロイトはシャルコーの生得的な素因（遺伝）にのみ病因を求める考え方から離れて、ヒステリーの治療論の展開を可能にしたと言えよう。次いでフロイトは、臨床経験から得る印象と推論から、病因を三つのクラスに分けることを提唱した。すなわち、①前提条件（遺伝）、②併発的な原因（身体的な疲労、急性疾患、外傷性の事故、中毒など）、これらの原因があってもなくてもヒステリーは発症する。③特異的な原因（前提条件同様に不可欠であり、病因論的に特異的に結びついている）。前提条件としての遺伝性が低くても特異的な原因が大きければ発症するし、遺伝性が高ければ特異的原因が大きくなくても発症すると主張した。そして幼児期の性的外傷体験が加わることによって素因が完成すると考えた。このようにフロイトは、ヒステリーならびに強迫神経症の病因論について遺伝性の素因と共に、幼児期の心的外傷を病因ないし結実因子として加えるようになった。すなわち「あらゆるヒステリー症状は現実の出来事を体験するだけで発生するものではなく、それによってより早期の体験記憶が喚起されてヒステリー症状を発生させる」。

フロイトはこうして心的外傷説を提案したが『自己を語る』（Freud, 1925）において、性的外傷説を覆す発言をした。「このような誘惑の光景などは現実にあったものではなく、私の患者が創作したあるいは私が彼らに無理じいして創作させさえした空想に過ぎないことを認識せざるを得なかった。その時々私はしばらくの間どうしてよいかわからなくなった。……私の経験から神経症症状は……願望による空想から発するものであること……このときにはじめてエディプス・コンプレクスに突き当たった」。また『精神分析入門』「第二三講――症状形成の経路」（Freud, 1917b）において「分析によって構成あるいは想起された（幼児期外傷）体験は、あるときは虚偽であるが、ある場合には正しいものであり、たいていの場合には真偽が混淆している……（しかし）患者がこのような空想を作り出したのは一つの事実であり、患者の神経症にとっては患者がこの空想内容を実際に体験した場合と劣らぬ重要な意味をもっている。神経症の世界では心的現実性が決定的なものだろう」と述べて心的現実という考えを提案した。

これらの陳述から、フロイトは性的外傷説を完全に棄却して、それに代わってリビドー論（精神性的発達論）によって症状形成が説明されるようになったという指摘もある。しかし、そのように断定することは必ずしも適切であるとは言えない。というのは、その後の自我心理学においては外傷体験も精神性的発達論も共に重視する立場を取ってきているからである。

いずれにしても、フロイトの神経症理論の出発点には無意識と意識という分割（dichotomy）があり、それには『夢判断』（Freud, 1900）において展開した心の局所論（意識・前意識・無意識）が前提となっていることはここで改めて言うまでもないであろう。

第3節　フロイトのメタサイコロジー（神経症理論）

フロイトは「私はメタサイコロジーを作り出そうと試みた。これによって私は、すべての精神過程が力動論的（dynamic）、局所論的（topographic）、経済論的（economic）な座標軸と関連するようなアプローチの方法を意味しようとした」（Freud, 1925）。フロイトの重視したメタサイコロジーの基本的な観点とは、以上の三つの観点、すなわち力動的観点（dynamic point of view、自我防衛とその破綻などを含む。また〈Freud, 1940〉欲動からの快感欲求と安全を確保しようとして現実原則に従おうとする自我の多様な対応といった様相を描写する）、局所論的観点（Freud, 1900）（topographic point of view、意識・前意識・無意識からなる心のモデル）、ならびに経済論的観点（Freud, 1915b, 1926）（economic point of view、エネルギーすなわち精神性的発達論と自己・対象へのリビドーの備給・脱備給などを含む）である。

精神分析概念には記述的概念と力動的概念があり、転換や感情と観念の誤った結びつきなどは力動的な概念であり、退行は記述的な概念である。ここではまず、フロイトのリビドー論から入り、次いで時代的にはやや逆行するが、ヒステリー研究と夢分析において展開した心の無意識的観点、そして心の構造論的観点、さらに治療論と結びつくいくつかの概念を紹介する。

1　精神性的発達

フロイトの神経症理論を展望するには膨大なメタサイコロジー全般を見渡す作業を必要とするが、治療論とのつながりを考慮し、まず精神性的発達（psychosexual development）についてエディプス・コンプレクスを、次いで転移を中心に述べたいと思う。

フロイトは、一九八七年のフリースへの書簡七一に書き示したように自己分析を通じてエディプス・コンプレクスを認識した。そして症例ドラにおいてこの認識はかなり進んでいたという。こうして精神生活における幻想の重要性、すなわち受け入れがたいあるいは耐えがたい思考は無意識に抑圧されて無意識の幻想として維持されること、抑圧を保とうとする心の動き（逆備給）は抵抗と密接に関連することを研究の初期の段階から察知していた、という。

フロイトは予報、ヒステリー患者の精神療法（Breuer & Freud, 1893）においてすでに転移が抵抗を発生すると述べている。すなわち抵抗の発生には、

（1）　患者が医師と個人的に仲たがいしていると感じるようなとき、たとえば、医師に無視された、大切にされていない、侮辱されたと感じているようなとき。このようなときには話し合いをすれば抵抗は解決する。

（2）患者が医師に慣れ親しみすぎて自分の独立性を失ってしまいそう、あるいは性的にも医師に依存的になってきたなどと感じて怖れを抱くとき。これは個別的な事情による、というよりも、この治療（催眠浄化法）に特有な問題であり、患者は一つの回想によって抵抗を来すというよりは、ありとあらゆる治療的な試みに対して抵抗を示すことが少なくない。抵抗の動機は無意識にあり、抵抗はたとえば頭痛などのヒステリー症状として現われる。

（3）患者が分析内容から苦痛に満ちた考えを医師に向けて転移していることに気づいて驚愕するようなとき。

転移は誤った接続を介して医師に向けられるが、これはしばしば、あるいは常として発生する。またフロイトは抵抗が発生して治療が困難になるとき、まず、そのような障害が発生していることを患者の意識に伝える必要があると主張した。抵抗のなかでも転移の発生はフロイトにとって自身の心理的な仕事のなかで悩ましいことではあった、という。しかし、感情的に受け入れがたい考えを一瞬とはいえ抱いてしまったということを克服する仕事は、患者にとってみれば、その考えを過去の誰かに対して抱いたのであれ、現在の医師に対してであれ、同じことであり、転移が発生したことで悩みが増す訳ではないことに気づいた。

転移については後に詳述することにして、ここでは精神病理論理論に戻るが、フロイトはフリースに手紙を書きつつ自己分析を重ねて理論形成に結実させていった。そして当時の生物学で考えられていた自己保存本能（自我リビドー）と性本能を最初は分けていた。しかし、やがて自己保存本能概念を放棄した。そして本能として精神性的発達論を展開した。

フロイトは『性欲論三篇』（Freud, 1905b）において二相説を提唱して、男女の愛情生活は単に思春期以降の成人性欲の出現によって自動的に可能になるものではなく，それ以前からの幼児性欲を介して展開する精神発達が関与すると考えた。そして種の保存は愛他的な営為であり，思春期以降に性器的な性本能の下にそれぞれの幼児性欲が統合されること，および特定の家族外の愛情対象を定めることによって，それは可能になる。換言するならば，フロイトは人間の性愛には本能が関与するだけではなく，精神的な営みも加わって成立することを明確にした。

『性欲論三篇』に多くが述べられているが，「本能とその運命」（Freud, 1915a），「精神分析学」（Freud, 1940）において本能の定義など新たな視点が加えられた。『性欲論三篇』では以下のような事柄が述べられている。精神性的発達期それぞれに固有の幼児性欲があり，これらには源泉（resource），目的（aim）および対象（object）がある。

幼児性欲の源泉とは，口腔，肛門，外性器などの器官における興奮過程であり，それぞれの性感帯はそれぞれの満足の感覚を享受する。しかし，あらゆる身体部分の皮膚と粘膜も性感帯になり得る。興奮過程は摂食，排尿・排便などの身体過程や，親の乳幼児への養育上の接触が性感帯への刺激となって発生する。

本能の目的とは内的には興奮の放散によって快感を得るところにあるが，その満足は能動や受動の形式で得られる。それは本能が能動的あるいは受動的であるということではなく，その目的が能動的か受動的であるということを意味する。それぞれの幼児性欲の満足はそれぞれ異なった感覚を与えるが，これらがどのような道筋をたどって成人の性欲の目的，すなわち性器的な結合による快感の享受に至るかを論じた。そして思春期に至るまで比較的独立の関係にあってばらばらであった幼児性欲は，思春期以降，性器的な結合という目的のもとに統合されるようになると考えた。換言すれば，幼児性欲はキスなどの前戯や後戯の満足に供されるようになる。こうして幼児性欲は性器統裁（genital primacy）される。

しかし，すべての幼児性欲が成人の性的な満足に使用されるわけではなく，一部の幼児性欲は抑圧その他の機制によって性欲の満足に使えなくなる。それが固着である。固着は外傷的な出来事と対象、およびそれらと関連する本人の断片化した部分的なパーソナリティに分類される。断片化したパーソナリティは本人のパーソナリティの主流に統合されることなく、病的な行動パターンを示す（性倒錯など）。また、すべての幼児性欲や成人の性欲が元来の目的達成に使用できないと性倒錯が発生する。

本能の対象には二種がある。前性器期の幼児性欲の対象は事物であり、男根期におけるそれは母親などの全人である。母なる全体対象は男根期以降に幼児の心的世界に現われてくるが、フロイトによれば、母親は養育を介して幼児の性感帯を刺激しつつ幼児に愛することを教える。そうすることによって幼児の対象選択が準備される。

2　エディプス・コンプレクスとその解消

エディプス・コンプレクス（Oedipus complex and its resolution）はフロイトの精神分析理論の基石である（Freud, 1924a）が、三～六歳のころには主に男根期的な幼児性欲が現われて、幼児は同性の親と競って異性の親を独占しようとする。それによってエディプス・コンプレクスが発生する。フロイトは論文のなかでエディプス・コンプレクスを初めて取り上げたのは一九〇五年bであった。それ以前にフリース宛の手紙のなかで記した。当初フロイトは、男児および女児の精神性的発達は同一であり、男児は母親に女児は父親にリビドー備給すると考えたが、後に「男児の性衝動の対象は母親に収斂する。この対象選択と父親に対する競争心と敵意に満ちた態度がエディプス・コンプレクスとして知られるものの内容である。すべての人びとに言えることだが、これこそがエロス的生活（erotic life）の最終的な形を決定付けるうえで最も重要となる」。しかしそこに至る過程は複雑であり、「エディプス・コンプレクスに一致する男根期は、はっきりとした性器期体制に進まずに潜伏期に受け継がれる」。またフロイトはエディプス・コンプレクス概念を包括的に捉えようとしてエディプス・コンプレクスを陽性および陰性のそれに分類した。陰性エディプスは陽性エディプスの防衛でもあるが、それぞれのコンプレクスを解決するには父親や母親との同一化が大きな役割を果たす。「したがって男児にも女児にもそれぞれの親との陽性陰性の関係があるので、エディプスには四重性があると言える。……一方に陽性のエディプスが他方に陰性のそれがあり、その中間にはそれぞれがそれぞれの割合で混合するいくつもの組み合わせがある」。

フロイトは、幼児期の終わりにエディプス・コンプレクスは抑圧されると考えたが、「抑圧以上のものである。もし理想的に事が進むならそれはコンプレクスの破壊と廃棄に等しいであろう。……エディプス・コンプレクスが破壊されるのは男児が陽性（能動的）コンプレクスも陰性（受動的）コンプレクスも共に自分のペニスに対する脅威であると見なすからである。陽性エディプス・コンプレクスでは、処罰としてペニスの喪失を伴うし、陰性では父親の性的対象となることが前提となる。もしエディプス・コンプレクスにおいて愛情（リビドー）の満足が、男児のペニスを損なうのであればその源泉における自己愛の利益と親なる対象へのリビドー備給との間には葛藤が生じる。通常は前者の力が勝ってリビドー備給は断念されて同一化に置き換えられる」。「母親との同一化あるいは父親との同一化の強化ということだが、後者がより正常であると見なすことができるであろう。というのは、男児の性格の男性性を強化するからである」。つまり母親を独占したいといった願望を抱き続ける限り、男児は去勢不安から逃れることはできないということである（Freud, 1924a）。

フロイトの当初の考えとは異なり、男児のエディプス・コンプレクスの通過は女児と比較して単純である。それは男児の通常の愛情対象が生涯女性であって、性愛の対象の性別は幼児期でも成人期でも変わらないからである。「男児は母親への対象備給を作り出す。それは原初的には母親の乳房に関連していて依存型（anaclytic type）対象選択の原型である。また男児の場合、「父親は自分の理想として取り入れられる」。これらの関係は、「やがて男児の母親への性的な願望が増強して、父親は二人の妨害と見なされるようになる。こうしてエディプス・コンプレクスは始まる……。父親との同一化は攻撃的な色彩を帯びて、母親に対する父親の地位を獲得するために父親を追い出したいという願望に変わる。こうして男児の父親との関係は両価的になる。父親への両価的な態度と母親への愛情溢れる対象関係が、男児における単純な陽性エディプス・コンプレクスの内容を作り出す。……また去勢不安の防衛のために男児は女児のように振る舞い、そして愛情豊かな女児のような態度を父親に示し、そして同時に、嫉妬と攻撃性を母親に示すことがある」。これが男児の陰性エディプス・コンプレクスである。

その一方、女児の精神性的発達の理解には次のような経緯があった。すなわち、「エディプスの消滅」において、フロイトは、女児の発達とは男児よりもずっと単純であるとの立場を取っていた。しかし女児の通過のほうがより複雑であると考えるようになった（Freud, 1931）。すなわち「女児の最初の対象は母親であるに違いない。男女とも対象選択の最初の状況は、勿論同じであろう。この愛着の期間はずっと少なく評価されていたが数症例においては生後四年まで持続していたし、一例においては生後五年まで持続していた。……多くの女性では母親への愛着から男性への愛着に交換しない可能性を考える必要がある。……エディプス・コンプレクスは神経症の核であるという命題の普遍性を調べ直さねばならないのかも知れない。しかし、そうしたくないならばそうしないでもよい。反対に、エディプス・コンプレクスの内容を拡大して、すべての子どもの両親との関係を含むようにすることもできる。あるいはわれわれの新しい知見を考慮して、女児は陰性のコンプレクスに支配される期間を乗り越えて初めて正常な陽性エディプス状況に到達するということもできよう。この陰性エディプス状況において女児にとって父親は面倒なライバルに過ぎないが、父親への敵意は男児ほどのものにはならない」。さらに、女児の愛情対象は母親から父親へ、主要な性感帯はクリトリスから膣へと変化すると考えられた。

ところでフロイトは、女児には乳歯が抜け落ちるのと同じような系統発生的な理由や父親へかける期待が満たされないことなどの理由はあるものの、去勢不安がないのでエディプス・コンプレクスは破壊される必要はないと考えた。女児では次第に放棄されるか抑圧を被るか、あるいは女性の正常な精神生活に影響するはずである。女性ではエディプス・コンプレクスがまったく克服されていないことがしばしばある。女性はそこ（エディプス・コンプレクス）に長い間とどまり、晩年にそれを破壊するが、それも不完全にである。フロイトのこれらの考えに批判がないわけではない。

次にエディプス・コンプレクスと思春期についてであるが、フロイトは思春期に無意識においてエディプス・コンプレクスは復活すると述べた。この成人の性的衝動が加わった状態でのエディプス・コンプレクスの再燃は近親姦禁止の掟に触れるので自我の再組織化を要請する。こうして幼児性欲の対象である母親ないし父親を放棄して、新たに家族外の愛情対象を発見する。フロイトは、この対象の発見とは原初的な対象の再発見でもあると述べた。換言すれば、思春期のエディプス・コンプレクスの再燃は幼児性欲を性器的性感帯のもとに統合する、すなわち性器統裁を導き出す。そして家族外の愛情対象を発見する（対象の発見・再発見）。こうしてエディプス・コンプレクスのもとで成人のパーソナリティは組織化される。

思春期に再燃するエディプス・コンプレクスの解決とは、バイセクシュアル（bisexual）な子どもがセクシュアル（sexual）な大人に脱皮する過程である。男根期から潜伏期への移行と青年期から成人期への移行との相違点は大きく二つある。一つは思春期における身体的な成熟によって性的衝動が質的に変化することである。もう一つはそれと関連して、その対象がもはや親ではなくなることである。すなわち青年期から成人期にかけてなされる対象の発見（再発見）とその充足がある点で幼児期におけるエディプス・コンプレクスの解消とはまったく異なる過程であり、青年期から初期成人期における重要な人生の選択と表裏をなすものである。

すでに述べたように、対象の発見・再発見によって比較的独立の関係にあった幼児性欲は性器期欲動のもとに性器統裁（genital primacy）されるが、フロイトは「正常な人はエディプス・コンプレクスを克服するのが特徴であるのに対して、神経症者はそれに、ただ巻き込まれているだけである」と述べた。

3 心の局所論モデルと構造論モデル

（1） 心の局所論モデルとは、『夢判断』（Freud, 1900）において提示された意識・前意識・無意識からなる心のモデルである。無意識の動機や葛藤、防衛、夢分析などには不可欠のモデルではあるが、転移や抵抗を理解するには不向きである。

（2） 構造論モデルとは、『自我とエス』（Freud, 1923）において提示されたものであり、心の構造は欲動・自我・超自我の三階層からなる。

現在に至るまで局所論および構造論モデルは精神分析的な臨床を進めるうえで不可欠の概念枠となっている。

A 欲 動

リビドーとは性欲動（sexual drive）の精神表象と定義される。フロイトは精神現象を説明するに当たり、その座である中枢神経系（神経細胞、軸索などからなるシステム）の機能を捉えるために精神のモデル化を試みて、『科学的心理学草稿』（Freud, 1895）を著した。決して完成されたモデルではないが、そこで精神機能に関連するエネルギーとして備給概念を提出した。備給とは、精神分析理論の根幹の一部であって精神状態および精神過程（力動）を表現する。性的な興奮を生じる充電あるいはエネルギー投資と定義することもできる。計測困難ではあるが、増減、置き換え、放電などの量の性質を帯びる精神機能の神経生理学的な側面を言及する用語でもある。

フロイトは移動性および結合性（無活動性）備給の二種を想定した。備給概念は心の局所論的観点（topographic point of view）と結びついて、移動性備給は精神の過程と結合性備給はその状態と結びつくのであろう。フロイトは『夢判断』（Freud, 1900）において興奮を自由に放電できる精神の第一システム、すなわち無意識、エネルギーを結合して放電を抑止する第二システム、すなわち前意識を言及しているが、この二分類は神経系のエネルギーの本質について当時、得ることのできた最も深い洞察を表わすものであるという。また、このエネルギー論は心の構造論（structural point of view）にも結びついて行くが、高い備給レベルのシステムは流入する移動性エネルギーを結合性のそれに変換することによって、備給レベルの低いシステムと比較して多くのエネルギーを貯蔵することができると想定した。フロイトは「無意識」（Freud, 1915b）においてそれに言及して、システム前意識は備給された観念の放電傾向を抑制すると述べた。局所論的に前意識はエネルギーの貯蔵庫であり、一次思考を二次思考過程に変換したり夢を夢思考に変換したりして、夢の仕事（圧縮、置き換え、象徴化）をする場でもある。

アンナ・フロイトによれば、フロイトは動物の本能は直接観察し得るが、人間のそれは観察できないので、本能（Instinct）という用語を用いずに「それ」（Es）を採用したという。フロイトの精神性的発達論（Freud, 1905b）は私たちの意識から遠く抑圧されているため、理解するのに長い時間を要するが、この理解なくして精神分析は成立しないであろう。

また、フロイトは長い間、当時の生物学の考え方に従って自己保存本能（自我リビドー）と種の保存本能（性本能）を想定していたが、最終的に自我リビドー概念を捨てて生きる本能（エロス）と死の本能（Freud, 1915a）（攻撃性）とを考えるに至った。死の本能論に関しては現在でも意見の分かれるところであるが、リビドーと攻撃性融合して生産活動に昇華されていると想定する。また攻撃性は破壊性として自己あるいは他者に向かう。また攻撃性にリビドーに対する防衛としても使用される。

B　自　我

独語では Ich と言い、英語の ego とはニュアンスが違うという議論もあるが、フロイトは自我は欲動から発生すると考えた。自我心理学においては自我は以下の二種に大別されるが、葛藤領域外の一次的自律自我機能とは、フロイトがprimal、congenital ego variations（Freud, 1937）として述べたことから出発する概念であり、ハルトマン（Hartman, 1964）によって推敲された。現在では、運動、記憶、言語、知能、判断、直感などの自我装置（ego apparatus）として理解されている。フロイトは自我の現実外界との関係を常に重視していた。現実との関係に関与する自我機能は三種に大別される。すなわち現実感覚（sense of reality）、現実検討（reality testing）、現実への適応（adaptation to reality）である。自我発達とともに現実感覚も発達する。乳幼児ではまず身体自我の発達から始まり、発達とともに全能感（omnipotence）は縮小されると考えられる。またフロイトは人間の精神は快感原則に支配されていると考えていた。興奮は不快を生み出す。そしてそのエネルギーの放散によって快を得ると考えた。しかし人間が社会のなかで自己保存と種の保存を確実にするためには常に快感原則に従うことはできない。欲動の満足を得るには、それに適した時と状況を選ぶ必要がある。それには即刻の欲動満足を得るのではなく、快を得ることを最終的な目的としつつ、一時的に不快に耐えることが要請される。フロイトはこれを現実原則と呼んだ。快感原則から現実原則への移行は漸進的に進む。フロイトによれば、「……自我がより高次の複合組織に発達していくとき……一部の欲動は他のそれの目的に合致しなくなる。前者は高次組織から抑圧によって分裂排除（split off）されて、より低次の発達に留められる。こうしてその欲動満足の可能性はなくなる。……もしそれが満足のゆく事態を生じるならば、自我は通常は快として体験するはずのものを不快と感じる。抑圧によって快の可能性を不快と感じるに至らしめる詳細な過程は未だ理解されていない。……私たちが経験する不快の多くは知覚的な不快である。それは充足していない本能による圧力の知覚であってもよいし、あるいはそれ自体不快な外側からの知覚（危険）でもよい」（Freud, 1920b）。

現実検討とは、精神現象の二原則に関する定式（Freud, 1911b）において初めて記述された用語であるが、この概念は「科学的心理学草稿」（Freud, 1895）、『夢判断』（Freud, 1900）などから推敲された。現実検討とは、外界現実ないしその知覚と無意識の願望ないし衝動を識別する自我機能である。科学的心理学草稿において，フロイトは初めて内的現実（願望充足，思考，幻想，知覚の記憶）と外的現実とを区別しようとした。またフロイトは対象を介しての欲動満足の体験を再び欲するときに，幻覚的な満足を想起すること（hallucinatory wish fulfilment），そして実際に再び対象を介して満足を得るときには，それは対象の発見（object finding）ではなく，再発見（object refinding）であることを指摘した（Freud, 1914b）。現実検討の発達とは，全能感の縮小，快感原則から現実原則への移行を意味するが，それはむしろ乳幼児期から青春期にかけてのゆるやかに移行であると言える。児童期には現実検討と現実否認（negation）とは併存する。

対象関係もまた重要な自我の機能の一部であるが，フロイトは自我の性質は放棄した過去の対象備給の沈殿物であると述べた（Freud, 1914b）。それは，対象喪失の後，喪の仕事を介して失った対象を取り入れ自己の一部とするので，自我の性質とは，かつて親が自分を評価したように自分が自分を評価する，大切にしたように大切にするということを意味する。

C　防　衛

フロイトはすでに述べたように抑圧と防衛を同義語として扱ったが，それ以外にも転換，投影，否認，隔離，知性化，置き換え，行動化などの防衛を記述した（Freud, A., 1936）。

D　超自我

フロイトは男根期の通過とともにエディプス・コンプレクスが解消されて（Freud, 1924a），「欲動から超自我」が形成されると考えた。そして「口唇期の機制への一種の退行である取り入れによって自我は対象（エディプス願望の対象）を諦めることができる。これこそ欲動がその対象を諦め手放す唯一の条件なのかもしれない。……

自我の性格とは、放棄された対象備給の沈殿物であり、それはこれらの対象選択の歴史を含むものである」。「メランコリーと同様に自我の内側に対象を仕立てるとしか説明しようのないものである」。超自我は両親との同一化、ことに禁止、命令、そして報復する両親を表現する同一化を増強することによって形成される。子どもは両親の苛酷な面を一方的に選択して、子どもの意識には愛し世話する両親を直接表現するものではない。「取り入れられた父親は実際の父親よりもずっと懲罰的である。内的イメージを定義するのは父親の攻撃性だけではなく、抑圧すべき子どものエディパルな願望とそれと関連する攻撃性によっても定義される」。「超自我は自我を永久に依存の状態にとどめ、常に自我に圧力を加える。子ども時代と同様に、自我はその絶対的な主（親、次いで超自我）の愛を失う危険をおかすことを気遣い、超自我の是認は自由と満足、叱責は良心の呵責として感じられる。本能満足を断念することができれば、超自我からの愛を受け取るに値するという意識は、自我にとっては誇りとなる」。こうして人は去勢不安に脅かされることなく、一定の欲動充足が可能になる。

罪意識の大部分は通常無意識にとどまる。良心の起源は無意識に属すエディプス・コンプレクスと密接に関連している。「親との同一化は禁じられたエディプスの願望充足を、ある程度の脱性愛化を伴うものの、提供し続ける。自我が恐れ憎むべき親と部分的に同一化して、超自我はそれを親の代わりに攻撃するのである。このようにして自我と超自我はそれぞれ親と子どもを演じて、敵対的な相互関係を続ける」。その一方、超自我には自我を愛する属性がある。フロイトは元来自我理想と超自我とを区別してはいなかったが、シェーファー（Schafer）によれば、彼は晩年両者を区別するようになったという。「幼児が成長すると、他者から受ける忠告や自らに生じてくる自己批判によって悩みが生じるので、彼はもはや幼児期に保てたあの完全さをもち続けられない。そのため彼は自我理想という新たな形で完全さを取り戻そうとする。自分の前に彼の理想として投影するものとは、幼児期の自己愛において彼自身が理想であった、しかし今は喪失してしまったそれの代理物なのである」。「エディプス・コンプレクスの優勢な性的な期間の広く一般的な成果は、したがって自我における沈殿形成であると考えることができる。この沈殿物とは、これらの（父親と母親）二つの同一化群が何らかの形で結合したものである。自我のこの修飾は特別な地位を保持することになる。それは自我理想ないし超自我として自我の他の内容物の前に現れる。超自我は自我を観察し判断しそして検閲する、ガイドする、正す、心配し世話をする、保護する」。ブロス（Blos）によれば、この自我理想は思春期以降、人生に方向性を与えることになる。

超自我の評価においては父親と母親との同一化に注目する必要がある。また超自我が常に保持されるほどに成熟しているか、あるいはまだその懲罰的な質が苛酷すぎて、肛門期的に体外に排除（expulse）、すなわち投影されてしまうかを見極める必要もある。

要約すれば、超自我には批判機能、目的や方向性を与える機能、保護と満足を与える機能があり、超自我が成熟すればこれらの安定性、一貫性が保たれるようになる。また超自我前駆（苛酷な超自我）への退行ないしそこでの発達停止はマゾキズムやメランコリーに関与する。

自我理想ないし超自我理想について、シェーファーによれば、フロイトは元来自我理想と超自我とを区別してはいなかったが、晩年になって両者を区別するようになったという。もちろん懲罰的な側面と保護的、発達刺激的、栄養的な側面とを明確に分けることは難しい。「幼児が成長すると、他者から受ける忠告や自らに生じてくる自己批判によって悩みが生じるので、彼はもはや幼児期に保てたあの完全さをもち続けられない。そのため彼は自我理想という新たな形で完全さを取り戻そうとする。自分の前に彼の理想として投影するものとは、幼児期の自己愛において彼自身が理想であった、しかし今は喪失してしまったそれの代理物なのである。……エディプス・コンプレクスの優勢な性的な期間の広く一般的な成果は、したがって（男子の場合の父親同一化の増強と母親同一化によって）、自我における沈殿形成であると考えることができる。この沈殿物とは、これらの（父親と母親）二つの同一化群が何らかの形で結合したものである。自我のこの修飾は特別な地位を保持することになる。それは自我理想ないし超自我として自我の他の内容物の前に現れる」（Freud, 1923）。

4 備給

フロイトは精神現象を説明するに当たり、その座である中枢神経系（神経細胞、軸索などからなるシステム）の機能を捉えるために精神のモデル化を試みて、「科学的心理学草稿」（Freud, 1895）を著した。決して完成されたモデルではないが、そこで精神機能に関連するエネルギーとして備給概念を提出した。備給（Besetzung, cathexis）とは、性的な興奮を生じる充電、あるいはエネルギー投資と定義することもできる。計測困難ではあるが、増減、置き換え、放電などの量の性質を帯びる精神機能の神経生理学的な側面に言及する用語でもある。

フロイトは移動性および結合性（無活動性）備給の二種を想定した。備給概念は心の局所論的観点と結びつき、移動性備給は精神の過程と、結合性備給はその状態と結びつくのかもしれない。フロイトは、『夢判断』（Freud, 1900）において興奮を自由に放電できる精神の第一システム、すなわち無意識、エネルギーを結合して放電を抑止する第二システム、すなわち前意識に言及しているが、この二分類は神経系のエネルギーの本質について当時得ることのできた最も深い洞察を表わすものであるという。また、このエネルギー論は「心の構造論」（Freud, 1923）にも結びついていくが、高い備給レベルのシステムは、流入する移動性エネルギーを結合性のそれに変換することによって、備給レベルの低いシステムと比較して多くのエネルギーを貯蔵することができると想定した。フロイトは『無意識』（Freud, 1915b）においてそれに言及して、システム前意識は備給された観念の放電傾向を抑制すると述べた。局所論的に前意識はエネルギーの貯蔵庫であり、一次思考を二次思考過程に変換したり、夢を夢思考に変換したりして、夢の仕事（圧縮、置き換え、象徴化）をする場でもある。

フロイトは『快感原則の彼岸』（Freud, 1920b）において、一次的思考過程の二次的思考過程への置き換え、および一次的思考過程の移動性備給から二次的思考過程の結合性備給への転換は、最も早期かつ重要な精神装置の機能であると述べた。

『自我とエス』（Freud, 1923）においてフロイトは、リビドー的、攻撃的、中性の備給エネルギーについて述べた。中性化したエネルギー備給は脱性愛化したエロスであり、この中性化したエネルギーはエディプス・コンプレクスを通過することによって得られるという。

知覚は記憶を導き出し、記憶はある条件において幻覚を導き出す。記憶は知覚と異なって、意識を興奮させる十分な性質をもたない。自我は不快を生じさせないように記憶を備給する。記憶は発生論的にニーズの表象をそれに応じるその後の経験と結びつけるように機能する。ニーズとその後の経験は結びつけられて、たとえば、ある満足の経験において、特定の知覚の記憶を喚起するイメージはそれ以降ニーズによって作り出された興奮の記憶痕跡と関連づけられる。この関連づけは、そのニーズが再び発生するときに、そのイメージの再備給を促進する。記憶と知覚を区別する能力は精神経済論的に本質的なものである。知覚と記憶を区別する基準を可能にするのは自我によってもたらされる制止による（Freud, 1954）。記憶備給が保たれる場合に限って知覚備給と同じだけの価値がある。しかし記憶を喚起する象徴を超えてしまわないように記憶備給が完全になる前に退行を停止させる必要もある。もし局所論的な退行が記憶を喚起する象徴まで停止しないと、知覚システムでは完全な幻覚が発生する。自我とエスにおいてフロイトは、記憶が活性化するとき備給は記憶喚起システムに留まる。備給が記憶痕跡からシステム前意識に広がるだけでなく、それを超えてしまうと幻覚と知覚の区別はできなくなる。フロイトによれば、最初の願望とは、満足記憶の幻覚性の備給なのである。換言するならば、一次過程は満足知覚の幻覚性のリバイバルを欲する。それに対して二次過程の作用は記憶喚起システムの備給が知覚との区別をなくなることのないように精神的な力を結合するのである。

『無意識』（Freud, 1915b）においてフロイトは、最初の真の対象備給はシステム無意識に内包される事物備給であると述べた。ということは、フロイトは対象の幻覚性の復活と記憶と知覚の区別のある対象表象に対する備給を区別していた、と言うことができるであろう。

これは、一次的自己愛は自我がリビドー対象の観念を備給し始めるまで持続するというフロイトの発言に一致する。このとき、自己愛備給は対象備給に変換する。最初の対象備給は欲動に由来するという仮説は自己愛を理解するうえで、殊に二次的自己愛を理解するうえで重要である。このことについてフロイトは、『自我とエス』において、「自我は欲動の最初の対象備給からリビドーを自分自身に取り込み同一化することによって自我を変化させて対処する……自我の自己愛はこのように二次的なものであり、対象から撤去したものである」と説明している。また、『悲哀とメランコリー』（Freud, 1917a）においてフロイトは、対象備給は困難に遭遇したときに、二次的自己愛に退行して自己愛的同一化はリビドー備給を代償する。つまり、その後の対象選択に大きく影響すると述べている。また、安心してある人から別の人への対象備給の移動させる能力は対象関係の安定性および精神分析療法の適応の重要な指標となる。一人の人から別の人に備給移動することが簡単にできない人の治療には時間がかかるかもしれない。反対にあまりに躊躇なく簡単に対象備給を移動させてしまう人の治療可能性はずっと疑わしい。

5　フロイトにおける葛藤理論

ヒステリーに限らず神経症は変性疾患の一部と見なされていたものを、フロイトが神経症として見直したわけだが、精神分析理論が一般人の精神生活と神経症の人びとに大きく貢献したのは、心には力があるという認識であり、その力は人間の精神に葛藤を生じせしめるものでもあるという認識である。葛藤理論は本能論、あるいは心のモデルとの対比において論じられてきた（Freud, 1920b, 1923）。

ヒステリーの一連の研究においてフロイトが述べた通り、自己が耐えることのできない、許容できない考えは分裂排除され、そして抑圧を被るように、自己の願望とそれを禁じる自己との間には自分で対処しきれないような葛藤がある。そしてその願望を認める代わりにヒステリー、強迫、恐怖などの精神神経症症状が形成される。

抑圧あるいは防衛は、「自我は受け入れがたい病因的な考えを連想から排除して、今度はそれが記憶に戻らないように阻止し続ける。後天性のヒステリーは遺伝的に異常ではない人に現れる……（意識から排除された願望は）リビドー満足を求めて退行的な道程を歩む。……満足を求める、禁じるという葛藤は症状形成によって解消される（Freud, 1912a）。性倒錯への道は神経症へのそれとはっきりと分岐している。こういった退行に自我が全く反対しないのなら神経症は発症しない。そしてリビドーは正常であるとは言えない満足を得ることになる……あらゆる神経症において病的な症状は、実際のところこうした葛藤の最終産物なのだが、その葛藤は抑圧と分裂を発生させる。症状はときに応じて異なったメカニズムを介して作られる。（a）抑圧された心の力の代わりとして、（b）抑圧する、および抑圧される力の妥協として、（c）抑圧された力に対する反動形成を安全弁として用いる、などである」（Freud, 1917b）。

症例ドラの場合、男性の申し出に応えたいという誘惑とそれに反対するが成分が葛藤となった。またラット・マンでは部分性欲動、すなわち自分を喜ばす女性の裸を見たいという盗視の考えが常に浮かんでくることと、それに反対する力の葛藤があった。しかし、フロイトは葛藤そのものがすべて神経症を作り出すとは考えなかった。むしろ、正常発達を促す（Freud, 1924b）。子どもは自分の欲動の満足を望むことが大人の目から見て正しいことではないと感じて、つまり、大人の権威の手助けを得て、欲動を満足させることに自ら反対する（Freud, 1908）。そして葛藤から症状形成に至る病因論的理解として力動論的観点に加えて、経済論的観点も必要であると考えた。すなわち、症状形成には葛藤の存在だけでなく、備給が一定程度を越えなければならない。換言すれば、葛藤そのものは長い間存在して、かつ無症状であっても、その備給量が増大すれば症状形成に至ることもあるというのである（Freud, 1916－1917）。

さらにパラノイア症例において葛藤の中心に同性愛願望とその防衛のあることを言及した（Dementia Paranoides. Freud, 1911a）。フロイトは、「ドフトエフスキーと父親殺し」において生得的な両性性葛藤の重要性を指摘した。「このようにして強い生得的な両性性型等は神経症を悪化させる前提条件となる」(Freud, 1928)。発達の早期に特徴的な両価性は成人になってようやく解消することもあるが、長い人生を通じてこの原初的な傾向を持ち続けることも少なくないと述べた(Freud, 1930; 1931)。

最終的な定式化として神経症において、主要な葛藤は性的本能と自我(すなわち自己)を維持するそれとの間にある。そして神経症とは自我のセクシュアリティを抑制する試みが失敗した後に、多かれ少なかれ自我が圧倒していることを示すものである(Freud, 1910a)。そして神経症と精神病の発生論的な相違について、神経症は自我と欲動との間の葛藤の結果であり、その一方、精神病は自我と外的現実との間の関係における同様な障害であると述べた(Freud, 1924b)。

フロイトの葛藤理論はアンナ・フロイトらによって推敲されて、幼児神経症は再定式化されて今日に至っている(皆川、一九九九)。

6 退 行

精神療法における患者の退行(regression)は不可避である。それだけに精神療法家にとって、退行をいかに把握、理解して、いかに対応するかは決定的に重要である。まず退行およびそれに関連するいくつかのメタサイコロジカルな概念について簡単に述べる。

A 固着とは

フロイトは二十歳のときに行なった魚類の脊髄後根から発生する神経および神経節に関する研究、すなわちある神経は発生の途中で停滞して最終目標に至らない事実から得た考えをヒントにして、固着概念を発想した(皆川、一九九一)。

「あらゆる性的な傾向（sexual trend）は、欲動または性的本能の一部は最終目標に到達しているが、他の一部は発達のより以前の段階に踏みとどまったままである結果生じると考えてよいと私は思う。……このより以前にとどまる部分的な傾向を固着すなわち欲動の固着と呼ぶように提案したい」と述べた。そして固着とは以下に示すような意味を含むが、それは乳幼児期のそれぞれの発達期部分本能（部分欲動 component instinct）とその源泉（性感帯 erogenous zone）、および対象とが過剰な満足または苦痛の体験を発生することによって成立する。それには部分欲動の強さなどの先天要因と過剰満足あるいは満足の剥奪などの環境因が関与する。

①部分欲動の発達が停滞してそれが精神性的発達の主流から切り離される。その結果この部分欲動は性器期体制に統裁されず、独自の欲動の満足（oral, anal, phallic）を追求し続ける（たとえば性倒錯）。②前性器期体制が性器統裁されないこと。すなわち、前性器期体制に備給されるリビドーは次の発達期に移行せずに、変形を被らないままにその部分欲動の満足を追求し続けること。③性愛の対象に対する固着を含むが、通常は口唇期から男根エディプス期における近親姦的な対象に対するリビドーの固執のために、その分だけその後の対象関係に備給されるリビドーが減少して、対象関係や対象選択に影響を及ぼすことを意味する。④外傷後神経症にみられるような外傷体験。

B　退行とは

フロイトが固着との対比において、部分欲動の逆流を記述したものである。「このような段階的な発達における第二の危険は、すでに先の段階に進んだ（欲動の）一部も、それ以前の段階に簡単に後戻りしうる点にある。これを退行と呼ぶ」。この概念は攻撃欲動に関しても適応可能である。したがって退行とは、ある対象ないし対象選択へのリビドー、攻撃欲動の逆流であって、夢解釈において要約されているように、局所論的（topographic）、時間的（temporal）、形式的（formal）退行に便宜上、分類しうる。また退行は欲動のそれだけではなく、境界性パーソナリティ障害や精神病における自我の退行としても記述される。固着と退行とはそれぞれ別個の概念であるが、両者は独立の関係ではない。すなわち、固着が強ければ、その分、その固着点への退行は生じやすくなると想定される、という。

C 対象とは

ナハラ（Nagera, 1969）によれば、フロイトは対象を次の二つの対比において用いていたという。

（1） 子どもの身体の外側のもの、または子どもの身体の一部であるもの。

「最初の性的な満足は栄養の摂取と結びついている。この部分欲動の対象は乳児の外側の母親の乳房である。この部分欲動がこの対象を喪失するのは、おそらく、自分に満足を与える器官の持主である人についての全体的な考えをもてるようになってからのことである。こうしてこの部分欲動は、おおむね自体愛的（元来外側にあった対象を自分の身体に見出すこと）になり、これは潜伏期の通過後に再び元の状態を回復する。このように母親の乳房を吸うことがすべての愛情関係の原型となるということには十分な根拠がある。対象の発見とは本来対象の再発見なのである」。

（2） 部分欲動の対象、または自我の対象。

「本能が対象を憎むというのは奇異であろう。つまり、愛と憎しみの態度は欲動とその対象との関係において使用されるものではなく、全体的な自我とその対象の関係のために留保されるものである」。

以上のように対象とは、母親や母親の乳房など（生物学的関係および心理学的関係）、あるいは子どもの内側の何か、たとえば子ども自身の身体の一部（生物学的および心理学的な対象）、または身体全体（一次的自己愛）

などを意味するとともに、また別次元では、欲動あるいは部分欲動の対象（生物学的関係）と自我の対象（現実の心理学的な人間関係）を意味する。したがって対象という用語は多義的であり、その文脈において何を意味しているかを区別しないと、議論に混乱を招くことになろう。

D　自体愛から自己愛、そして対象愛へ

フロイトが「性的な階層の下限は自体愛であり、それはいかなる精神性的な目標をも放棄して、局所的な満足だけを求める」「誕生の最初から自我は存在しえない。自我はそこから発達すべきものである。しかしながら、自体愛的な欲動は誕生の時から存在する」「自己愛の発生には、自体愛に何か新たな精神的活動が加わる必要があるに違いない」と述べたように、自体愛に対象は存在しないと想定される。この段階から対象愛への移行段階として自己愛は位置づけられる。「それぞれの性的な部分欲動はそれぞれ独自の満足を自分の体に求める。これは自体愛の段階であるが、……別個でばらばらであった性的欲動は一つのまとまりを示すようになって、その対象を見出すようになる。しかしこの対象は、主体と異なる外的な対象ではなく、自分の自我である。こうして自我が構成されるとも言えよう」。「このように解離してばらばらだった性的な欲動は一つにまとまって、対象としての自我を備給（cathect）する。……この自己愛体制（narcissistic organization）は、決して完全には放棄されるものではない。人間はリビドーの外的な対象を発見した後にも、ある程度自己愛的である」。

7　さまざまな病態と固着点ならびに退行について

A　ヒステリー（転換型）

固着点は男根エディプス期にあり、リビドーは最初の近親姦的対象に退行するが、精神性的発達のそれ以前の段階には退行しない。

B 強迫

固着点は肛門サディズム期にあり、そのために顕著なアンビヴァレンスを呈する。ヒステリーにおける退行が進むと症状移動が生じて強迫症状を来すことがある。このように多数の固着点は多彩な神経症症状形成に関与する。愛する感覚はサディズムのために意識できないことがある。

C 倒錯

リビドーの退行が抑圧を被らないと、神経症症状の形成は生じずに、倒錯へと至る。そして倒錯においては自我親和的な前性器期的な欲動の満足が許容される。換言すれば、精神神経症では自我は前性器期への退行に葛藤するが、倒錯にはこの葛藤が存在しない点で、両者は決定的に相異すると言えよう。

D 性格傾向

性格傾向（character trait）においては、前性器期固着およびそこへの退行に対する堅固な自我の防衛または昇華がなされている。性格傾向には幼児期以来持続するものもあれば退行の結果生じるものもある。

E メランコリー

喪失した愛情対象への固着（喪失した愛情対象との同一化）、およびこれに矛盾する対象備給（object cathexis）の完全な放棄。自己愛的対象選択の段階から自己愛への退行。

F　精神病（分裂病およびパラノイア）

固着点は自己愛および自体愛における固着点。そしてそこへの退行。ならびに自我の退行。パラノイアにおいては同性愛から自己愛への退行が認められる。

G　境界性パーソナリティ障害など重症パーソナリティ病理

多数の固着点があり、それは男根期から口唇期および自己愛の段階までの広い範囲にわたる。パラノイアやメランコリーとして記述される病理にまたがる場合もあろう。

以上に述べた事柄は退行を理解するうえで必要なメタサイコロジーの大まかなところである。

第4節　フロイトの治療論

フロイトは週六日の精神分析療法を実施していたが、医療保険のなかった時代であったので、患者は経済的に恵まれたごく一部の人びとに限定されていて、非常に少なかった。また治療期間も四年を要した狼男のような例外はあったものの、今日と比較してずっと短かった。ヒステリー研究が出版された当時、ヒステリーは変性疾患であると見なされていて、積極的に有効な治療法を開発しようとする段階には至っていなかった。そのような状況において、ブロイラーの患者アンナ・Oの示したヒステリー症状の回復過程がブロイラーとフロイトの共著『ヒステリー研究』を生み出す端緒となった。その後のフロイトの業績によって、精神神経症として一括される一群の精神病理概念が確立した（ヒステリー、強迫神経症、恐怖症）。科学的な診断分類学の確立を目指した米国では精神分析色が強すぎるという理由で精神科診断分類から神経症という用語はＤＳＭ-Ⅲ以降Ⅳ-Ｒまで除外されるようになった。その一方、現在でもなおＷＨＯの国際診断コード版（ＩＣＤ-10）では神経症性障害として残されていて、多くの臨床家にとってフロイトの神経症理論は無視できないものであり、広く力動精神医学臨床に使われている。また、最近では認知行動療法にさえ取り入れられている。

メスメルの磁気術（Chertok & Saussure, 1973）において治療者と患者間に発生した恋愛感情の問題を契機として、西欧の医療において治療関係は極端に脱個人化（depersonification）された。その治療関係の形式は、わが国にも導入されたが、フロイトの転移概念は医師の誘惑なしに患者に恋愛感情は発生し得るという理解、すなわち感情転移が受け入れられるようになって、精神療法を行なう治療者に患者の恋愛感情を怖れる必要はなくなった。このようにして近しい人間的な治療関係は保てるようになった。おそらく、これがフロイトの精神療法に対する最大の業績であり、フロイト以降、多種多様な精神療法が出現した。それだけにまた、フロイトの精神分析療法と事例研究を対象とした文献は非常に多く発表されてきた。またフロイトは、歴史学者の研究対象にもなっている。ゲイ（Gay, 1988）の『フロイト』は、そのなかでも最も優れた書物であろう。このような状況のあるなかでフロイトの精神分析療法技法の発展と実際について述べる事は、明らかに私の技量を越えるものである。私は自我心理学派のなかで訓練を受けたが、フロイトと直接の交流があったわけではないし、フロイトの直弟子に教わったわけでもない。そのため、これから述べることには少なからぬ誤り、より正確には私の思い込みがあると思うので、ここで予めお詫びしておきたい。

フロイトはヒステリーのスティグマを除くヒステリー症状の心的機制の研究から始めて、後天的な心的外傷が先天素因に付け加えられてヒステリーの後天的素因が形成されるという誘惑説を展開した。その後、無意識的幻想の病因的影響についても語るようになった（心的現実説、精神性的発達）。

フロイトは精神病理理論に加えて精神分析療法の技法論文を書いたが、それは必ずしも彼の症例報告と同時進行になされたものではなく、むしろ反省に基づく技法論の展開であった。それは決してたやすい作業ではなかったであろう。なぜならば、フロイトは本質的に科学研究者であり、フロイトの書き残した事例はいずれも精神療法の教科書としては不適切であるからである。であるからこそ、フロイト以降の各学派の貢献が必要であったように思われる。

ところで、精神療法には治療者という「人」を用いる部分があり、精神病理理論のように単純に抽象化することはできない。またフロイトの精神分析理論の変遷に合わせて技法論に整合性を保たせる必要もあったであろう。これらについてストレイチーは、精神分析療法研究の初期において治療作用（therapuetic action）に関する研究が非常に少なかったことを指摘している（Strachey, 1934）。いずれにしてもフロイトは精神分析療法例の事例研究と精神分析学理論との間を往復しつつ技法を作って行なった。ドラ（Freud, 1905a）をはじめ、何人ものヒステリー患者、父親を介したハンス少年への治療的介入（Freud, 1909a）、強迫神経症のねずみ男（Freud, 1909b）、そしてレオナルド・ダ・ヴィンチ（Freud, 1910b）、シュレーバー（Freud, 1911a）などの病蹟学的分析、また子どもの発達段階における普遍的な両性具有性、逆エディプス・コンプレクスなどの確信を得たケースである「狼男」（Freud, 1918）らは、フロイトの精神分析療法を理解するうえで欠かすことのできない症例である。しかし、技法論の教科書ではあり得ない。

またフロイトの学問的な興味は非常に幅広く、「トーテムとタブー」のように、女性を支配していた父親を殺した後に生じる罪悪感から、トーテム動物を祭る人間社会が誕生したという仮説を主張することもあった。その鍵概念にエディプス・コンプレクスを置いたように、フロイトは数多くの精神分析概念のなかでも、とりわけエディプス・コンプレクスに力を注いだ。このエディプス・コンプレクス理論もまた自己分析と事例研究ならびに演繹による理論化といった営みによって生まれたものである。

1　転移とは

転移とは子ども時代の重要な愛情関係において抱いた感情や思考を現在の対象に置き換える現象であり、「転移はあらゆる人間関係において自然に発生する。……精神分析はそれを作り出すのではなく，治癒という望ましい目標に精神過程が向かうようにガイドするために意識に示して，それが転移をコントロールするだけのことである。この現象は忘却した過去の反復の一断片なのだが，一度無意識におき留められるようになった過去の記憶は過去のそれとしてではなく，現在の治療者との関係において体験される。しかし，それは治療者と患者との現実的なやり取りとは無関係に現れてくる。……転移という事実は一方では何物にも代えがたくきわめて重要であるとともに，もう一方では，重大な危険性を帯びるものでもある（Freud, 1910a）。……転移の扱いは精神分析療法の技法上，最もむずかしい部分であり，……その存在を何らそれを思わせるものなしに気づかねばならないと同時に，読み込みすぎの危険もおかしてもならない」。フロイトのこのような言葉の裏には，症例ドラとの痛い経験があった。フロイトはドラの二つの夢分析からヒステリーの無意識に潜む心理を微細に描き出したが，その解釈投与と関連してドラはドロップアウトした。その後も二人は何回か再会したが，治療関係の復活することはなかった。しかし，この痛い失敗からフロイトは転移と逆転移を深く理解するに至った。転移は分析治療の最も強力な同盟者であるとともに，最も強力な障害でもある」（Freud, 1905a）。

『転移の力動性』（Freud, 1912a）においてフロイトは，「人は誰でも生得的な素因と幼児期の影響が合わさって性愛生活の営みに自分独自の一つの方法を獲得する。すなわち，恋愛の前提条件として満足させる本能と達成する目的を定めているのである。こうして一種類あるいは数種類のステロ印刷の原版と言って良いようなものが作られる。原版は最近の経験による一切の変更を認めないというものではないにしても，原版が元にあって，周囲の状況と愛情対象が許す限り愛情対象の選択が生涯を通じて繰り返しなされる。……愛情欲求（リビドー欲求）が現実生活において十分に満たされていない人は，新たに出会う人それぞれにリビドー充足を予期するような期待を抱く。このリビドーは意識化可能な部分と無意識に留まる部分とがある。……患者が期待するリビドー備給を分析家に向けてもどのようなステロ印刷の原版をも見つけることができない場合がある。というのは，転移は必ずしも意識化されるリビドー備給からのみ成立するものではなく、無意識のそれによって成立することもあるからである。転移が正当化されるようなものであるのか、あるいは現実的な要素を全く含まないものであるのかは、この要素によるのである。どの神経症においても意識化され、現実に向かうリビドー部分は減少し、無意識で現実からそらされていて幻想を栄養としているリビドー部分は増大している」。

分析治療は幼児期のイマゴに退行したリビドーが意識に浮上して、その満足を現実生活に求めるようになることを目指す。これが抵抗を引き起こすに違いない。主体の現実外界における欲求不満、あるいは無意識に属すコンプレクスに注がれるリビドーの引力によってオリジナルなリビドー退行は生じる。したがって、無意識の本能の引力とそれらの衝動は克服しなければならない。病因的なコンプレクスの探索を意識にある表象から始めて無意識の根の部分に進むときに抵抗は作動する。なお、夢判断においてフロイトは抵抗を、「仕事の進展を邪魔するものはすべて抵抗である」と定義している。

2　転移の種類と反復強迫

フロイトは転移を陽性転移と陰性転移に分類した。治療者と患者の意識にある陽性感情は、陽性の治療関係を作り出して治療を成功に導く前提である（Freud, 1912a）。患者の連想が妨害なく続く場合、転移が抵抗として作動するようになるまで転移に言及してはならない。治療者への無意識の陽性感情は必ず幼児期の愛情対象へのそれに戻って行くので陽性転移はやがて抵抗となる（Freud, 1915c）。無意識の衝動は治療が求めるように想起されるのではなく、無意識の時間のなさと幻覚の能力に従って現れる。夢と同様に患者は無意識の衝動の現れを現実のものと見なして、現実の要素を考慮することなしに熱情を行動に移す（Freud, 1912a）。これはさらに『想起・反復・徹底操作』（Freud, 1914a）で取り上げられて、『快感原則の彼岸』（Freud, 1920b）において反復強迫として定義された。

転移性恋愛という概念はアンナ以来、フロイトの大きな興味の一つであったが、「長い間、陽性の愛情を示していた患者は、治療者が抑圧された、その患者の人生の歴史における苦悩に触れようとする、まさにそのときに愛に飲み込まれてしまう」と指摘した。治療者は転移性恋愛に対して、それを避けてはならないし、不愉快がっても拒絶してもいけない。治療者は転移性恋愛に対していかなる反応も示さないようにしてしっかりと対応しなければならない。転移性恋愛をしっかりと取り上げるのだが、それを現実のこととしてではなく架空のことと見なすべきである。治療経過を振り返って転移性恋愛の無意識の源泉を探り当てる。それは無意識に深く潜む患者のリビドー的願望を意識化するのに役立つ。こうして転移性恋愛は制御可能となる。つまり、患者が安心して自己の抑圧してきた性愛についての願望や幻想を十分に観察して、自己の恋愛や愛情関係について意識化して、そうした愛情関係の前提となる幼児期の体験についての理解を得ていくのである（Freud, 1915c）。

治癒可能な精神分析療法において陽性転移と共に陰性転移を認めることがある。ブロイラーはこの現象を両価性（アンビバレンス）と命名している。神経症者の情緒的傾向における両価性は抵抗として転移を用いる彼らの能力を最も良く説明するものでもある（Freud, 1912a）。転移において敵対的な感情が認められて意識化されれば、これらの感情は現実生活と治療の促進に役立てることができる。その究極的な目的は、転移性の問題を解消することによって日常生活における神経症性不安と抑制から患者が自由になるところにある。フロイトはそのために、治療が苦痛を癒やされたいと願う患者の主要な治療動機を強化しておくことの重要性を説いた。それには患者が抵抗を克服するようにエネルギーを提供する必要がある。それは転移に備給され得る患者の移動性のリビドー・エネルギーでもある。つまり、症状形成に使われていた、あるいは固着に吸収されていたリビドーが撤退して移動性エネルギーに変換されるとフロイトは考えていた。さらにフロイトは、患者に移動性エネルギーをどの方向に振り向けるべきかということについて適切な時期に適切な情報を提供する必要性もあると考えた。その一方、フロイトはパラノイアのように本質的に陰性転移主体の場合、治療は不可能であると考えた。それが治癒ということを武器にすることのできる陽性転移と相違すると指摘した。

フロイトは想起・反復・徹底操作において想起する代わりの反復強迫から生じる転移の危険性，すなわち転移の手綱を握っていないままに適応化していない本能衝動が動き出す危険性について，その転移の無意識の側面から論じた。フロイトによれば，反復強迫は抑圧されたものを想起する患者なりの方法であり，治療において患者は反復強迫から逃れることはできない。忘却した過去の明白な反復である転移は治療にのみ限定されるのではなく，患者の現在における他の側面にも影響を与えるに違いないというのである。治療中の悪化などを含む反復強迫の問題を理解して完全に解決することはできなかったが，その転移による反復から回復への糸口の見つかる可能性を示しているということができよう。

3　転移神経症とそのワークスルー

「分析家は患者が運動系に発散させようとする衝動を内的世界にとどめておくよう常に苦闘している。患者が医師と一緒に作り出した意識的な陽性関係がその手段になる。その主な道具は転移の操作自体である。……私たちはそれに主張する権利を与えて発言を求めることによって，それを危害のないものしようと尽力する。それが転移のなかでほとんど完全な自由を獲得して，患者の心のなかに隠れていた病因的な本能衝動が転移のなかに現れる。私たちは通常元もとの神経症症状のすべてに転移性の意味を見いだして，元の神経症を転移神経症に置き換える。この転移神経症は治療的な仕事によって治癒可能である。このように転移は疾病と現実生活との中間に新たな領域を作り出す。しかし転移神経症は人為的な病気であり，私たちの介入が可能なのである。転移神経症は患者にとって現実的な経験であるが，永久に持続するものではない。あくまでも一時的な経験である」（Freud, 1914a）。また「元もとの神経症と転移神経症の全体は一点に集約されるようになる。即ち，患者の治療者との関係に集約される。……転移がそこまで重要な位置を占めるようになると，患者の記憶についての仕事は背景に退き……新たに作り出された、そして変形した神経症が元もとの神経症に取って代わる。あらゆる症状は転移との関係で新たな意味をもつようになる。しかし分析家がその疾病の中心にいるので、患者は自分を見失うことがない。……治療者との関係で正常になり、抑圧した本能衝動に関する分析の仕事をする必要のなくなった人は、治療が終った後の生活においても、健康を維持するであろう」(Freud, 1933)。

このようにフロイトは転移神経症のワークスルーの重要性を強調した。このワークスルーこそ、精神分析療法が他の暗示療法と異なる最大の変化、すなわち後に構造的な変化と呼ばれるようになった変化を患者にもたらすと考えたからである。

ところで、転移とともに重要な概念に抵抗がある。フロイトはヒステリー研究の初めから治療的な変化、すなわち、前向きな変化に抵抗する力、換言すれば、疾病にとどまろうとする力が作動することに気づいていた。しかし、抵抗の同定と理解については、フロイト以降の精神分析技法の発展を待たねばならなかった。

4 基本規則

フロイトは定義することなく、クラーク大学における講演その他において精神分析療法の基本規則という用語を用いたが、それを最も明確に論じた——といっても、現代の感覚にもとづけば、曖昧で説明足らずの言葉による説明ではあり、しかも、フロイトは *Recommendations to Physicians Practicing Psycho-Analysis* (Freud, 1912c) の冒頭において、以下のように述べている。すなわち、ここで主張することは、「この技法が私の個性に合っている唯一のものである、ということである」。いずれにしても精神分析の基本規則とは自由連想法と禁欲規則から構成される。しかしフロイトは、その著作のなかで精神分析療法を完成した技法であるとは考えているわけでも明確に科学的に定義しているわけでもない。その意味で精神分析技法については将来に余地を残したと言うべきであろう。

A　自由連想法

エミー・フォン・N（Breuer & Freud, 1893）の脚注の説明によれば、五月十日の朝のセッションで、エミーは問われるまでもなく、自分の不機嫌とその原因を結び付け、病原的な思い出について語り出したが、それが後に自由連想法と呼ばれるようになった恐らく最初のものである、という。治療開始に当たって（Freud, 1913a）において、週六日、例外的に三日、一回一時間という面接頻度と料金についての説明をするとともに、フロイトは次のように語っている。「私があなたについて何か言う前に、私はあなたについて十分に知る必要があります。あなたがあなたについてご存知のことについて私にお話ください」。これに対する唯一の例外は分析技法の基本規則だけであり、基本規則は患者も尊重する必要がある。「あなたが話し始められる前に、もう一つ申し上げておくべき事柄があります。あなたがあなたについて話をされるとき、通常の会話と異なるところが一つだけあります。通常の会話では話の筋が通るようにされるでしょう。そして侵入してくる考えや話が逸れるような話を除外されますね。しかし、精神分析療法では、そうではないのです。いろいろな事柄について話をされると、いろいろな考えが浮かんできて、しかし、そういうことを話すなんてといった批判や反対意見をもたれることに気づかれるでしょう。あれやこれやは、ここでは無関係だ、重要ではないとか、あるいは意味がないので、語る必要はないと自分に言い聞かせたくなるかもしれません。しかし、ここではあなたは、そう感じればこそ、そのことを話す必要があるのです。時間が経つと、これがあなたの従うべきたった一つの規則がなぜ必要なのか、その理由を理解されるでしょう。ですから思い浮かぶ事柄は何でも話して下さい。たとえば、あなたは、あたかも旅人で、車両の窓の近くに座っていて、車内の誰かに車窓から眺める景色の移り変わりを説明していると仮定してみてください。そして最後に、絶対的に正直であり、あなたは話すと不愉快になるという理由から何かを語らないということはしないと約束してください」。これが自由連想法であり、治療者は転移が抵抗に発展するまで、治療者は患者に時間を与えて、その無意識的な意味を解釈してはならない。

B 禁欲規則

転移性恋愛論文（Freud, 1915c）においてフロイトは、もう一つの基本規則である禁欲規則について述べている。「分析療法を開始して間もなく、初心者分析家は……本当に重大な困難は転移の取り扱いにある、と確信するであろう」と述べて、しばしば生じる転移性恋愛とその後の治療の中断を考察する。転移性恋愛を分析の素材として扱うというのである。「……医師は、患者の恋心は分析状況によって誘発されたものであり、何も医師の個人的魅力のせいではない。……転移性恋愛を経験する患者は二者択一を迫られる。治療を放棄するか、自分の医師に恋をするのは避けられない運命として受け入れるかである」。何かが患者の無意識に抑圧されている。患者の意識は自分の真の欲求を知らない状況において恋心が治療者に向かってしまうのである。であるので、「（分析）治療は禁欲のもとで進めなければならない。これの意味するところは、肉体的な禁欲に限られるものではないが、患者の望むすべての禁欲でもない。……欲求や願望が患者のなかで持続することは許されるべきである。そうすれば欲求や願望が治療の仕事を介して生じる変化の原動力になる。私たちはこれらが代理物によって癒やされてしまうことに用心しなければならない。それでいながら、私たちの提供できるものは代理物以外の何ものでもない。患者は抑圧を取り除かない限り、真の満足を得ることはできない。……治療者は転移性恋愛の手綱を握り、しかし、それは何か非現実的な、しかし治療のなかで避けて通ることのできない状況であり、治療のなかでその無意識の起源に遡り、患者の愛情生活のもっとも深部に隠れているすべてのものを患者の意識に運び戻す手伝いをして、したがって患者は愛情生活を制御できるようになる。……患者が自分の愛情、自分の性的願望から発する幻想、愛するという自分の状態のあらゆる特徴に光を当てても大丈夫、というように安心して患者の愛情生活の幼児期のルーツを探るのである」。このような分析状況を作り出すために、身体的にも精神的にも必要な禁欲を維持する、というのが禁欲原則に意味するところである。

換言すれば、それは面接中に患者の無意識の願望（患者が自ら禁じているために意識化することのできない願望）を代理物によって満足させてはいけないということである。「残酷に聞こえるかもしれないが、患者の苦悩はある一定の範囲で時期尚早に止めてはいけない」とも述べている（Freud, 1919）。おそらく、催眠療法との対比において述べていることであり、禁欲規則の本質は、患者の神経症が喜ぶような不適切な励ましや保証を与えること、そして元来、解釈として患者の連想内容や行動についてその意味を伝えねばならないのに、患者が辛い思いをするから伝えないなどの過保護、そして患者に好ましい印象をもってもらおうと過剰に反応して、意味のない迎合をするなどの治療者の態度や技法を戒めているのである。

フロイトは精神分析の臨床経験と理論的構築を往来することによって、ヒステリー論から始めて精神分析学を心理学すなわち科学にまで高めようとした。以来、誰一人として学者フロイトの位置に代わる者は出ていない。フロイトの本質は研究者・学者であるということでもあるが、治療者フロイトの治療論は森田とは対照的に弱い部分を残した。自分で基本規則その他の戒めを後進に残したものの、ラット・マンに食事を与えたとか、経済的に困窮した患者の料金を無料にしたなど、自分の定めた規則を遵守しなかったと言われている。一生を通じて、中枢神経系の機能を思索し続けて、神経症理論および性格理論を打ち立てて、止まることをしなかったフロイトにとって、精神分析療法の治療論は特に難しいところであったであろう。しかし精神科医の研修機構の確立に先立って、精神分析インスティテュートを設立して精神分析家の研修機構を打ち立てた点にもフロイトの貢献があるように思われる。

第11章

フロイト症例――ラット・マン症例

豊原　利樹

第1節　はじめに

フロイトが、*Notes upon a Case of Obsessional Neurosis*（Freud, 1909）において報告した症例は、一般に、the Rat Man（日本語では、「鼠男」あるいは、そのまま「ラット・マン」）と呼ばれ、歴史的に有名な強迫神経症症例である。

ところで、この、一九〇九年の報告では、第七セッション（#7）までの面接内容が詳細に記述されているが、その後の面接内容は、断片的に述べられていて、詳細は不明であった。しかしながら、フロイトの没後、第四十五セッション（#45）までの記録が発見され、ストレイチー（Strachey）によって英訳され、*Original Record of the Case*（Freud, 1954）として、一九五四年に出版された。これにより、全治療期間（約十一か月と言われている）のうちの最初の四か月弱（十月一日より、翌年の一月二十日まで）を、詳細に知ることが可能になった。

筆者は、フロイト全集標準版Standard Edition（S. E.）（一九五五）から、これら（Freud, 1909, 1954）に掲載された『ラット・マン症例』の面接部分をすべて訳出し、そこから、重要と思われる部分を抜粋した。その抜粋の基準は、「森田症例」の場合と同様に、治療のストーリーを浮き彫りにすること、および登場人物の相互の関係性を明確にすることである。その条件を必要十分に満たしたうえで、できる限りコンパクトにすることを心がけた。この作業によって、文章量は、原著の約五分の一となった。

なお、実際の文章は、間接話法で表現されていることが多く、対話としての内容が分かりにくいため、内容が変わらない範囲で、それを直接話法に変更している。また、直接話法とも間接話法とも言えない部分についても、充分に検討したうえで、できるかぎり直接話法の表現をとるようにした。

以下の面接内容において、ラット・マン、フロイトに続く文章は、面接場面でのそれぞれの発言であり、〈　〉内は、フロイトによる状況説明である。また、文体は、「森田症例」の第9章『通信治療症例』の項と同様に、ラット・マン（患者）の発言は、ですます体（ですます調）で、フロイト（治療者）の発言は、である体（である調）で、統一した。（　）内は特に断らない限り筆者の補足である。

第2節　『ラット・マン症例』(Freud, 1909, 1954)

一九〇七年十月一日（初回面接）

〈大学教育を受けた二十九歳の男性が私を訪れ、特に一九〇三年から激しい、しかし子ども時代にまでさかのぼる強迫観念に苦しんでいる、と述べた。その主要な特徴は、大好きな父親と思いを寄せているある女性の二人に、あることが起こる恐怖であった。これに加えて、たとえば、かみそりで自らの喉を切る強迫衝動や、ときおり全く取るに足らぬことについて禁止命令が生じた。彼は、これらの観念と闘うことで、勉強の時間を長年無駄に費やし、そしてその結果、今になってやっと最終の司法試験に合格したと述べた。彼はまた、思いを寄せているその女性を傷つける衝動にも苦しんでいた。

彼は、少し前に私の本の一冊*のページをめくっているうちに、私の世話になることを決めた。

私が彼に料金を告げると、彼は母親に相談しなければならないと述べた。翌日彼は戻ってきて、それを受け入れた〉

十月二日（#1）

〈私は、彼に、ただひとつの治療条件——すなわち、たとえそれが彼にとって不愉快であろうと、あるいは取るに足りない、あるいは関係のない、あるいはばかげていると思われることであろうとも——頭に浮かんだすべてのことを話すこと、に服従するように誓わせた〉

ラット・マン　私は、六歳のときにすでに勃起に悩み、一度、そのことを訴えに母のところへ行ったことを覚えています。私は、大変気に入った女の子たちがいて、彼女たちの裸を見たいというとても強い願望を抱きました。しかし、このことを望むことで私は、もしそのようなことを考えたら何かが起こるに違いなく、それを防ぐためにあらゆることをしなければならないかのような、気味の悪い感じを持ちました。

〈質問に答えて、彼は、これらの恐れの例を述べた〉

ラット・マン　たとえば、私の父が、ひょっとしたら死ぬかもしれないということ。父の死について考えることは、とても幼いころから、長い間、私の心を占め、そして私をひどく憂うつにしました。

〈ちょうどこのとき私は、患者の父親が、そして要するに彼の強迫観念的な恐怖が、現在この父親について占められているのだが、数年前に亡くなっていたということを驚きをもって知った〉

十月?日（#2）

ラット・マン　私は今日、あなたのところにくる直接的なきっかけになった体験から始めたいと思います。八月

---

* *Zur Psychopathologie des Alltagslebens.*（Freud, 1901）『日常生活の精神病理学』

のガリシアでの軍事大演習中でした。ある日私たちはガリシアから短距離の行軍に出発しました。その駐軍中に、私は二人の将校の間に座っていましたが、彼らのひとりのチェコ人名の大尉*は、私にとって少なからぬ重要性を持つ運命にありました。この駐軍中に私たちは会話し、その大尉は、東洋で使われている特に恐ろしい刑罰について読んで知っていると言いました。

〈ここで患者は、急に話をやめソファから起き上がり、その詳細の説明を勘弁して欲しいと頼んだ〉

フロイト　私は、私自身、残酷なことに少しの興味も持っていない。そして、あなたを苦しめたいと望んでいるのではもちろんないが、当然、私は、あなたに、私の能力を超えたことをかなえてあげることはできない。あなたが月を与えろと私に頼むようなものである。抵抗の克服は治療の原則であり、そして、いかなることがあっても、それ無しで済まされることはできない。

〈私は、この時限の始まりに彼に「抵抗」の概念を説明してあった。そして、そのときに彼は、彼のこの体験を詳しく述べなければならないのなら、彼には克服しなければならない多くのことがあるということを私に伝えていた〉

フロイト　私は、あなたが与えてくれるいかなるヒントに対しても、最大限意味を解き当てるために、私ができるすべてのことを行なう。あなたは、ひょっとして串刺し刑のことを思い出しているのかな?

ラット・マン　いいえ、そうではありません。……罪人は縛られています……鉢がお尻に逆さにあてられ……何匹かのねずみがそのなかに入れられます……そしてそのねずみが……。

〈彼は、再び起き上がって、恐怖と抵抗のありとあらゆる身振りを示した〉

ラット・マン　……中に押し分けて進む……。

＊　訳注　ノバーク大尉。

フロイト　肛門のなかへ。

〈と、私は、彼を、手助けした。彼は、ぎりぎりのところで、かろうじて、続けた〉

ラット・マン　その瞬間、このことが、私にとってとても大切な人に起こりつつあるという観念が、私の心をよぎりました。

〈少し促した後、私は、この観念が結びつく人は、彼が思いを寄せている、その女性であるということを知った。そして、しばらくの後、彼はもうひとつの観念が同時に彼の心に浮かんでいたことを認めざるをえなかった。すなわち、彼の父親にもまた適用されつつある、その刑罰の観念を〉

十月?日（#4）

ラット・マン　私は、最も重要と考える、そして最初から私を苦しめてきている、あることをお話しようと決心しています。

〈彼はそれから、父親の命取りになった病気の、そしてその父親が九年前に肺気腫で亡くなった話を、長々と報告した〉

ラット・マン　ある晩、父の容態が峠にさしかかっていると思い、私は、この危険な状態をいつ超えるか医者に尋ねました。「明後日の晩」というのが回答でした。夜の十一時半に、私は、一時間の休息のために横になりました。私は、一時に目が覚め、父が亡くなったことを医者から告げられました。私は、父の臨終に居合わせなかったことで自分自身を責めました。しかしながら最初は、その責めは私を苦しめないでいました。長い間、私は父の死の事実を実感していませんでした。私は、うまいジョークを耳にすると、「それをお父さんに話さなければ」と独り言を言うのが常でした。しかも、私の想像は父で占められていて、それでしばしば、ドアにノックがあると、私は「お父さんが来た」と思ったり、部屋に入るとき、私はそこで父を見つけるのを期待したりしたものでした。私の怠っていた回想がなされ、そして私をひどく苦しませ始めたのは十八か月の後になってでした。そのため、私は自分自身を罪人とみなし始めました。この出来事のきっかけは、義理のおばの死と、私が、そのおばの家を訪れたお悔やみでした。その当時、私を行動させ続けた唯一のことは、友人から与えられる慰めでした。そして私は、いつもそれらがはなはだしく大げさであるという理由で、その自責を払いのけていました。

フロイト　いや。その情動には、もっともな理由がある。その罪悪感は、それ自身では、それ以上の非難を有しない。しかし、その情動は、未知の、捜し求められることを必要とする、何らかの他の内容に属している。既知の観念化している内容は、偽りのつながりのせいで、現在の位置に入っているだけである。

十月？日（＃5）

〈次のセッションで患者は、私が述べたことに大きな興味を示したが、しかし彼は、思い切って――彼がそのように述べたのだが――いくつかの疑問点を提出した〉

ラット・マン　自責、すなわち罪悪感にもっともな理由があるという情報が、どのように、治療的な効果を持ち得るのですか。

フロイト　この効果を持っているのはその情報ではなく、その自責が本当に結びついている未知の内容の発見である。

ラット・マン　そのことが、私の疑問が向けられてきた正にその点です。

〈私は、私の部屋のあちこちにある骨とう品を指し示すことによって、私の見解を実例で説明した〉

フロイト　それらは実際に墓から発掘された実物ばかりであり、そして、それらの埋葬は、それらの保存であった。ポンペイの滅亡は、それが発掘された今となって初めて始まっている。

ラット・マン　自責は、その人自身の内的な道徳的信条に背信することによってのみ生じ得ます。そしていかなる外的な信条に背信することによるものではありません。

フロイト　そのことに同意する。そして外的な法律をただ破るだけで、その人はしばしば英雄として自らをみなす。

ラット・マン　そのようなことは、人格の崩壊がすでに生じているところでのみ可能です。その人の人格の復興をもたらす可能性はあるのでしょうか。もしそれができるならば、その人は、おそらくは他の誰よりも、人生に成功することができるでしょう。

フロイト　この、あなたの人格の分裂の考えに、全くの同意をする。あなたは、私がすでに言及してきた意識と無意識の対比とともに、道徳的な自己と邪悪な自己のこの新しい対比を理解して吸収しさえすればよい。道徳的な自己は意識であり、邪悪な自己は無意識である。

ラット・マン　私は、自分自身を道徳的な人間であると思います。けれども、子どものころに、私のもう一方の自己に由来することを行なったことを、かなり明確に思い出すことができます。

フロイト　ここであなたは、偶然にも、無意識の主要な特徴のひとつ、すなわち幼児期とその関係を思いついた。無意識は幼児期なのだ。それは、幼児期に分離された自己の部分であり、その発達のそれから後の段階をともにせず、したがって抑圧されている。あなたの病気を構成する、心ならずもの観念の原因となったのは、この抑圧された無意識からの派生物である。

十月?日　(#6)

ラット・マン　十二歳のときに私は、友人の妹である可愛い女の子に恋をしていました。しかし彼女は、私が望むほど愛情を示してくれませんでした。そして、その結果、もし何らかの不幸が私に降りかかるようなことがあったら、彼女が優しくなるであろうという観念が、浮かびました。そしてそのような不幸の例として、父の死が私の心に強いられました。私はただちにその観念を、気力で、断固として拒否しました。

フロイト　私は、これが父親の死の観念の初めての発生ではないということを確信する。それは、明らかにより早期に根ざしていて、そして、私たちは、いつの日にか、その起源をさかのぼらなければならない。

ラット・マン　明らかに同様の考えが、父の死の六か月前に、二度目のものとして心にパッと浮かびました。そのとき私は、すでにその女性に恋をしていましたが、経済的な障害が、彼女との縁組について考えることを不可能にしていました。そのとき、父の死が彼女と結婚することができるほどに私を豊かにするかもしれないという観念が、ふと私の心に浮かびました。私は、その観念から自分自身を守って、恐ろしい喪失に対する埋め合わせをすることなくすませるために、父が私に全く何も残さないようにして欲しいと願うまでなりました。同様の観念が、よりずっと軽い形ではありましたが、父の死の前日に、三度目のものとして心に浮かびました。私は、そのとき思いました。「今や、私は、最も愛している人を失おうとしているのかもしれない」。そしてそれから、その否定が浮かびました。「いや、あなたにとってその喪失が、より辛くさえある他の人がいる」。これらの考えは、私を非常に驚かせました。というのは、私は、父の死がただ恐怖なだけで決して願望ではありえないと、全く確信していましたから。

〈彼が、これらの言葉について力強く言明した後で、私は、新しい理論を彼に知らせることが賢明であると考えた〉

フロイト　精神分析理論によれば、すべての恐怖は、現在抑圧されている、かつての願望に対応している。それゆえ、私たちは、あなたが主張したことの全くの逆が正しいと考えざるを得ない。

〈彼は、このことに大変動揺し、そしてとても懐疑的であった〉

ラット・マン　私は、世界の他の誰よりも父を愛していること、そうすることによって父の命を救うことができたのならすべての自分自身の幸せの見込みを放棄したであろうことに疑いはありえないこと、を考えると、一体どのようにしてそのような願望を抱くことがあり得るのでしょうか。

フロイト　抑圧された憎悪の必然的な必要条件は、まさしく、あなたのもののような、激しい愛である。もちろん、憎悪はその源泉を持っているに違いなく、その源泉を発見することが、間違いなく解決すべき課題である。

十月？日（#7）

〈彼は、今度は、彼がとても心を引かれているその女性に対して、そして、彼はその女性の人柄を熱のこもった描写で表現していたのだが、ほかに恨みを抱く衝動を感じていることに気がついていると私に告げた〉

ラット・マン　彼女は、簡単には恋愛ができないというのが真実なのかもしれません。彼女は、いつの日にか受け入れるひとりの男性のために、彼女のすべてを取っておいています。彼女は、私を愛していません。私は、そのことを確信したとき、私がとても裕福になってほかの誰かと結婚し、そして、感情を傷つけるために、その妻を連れてその女性を訪れてやるという気持ちを持ちました。しかし、ちょうどそのとき、それは失敗に終わりました。というのは、私は、その別の女性である妻が私にとって完全にどうでもいいということを、自分自身、認めざるを得なかったからです。

〈このファンタジーにおいて彼は、彼の格別に恐ろしい卑怯な性質を認めた〉

フロイト　あなたの性格のこれらの性質のいかなるものに対しても、理論的に見て、決してあなた自身の責任として考えるべきではない。というのは、これらの非難すべき衝動のすべては、幼児期を起源としていて、そして、無意識に残存する幼児期の性格の派生物であるに過ぎないからである。そして、あなたは、道徳的な責任が子どもには適用され得ないということを知っているに違いない。

十月十日（#8）

フロイト　その女性は、依然として、はなはだ得体の知れないままである。あなたが忘れてしまっている誓い。

十月十一日（#9）

フロイト　抵抗。というのは、昨日、私が、あなたに、その女性の写真を持って来て欲しいと頼んだから。あなたには、治療をあきらめるべきか、あるいは秘密を引き渡すべきかについて葛藤がある。

十月十二日（＃10）

〈彼はマスターベーションのテーマに行き着き、そして、それは、彼の場合、奇妙な経緯を持っていた〉

ラット・マン　私は、二十一歳ころにマスターベーションを始めました。

〈確認によると、父親の死後〉

ラット・マン　私は、それをめったに繰り返さなかったし、あとでいつも大変恥じました。ある日、いかなる挑発なしに、私は、「私は、それをあきらめることを、神に祝福された魂に誓う！」と思いました。数年後、その女性の祖母が亡くなり、*私が彼女に会いに行くことを望んだとき、私の母は言いました。「これは驚いた、行かせないよ！」この宣言の類似性が私の心に浮かび、そして私は、母の魂の救済に危険をもたらしたことで自らを責めました。もし私が、あくまでもその女性に会いに行く、再びマスターベーションをはじめるという自らの意思を通すことで、私が、他の人のためよりも自らの利益のために、卑劣にならないように自らにいいきかせました。その後、私は、行かないように言う手紙を受け取ったので、行くことを断念しました。ちょうどそのときから、マスターベーションがときどき再発しました。

〈私は、ここで、ある出来事に直面して、自由にその資料を構成することから、私自身を抑えることができなかった〉

ラット・マン　六歳以前に、私には、マスターベーションの習慣があり、そして私の父は、そのことを、脅しとして「命取りになるぞ」という表現を使用し、ことによるとペニスを切り落とすと脅すこともしながら、禁止していました。

＊　訳注　ラット・マンは、その女性が祖母の看病をしていて、しばらく会えないでいた。

フロイト　このことは、その呪いの言葉からの解放に関連して、あなたのマスターベーションを、あなたの無意識のなかでの命令や禁止を、そして今や、父親へ投げ返された死の脅しを、説明するであろう。あなたの現在の自殺の観念は、殺人者であることの自責に相当するであろう。

十月十四日（#11）

フロイト　前回のセッションの終わりに、あなたの心のなかで問題にされた観念は次の通りであった。切り落とされるペニスの観念は、並はずれた程度まであなたを苦しめ、そして、このことは、勉強の最中に生じた。

ラット・マン　私が考えることのできるもっともな理由は、そのときに私が、マスターベーションをしたいという欲望のために苦しんでいたことです。第二に、私の人生において二度、トリエステでの最初の性交のときとミュンヘンでの別の性交のときに、それらのあとで、私に、次の観念が起こりました。「これはすばらしい感じだ！　このためならひょっとしたら何でもするかもしれない。たとえば、父を殺す！」。第三に、私には、私自身は全く記憶にないのですが、父を含む他の人たちからしばしば告げられる光景があります。私は、かなり小さなころ（三歳）に、父にたたかれるようなわんぱくな事をしていたと思われます。そのとき幼い男の子は、急にひどく激怒し、父に悪態をつき始めました。しかし私は、悪い言葉を知らなかったので、父に、思いつく限りの日常のもののすべての名前を叫びました。「お前はランプだ！　お前はタオルだ！　お前は皿だ！」など。言われて父は、「この子は、大人物になるか大犯罪者になるかのどちらかだ」と断言しました。

十月十八日（#12）

〈彼は、大人になったときに不誠実な行為をしたことを告白することでセッションをはじめた〉

ラット・マン　私は、二十一（twenty-one）をしていて、大金を勝ち得ていました。私は、両手一杯に獲得してゲームをやめようと思っていることを表明しました。私は、十九まで進み、そしてこれ以上進むべきかどうか少しの間じっくりと考えました。そのとき私は、故意ではないかのようにトランプのセットをすっかりかき乱し、そして次のカードが確かに二であることがわかり、そのため、それがめくられたとき私は二十一になりました。

〈この後、父親が、彼をそそのかして母親のポケットから財布を取ってこさせ、そしてそこから、数クロイツァー*を抜き取らせた、父親についての子どものころの思い出が続いた〉

十月二十七日　（#14）

〈彼がその女性の名前を私に教えることに難色を示す限り、彼の説明はつじつまの合わないものに違いない。私が、彼を説得して、ギザ・ハーツ**の名前と彼女についての詳細を明かさせた後、彼の説明は明確で秩序だったものになった〉

十一月十七日　（#19）

ラット・マン　私は、すぐ下の妹のジュリーを、父の死後、繰り返し襲おうとしました。私は一度、実際に、彼女を暴行しています。

フロイト　これらのことは、あなたの病的な変化の説明になるに違いない。

ラット・マン　私は、一度、ジュリーと性交をする夢を見ました。私は、彼女から離れているという誓いを破ったことで、良心の呵責と恐怖のためにどうにもならなくなりました。

フロイト　このことから、私たちは、あなたが父親から叱責されることが、妹たちを暴行することに関係があるという結論を下す。

＊　訳注　クロイツァーは四分の一ペニーに満たない少額。

＊＊　訳注　ギゼラのことで、ラット・マンのいとこにあたる。

〈それが意味することは、次のようなことであった〉
ラット・マン　もし、父がまだ生きていて、そして、このことを聞き知ったら、父は、再び私を叱責し、すると、私は、再び、父に対して急に激怒し、このことが、父の死の原因となるでしょう。というのは、私の情動は万能なのですから。

十一月二十一日（#21）

〈彼は、深い抑うつ状態で来て、取るに足らないテーマについて話そうとした。しかし、彼は、すぐに、危機に直面していることを認めた〉
ラット・マン　最も不愉快なことが、昨日路面電車に乗っている間に、心のなかに生じました。
〈それを述べることは、全く不可能であった。彼の治癒が、そのような犠牲に値することはなかった〉
フロイト　私は、あなたを追い出すべきである。というのは、それが転移に関係しているから。
〈四十分の闘争――私にはそう思われたのだが――の後に、すなわち、私が、私に対する復讐の要素を示し〉
フロイト　あなたは、私に伝えることを拒絶し、治療をあきらめることによって、私にそのことを伝えるよりも、より完璧な復讐をするであろう。
〈と説明し、初めて、彼は〉
ラット・マン　それは、先生のお嬢様に関係しています。
〈ということを明らかにした。そして〉
ラット・マン　すべての題材が、私自身にのみ関係しているということを示そうとする先生の作業は、先生の方の不安のように見えます。
〈と主張した後、彼は、それらの観念のうちの最初のものを引き渡した〉
ラット・マン　むき出しの女性のおしり。毛のなかにシラミの幼虫がいます。私が、先生への告白で忘れていた妹ジュリーとの光景。ふたりではしゃぎまわった後で、彼女は、体の正面のそれらの部分を、私が見えるように、自らを、ベッドに投げ出しのけぞらせました。

フロイト　主題は明確である。あなたがそれを見ることで感じた快楽に対する処罰。嫌悪の手段を用いた禁欲。

ラット・マン　疑いなく、同じことが、先生の子どもたちの間で生じています！

フロイト　このことを明らかにするように強いる私に対しての怒り。転移による思考である。

ラット・マン　裸の、先生のお母様の体。脇からお母様の乳房を突き刺している二本の日本刀。お母様の下半身、特に性器は、あなたや子どもたちによって完全に食べ尽くされていました。私は、代理の判事のひとりで下劣な男の写真を持っていました。私は、先生のお嬢様が、裸のその男にフェラチオをしているのを想像しました。

フロイト　その下劣な男はあなた自身であり、あなたは、結婚できるように、代理の判事に早くなりたいと望んでいた。

十一月二十二日（#22）

ラット・マン　先生のお母様がお亡くなりになります。私は、お悔やみの言葉を申し出たくなりましたが、そうすることで以前に人が亡くなった場合に繰り返し起こっていたような無礼な笑いが生じるのを恐れました。私は、それゆえ、p. c.*と書かれたカードを渡そうとしました。そして、それが、p. f.**に変わりました。

フロイト　もし、あなたの母親が死んだら、すべての葛藤から解放される。なぜならばあなたは結婚することが出来るから、ということが、今までに、ふと心に浮かばなかっただろうか。

＊　訳注「お悔やみのために」の省略形。
＊＊　訳注「祝福のために」の省略形。

ラット・マン　先生は、私に復讐しようとしています。先生は、そのことに、私を強いています。なぜならば、先生は、私に復讐することを望んでいるから。

〈彼は、これらの告白をしている間、部屋のなかを歩き回るのは、私にたたかれることを恐れているためであることに同意した。加えて彼は、なおとても難しいと感じているこれらの告白をしている間、自らをたたき続けた〉

ラット・マン　先生と奥様のおふたりのあいだに横たわって亡くなっているお子さんと、おふたりが、ベッドにいる光景。今や、先生は私を追い出そうとしています。

〈彼は、このことの起源を知っていた〉

ラット・マン　私が幼い子どものころ、私は、父と母のあいだに寝て、そしてお漏らしをしました。そして、そこで、父は、私をたたき、私を追い出しました。

フロイト　その死んでいる子どもは、あなたの姉のキャサリン*でのみありえる。あなたは、彼女の死によって利得を得ていたに違いない。

〈その場面は、彼が認めたように、彼女が亡くなった後に起こっている。この間中、彼の態度は、やけっぱちになっている人の、そして、ひどい暴力の攻撃から自らを守ろうとしている人のそれであった。彼は、両手で頭を抱え、慌てて、腕で顔を隠したりした。彼は、父親が激しい気性を持っていたことを私に告げたが、それで、そのとき自分がしていることがわからなかったのである〉

＊　訳注　ラット・マンは幼児期に姉を亡くしている。マホーニィは、フロイトも同様の経験をしていることから、フロイトのラット・マンへの同一化を強めたと論じている（衣笠、一九九三）。

十一月二十三日　（＃23）

〈次のセッションは、最も恐ろしい転移で満たされた。そして彼は、それを報告することに、最高に、すさまじい困難さを感じた〉

ラット・マン　先生のお母様は、子どもたちが皆、絞首刑にされているあいだ、絶望して、立ち尽くしていました。

〈彼は、彼が大罪人になるだろうという父親の予言を、私に思い起こさせた。私は、彼が、そのファンタジーを持つことに対して示した理由を、解き当てることが出来なかった〉

十一月二十六日　（＃25）

〈夢。まことに驚くべき肛門期ファンタジー〉

ラット・マン　私は、女の子*の上に仰向けになり、私の肛門からぶら下がった大便で彼女と性交をしていました。……夜中じゅう、私はひどい苦闘をしていました。そして、それは、私がそのいとこ**と結婚するべきか、あるいは先生のお嬢様とかということについて、であることがわかりました。もし、宝くじで一等を勝ち得たなら、私は、そのいとこと結婚し、先生の顔につばを吐きかけるでしょう。

〈彼は〉

ラット・マン　先生は、私を義理の息子にすることを望んでいる。

〈と思っていることを明らかにした〉

＊　訳注　フロイトの娘。
＊＊　訳注　ギゼラ。

十一月三十日　（#27）

〈彼の父親が軍に仕えていたときに、父親は、ある経費を支払うために連隊のお金を一〇フロリン所有していた。彼は、ある人たちとのカード・ゲームで、そのいくらかを失い、ふとゲームを続ける気になってしまい、そのすべてのお金を失った。彼は、銃で撃って自殺しなければならないだろうと、彼の仲間の一人に嘆いた。「いいですよ、あなた自身を撃ちなさい、このようなことをする人は銃で撃って自殺するのが当然です」と、もうひとりの仲間が言ったが、それから、父親にお金を貸した〉

十二月八日　（#28）

〈彼の父親についてのより詳細。下品さ。彼の母親は、父親が公然とおならをする癖があったので、父親のことを「下品な男」と呼んだ〉

ラット・マン　ルービンスキー家の親戚*が、私が博士号を取得したら、キャトル・マーケットの近くに私のためにオフィスを提供し、そこでクライエントを見つけるように申し出ていました。このことは、私がルービンスキー家の娘のひとりの現在十七歳の魅力的な少女と結婚するという、母の以前からのもくろみに合っていました。父は、自らの求愛のユーモラスな説明をしたものでしたし、母は、時折、それより前には父が肉屋の娘への求愛者であったことを話すことで、父をからかったものでした。

フロイト　あなたの父親は、ルービンスキー家との縁組によって将来を確保するために、恋愛を断念したのかもしれない。あなたは、病気への逃避が、この葛藤を回避するためであるという考えを持っていない。

〈ということは、彼にとって耐えがたい見解であるように思われた。彼は、私に対して非常な苛立ちを持ち始め、そのことは、口に出すにはとても心を痛める無礼な言葉で、表現された〉

＊　訳注　母親の里親。

ラット・マン　先生は鼻をほじくった。握手はしません。不潔な豚は行儀を教えられる必要があります。先生が私に送った、「真心を込めて」と署名した葉書はなれなれしすぎます。

〈明らかに彼は、そのいとこではなく私の娘と結婚するように誘惑されているというファンタジーや私の妻や娘への無礼な言葉と、闘っていた〉

フロイト　このことは、あなたが、彼女の目つきにではなく、彼女のお金に恋していることを意味している。

ラット・マン　私は先生のお嬢様が、目のところに、ふたつのウンコの斑点を付けているのを見ました。

フロイト　より威厳のある家族に対する反感である。

ラット・マン　フロイト先生の奥様、くそ食らえ！

十二月十九日（#34）

ラット・マン　私は、ルービンスキー家との関係が持参金以上に価値があるという趣旨で母が漏らした意見から、父が、母と結婚し物質的な利点のために愛情を捨てたことを、確信しました。

〈このようにして、彼の母親に対する低い評価が実現した〉

ラット・マン　私は、私の性質の悪さのすべてを、母の側から受け取っています。私の母方の祖父は、自分の妻を虐待した残忍な男でした。私の兄弟は皆、私のように、悪い子どもからとても価値のある人間に変化する大変な過程を、通り抜けてきています。

十二月二十一日（#35）

フロイト　あなたは、行動や転移において、母親に同一化してきている。

〈行動では〉

ラット・マン　私の姉妹全員へ不愉快なことを、そのいとこや、おばについて批判的なコメントを、言おうと骨を折りながらの、一日中のばかげた批評。

〈転移では〉

ラット・マン　私は、先生の言うことがわからないと云いたい気持ちや、二〇クローネは役に立たない人には充分であるという考えなどを、持っていました。私は、母が私のいとこの家族について使ったのと同じ言葉を、全く同様に使用しました。

〈と述べて、彼は、私の理解を確認した。彼は、また、父親を批判することにおいて、彼自身を母親に同一化し、このようにして、彼自身の内側で、両親の意見の相違を続けているように思われた〉

ラット・マン　今までに報告した夢のなかで、私は、父をひどく嫌う理由と母の場合のそれの直接的な比較をしました。父が復活していました。私はこのことに驚きません。私はとても嬉しいのです。

十二月二十三日（#36）

ラット・マン　私の、彼女*に対する激しい怒りは凄まじく、私は、ソファーに横になって考えているうちに、突然、とても恐怖でぞっとさせる「彼女は売女だ」という言葉を思い出しました。私は、もはや、父に対する同様の怒りの感情を償わなければならないということを疑いません。

フロイト　あなたの恐怖は、そのときにすでに、父親と、そのいとこの間で揺れ動いていた。

〈**(「売女」は、彼の母親との類似を暗に意味しているように思われる〉

十二月二十七日（#37）

ラット・マン　私は、一九〇三年の春の間、勉学において、怠慢でした。私は、予定表を作成しましたが、晩に零時までかあるいは一時まで勉強しただけでした。しかしながら、このときに私は、勉強した後、玄関や部屋のたくさんの照明をつけ、衣服をすべて脱ぎ、姿見で私自身を見つめました。私は、ペニスが小さ過ぎる

＊　訳注　ギゼラ。

＊＊　訳注（　）はフロイト自らが付したものである。

かどうかということについて懸念を感じ、これらの演技のなかである程度の勃起をし、そのことが、私を安心させました。そのときに、さらに私は、誰かが正面玄関をノックしている錯覚を持つのが常でした。私は、それは父がアパートに入ろうとしていて、もしドアが開いていなければ父は自分が望まれていないと感じ再び立ち去るであろうと考えました。私は、父がしばしば来て、ノックすると考えました。ついに、私が、この観念の病的な性質にギョッとして、「もし私がこれをすれば、それは父を傷つけるであろう」という考えによって、そのことから私自身を解放するまで、このことを続けました。

フロイト　もし私たちが、迷信的な理由で、あなたが午前零時と一時の間に父親の訪問を予想して、このようにして父親があなたが勉強している間にあなたに出くわすように、あなたが夜に勉強をするように手はずを整えたと推測するならば、ことは、はっきりとしてくる。しかし、それからあなたは、自らがマスターベーションの代わりとみなしたことを実行し、このようにして父親に反抗したということである」。

十二月二十八日　（#38）

〈彼は、空腹であり食事が与えられた〉

〈私は、彼にゾラの「生の喜び」*を渡した〉

十二月二十九日（?）　（#39）

〈ある転移のファンタジーが存在した〉

ラット・マン　先生の奥様と、お母様のふたりの女性の間で、ひとりの肛門からもうひとりのそれへ続いて、ニシンが渡されていました。ある少女が、それを二つに切り、その二つの断片ははずれて落ちました。私はニシンを異常なほど嫌っています。このあいだ、ここで食事を出されたときに、ニシンが出されて、それには

* 訳注　この小説の主人公は、絶え間なく、彼自身の、そして他の人たちの死についての考えで占められていた。

手をつけずに残しました。その少女は、私が階段のところで見かけた少女で、先生のお嬢様のようでした。

一月三日（#41）

ラット・マン　ねずみの観念が生まれる数か月前に、私は娼婦……としてすぐに認識した女性に通りで会いました。彼女は一風変わった感じで微笑み、私は、そのいとこが彼女の体のなかにいて、そのいとこの生殖器が、その女性が性交するたびに、それからあるものを彼女が得られるように、その女性の生殖器の背後に位置しているという、奇妙な観念を持ちました。そして、その女性のなかのいとこは、自らを膨張させその女性を破裂させました。

一月四日（#42）

ラット・マン　先生は、私に与えた食事から利益を得ている。というのは、私は、それを通じて時間を浪費したし、治療がより長くなっただろうから。

一月六日（#43）

ラット・マン　私は、悪い歯を抜いてもらうために歯科医のところへ行くという夢を見ました。一本抜きましたが、それは適切な歯ではなく、少しばかり悪いところがあるだけの歯の隣の歯でした。それが出て来たときに、私は、その大きさに驚きました。私は、一本のカリエスの歯を持っていました。しかしながら、それは、痛まず、時どき、少しばかり敏感なだけでした。私は、以前に、それに詰めてもらうために歯科医のところへ行きました。しかし、その歯科医は、それを抜くこと以外にするべきことは何も無いと言いました。私は、いつもは臆病者ではありませんでしたが、なぜか私の痛みが、そのいとこを傷つけるだろうという観念によって制止され、それを拒みました。私は、それが身内の死と何か関係があるということをぼんやりと思い出しました。

フロイト　そう、ある意味では。歯の夢は、下半身から上半身への置き換えを伴っている。

ラット・マン　それは、どのようにですか。
フロイト　言葉の慣習は、外観を性器になぞらえる。
ラット・マン　しかし、下には歯がありません。
〈私は、それが明確になぜかを彼にわからせ、木から枝を引き抜くことが同じ意味を持っていることもまた彼に伝えた〉

一月七日（#44）

フロイト　そう、その歯がペニスであるということを、あなたは、はっきりと理解した。そして、他の明白な事実、すなわち、とても大きなペニスは、あなたの父親のものでのみあり得る。
〈彼は、ついに〉
ラット・マン　先生だって同罪だ！
〈として、このことを、そして父親に対する復讐を、とうとう認めた〉

第3節　考　察

このフロイトの報告および記録（Freud, 1909, 1954）は、精神分析が、無意識をも含めた心の理論である精神分析理論（メタサイコロジー）を中心に展開し、治療技法（精神分析技法）は、それに追従することによって進歩してきたことを垣間見せる。精神分析の創成期にフロイトは、寝椅子を用いた自由連想法の使用（Freud, 1900）を治療技法として用いているが、そこには「無意識の意識化」という局所論的な精神分析理論の原型を見出していた。そして、本治療の後にフロイトは、治療において生じた問題点を基に、逆転移（Freud, 1910b）や転移解釈（Freud, 1912a）、行動化（Freud, 1914）、禁欲規則（Freud, 1919）、中立性（Freud, 1912b, 1913, 1919）

などの概念を生み出し、治療技法を確立していったのである。すなわちフロイトは、精神分析理論を中心に、臨床に取り組み、そこで治療技法上の問題に遭遇しそれを検討し、さらに臨床を通じて精神分析理論を深めるという試行錯誤を繰り返して行なったと言えよう。

フロイトは、まず何よりも精神分析理論の確立に力を注いだ。たとえば本治療でもフロイトは、明らかに患者に操作され巻き込まれながらも、執拗に理論を当てはめようとしていることが、生々しくうかがわれる。しかし、フロイトは、患者がいかなる言動をしようとも、その科学的探求の姿勢を崩さず、患者の言動をさえぎることなく患者の言動を観察し理解しようとし、その結果として、その当時の、その地においては、より人間的な関係を患者と医師である自らの間に創造して行なった。そして、そこにおいては、フロイトのこの真摯な科学的探究心と姿勢が、重要な役割を担っていたと言えよう。

筆者は、この考察において、まず、このフロイトの治療を全般的に検討する。そして、その後、精神分析理論と治療技法の発展の仕方、および精神分析理論や治療技法上の問題点が、どのように治療者と患者の関係性に影響を与えたか、について具体的に検討する。そして、ラット・マンが、父親とのモーニング・ワーク（mourning work）に苦しみつつ、フロイトの治療によって、フロイトに母親転移を起こし、それを強めていった過程について、患者と治療者の関係性を見ていくことによっても検討する。

この治療を、ラット・マンが、フロイトに対して、主として陽性転移を起こしている時期（第Ⅰ期：#1～#20）および主として陰性転移を起こしている時期（第Ⅱ期：#21～#45）の二つの時期に分けて検討する。

1 本治療についての全般的な検討

A 第Ⅰ期（#1～#20）

まず、ラット・マンの抱く、父親とギゼラ*にねずみ刑が起こるという強迫観念は、これに加えて、自らの喉を切る強迫衝動という自罰的な強迫観念も生じていて、ラット・マンが父親やギゼラに対して強い不満や怒り、攻撃性を無意識的に抱いていたことによる父親とギゼラを傷つける衝動と、それに対する不安を意味していたと言えよう。つまり、無意識的攻撃性と、それに対する無意識的罪悪感が、強迫観念の形で症状として表現されていたものと考えられる。

ラット・マンは、小さいころから父親が死ぬのではないかという恐怖を抱いている（#1）が、これも同様に、ラット・マンの父親に対する無意識的攻撃性と、それに対する無意識的罪悪感を表わしていると言えよう。また、実際に父親が亡くなっても、ラット・マンは十八か月もの間、父親の死を実感しなかったと言い、否認していたようであるが、その後ラット・マンは父親の臨終に立ち会えなかったことで自らを責め、罪人とまでみなし始めている。そして、フロイトは、この過度の自責の起源が大切であることを強調している（#4）。同様のことは、ラット・マンが十二歳のときにも生じていて、ここでもラット・マンは、自らの心に強いられた父親の死の観念を必死に否認しようとしている（#6）。さらには、父親が亡くなる前日にも、同様のことが生じていることを訴えているが、フロイトは、ラット・マンの父親の死の願望を解釈し、ラット・マンを動揺させ、ラット・マンはそれをすぐに否認している（#6）。以上のように、繰り返し、ラット・マンのアンビバレントな感情が問題となり、フロイトもそれを取り上げている。

すると、次のセッションでラット・マンは、自分の方を向いてくれないギゼラに対してのアンビバレントな感情に気がついている。しかし、ラット・マンは、結局、自らが、感情のアンビバレンスを受け入れ維持することについて「失敗に終わった」と述べている（#7）。そして、その後ラット・マンは、母親にギゼラに会いに行か

＊　訳注　ラット・マンの愛する女性で、ラット・マンの「いとこ」でもあり、その素性が明かされるまでは「ある女性」「その女性」と、また素性が明かされてからも「そのいとこ」とも、表現されていた。

せないと言われ、今度は母親に対するアンビバレントな感情を瞬間的に感じそうになるが、すぐに自らを責めてその感情を抑圧し、その代わりに、それまで誓ってやめていたマスターベーションを再び行なうようになることで、母親に対する陰性の感情を置き換えたことを明らかにしている。

しかし、ここでフロイトは、母親に対する陰性の感情は取り上げずに、ラット・マンが六歳以前に父親が彼を脅しながらマスターベーションを禁止したので、彼が父親に対する陰性の感情を抱いたのだと、父親に対するアンビバレントな感情を指摘しているのである（#10）。しかし、六歳以前にラット・マンにマスターベーションを直接に禁止したのが父親であるにせよ、上述のように、ラット・マンは、母親にギゼラに会いに行くことを止められてマスターベーションを再び行なうようになっているから、マスターベーションを実質的に禁止したのは、おそらくは母親の方であろうと考えられる。このコンテクストで考えると、その次のセッション（#11）では、勉強中にマスターベーションをしたくて苦しんだこと、性交のためなら父親を殺してもいいと思ったこと、そして三歳のころに父親に対して激怒して悪態をついたことを順次述べていて、ここでも、父親に対する陰性の観念がラット・マンによって取り上げられているが、母親はギゼラのところへ行くことを反対するような母親であり、エディパルに見える性交のためなら父親を殺すという観念は、その背後に居る母親に対する陰性の感情ということも考えられる。

ラット・マンは覚えていない、彼の三歳のころの父親に対する悪態は、折檻する父親に対する同一化ともとらえることができる。また、たとえばラット・マンは、ギャンブルで不正をはたらいたことを告白している（#12）が、これは、父親がギャンブル好きで、軍隊にいたときに軍費を使い込み、それを返すために借金までしている（#27）が、その父親に同一化しているものと考えられる。しかし、この不正の話をした直後にラット・マンは、子どものころに、父親が彼に極小額のお金を母親の財布から抜き取らせた思い出話をしていて、そこには、母親が父親を支配していた可能性がうかがわれるのである。また、父親の死後ラット・マンは、妹を暴行しているが、これも折檻する父親に同一化しているものと考えられる。ラット・マンは、父親の死後にねずみ刑の強迫観念に苛まれているが、これが実は父親の背後に居る母親に対する陰性の感情と考えれば、父親の死後であっても驚くには値しないと言えよう。したがって、衣笠が述べているように、母親に対する陰性の感情のために、ラット・マンが、父親の死後、父親に同一化して妹を暴行し母親に反抗した、とすれば話が見えてくるのである（衣笠、一九九三）。しかし、フロイトは、この陰性の感情を父親から叱責されたためであると解釈している。そして、ラット・マンは、「情動は万能なので」その感情が父親の死の原因となると述べているのである（＃19）。

B　第Ⅱ期（＃21～＃45）

＃21以降、ラット・マンは、フロイトに対して激しい転移を起こしていく。これは、ラット・マンのフロイトに対する、転移における陰性の感情の発露であり、同時に、ラット・マンのフロイトに対する、転移におけるアンビバレントな感情が問題となっていくプロセスである。ラット・マンは、フロイトの母親に対して、乳房に日本刀が突き刺されたり、性器が食べ尽くされたり（＃21）、フロイトの母親が亡くなったり（＃22）、フロイトの母親が子どもたちを皆絞首刑にされて絶望している（＃23）という、攻撃的なファンタジーの数々を報告している。

フロイトが、ラット・マンに、母親の死を望んでいるのではないかということを指摘すると、ラット・マンは明らかに反応し動揺している（＃22）ように、これらはラット・マンが、自らの母親に対する攻撃性をフロイトの母親に生じている惨事として投影しているものと考えられる。しかし、フロイトは、一方ではこのように指摘しながらも、他方では、このようなファンタジーをラット・マンが持つ理由は分からないと述べている（＃23）。ここには、フロイトの父親中心の考え方への固執が認められると言えよう。また、ラット・マンは、フロイトの娘が裸の男にフェラチオをし（＃21）、彼自身がフロイトの娘と大便で肛門性交をし（＃25）、フロイトの娘が目の周りにうんこをつけている（#28）、ファンタジーも抱いている。

この#28のセッションで、ラット・マンは、母親が彼を資産家の娘と結婚させようとする「もくろみ」を持っていることを述べ母親に対する陰性の感情を取り上げているのに、フロイトは、ここでも父親が将来のために肉屋の娘との恋愛を断念したことを強調して取り上げ、父親中心に展開しようとしている。そして、このフロイトの指摘に対してラット・マンは、今までにないようなほどに苛立ち攻撃的になっている。ここは、後ほど、治療技法の視点から検討すべき内容を含んでいるところでもあるが、#25でもラット・マンが明らかにしているように、この#28でもラット・マンは、フロイトが自らの娘と結婚させようと誘惑しているファンタジーを抱いていて、これは母親の結婚についての「もくろみ」という上述した事実や、#34での、母親が漏らした「ルービンスキー家*との関係が持参金以上に価値がある」というコメントから考えると、ラット・マンが、自らを支配し侵襲しようとしてきていると感じているのは母親であり、ここでもラット・マンは、フロイトに対して母親転移を起こしているものと考えられる。そして、ラット・マンのフロイトに対する陰性の感情はすさまじいが、やはり、フロイトは、ラット・マンが父親に同一化しているように解釈を行なっている。

そこで、#34でラット・マンは、ついには、直接的に、自分の性質の悪さはすべて母親の側から受け取っていると思っていることを明らかにし、さすがにフロイトも、ラット・マンの母親に対する陰性の感情を認めざるを得なくなったのである。そして、ラット・マンは、さらには、母方の祖父が妻を虐待した残忍な男であったことまでも明らかにしている。衣笠は、この残忍さを母親が受け継ぎ、さらにはラット・マンがその母親の影響を受け、母親に同一化し、フロイトの娘に性的虐待的なファンタジーを抱いたものとして考察している（衣笠、一九九三）。そして#35では、正に、この母親への同一化をフロイトが取り上げ、ラット・マンは、フロイトに対

＊　訳注　ルービンスキー家。母親の里親もこの家系。

して母親に同一化しながら「先生の言うことが分からない」「役に立たない」と思っていたことを明らかにし、さらには母親に対する陰性の感情を自覚して喜んでまでいるのである。そして#36では、ラット・マンは、ギゼラに対して「彼女は売女だ」と突然激しく怒りを感じ、それと同時に父親に対する同様の感情を償わなければならないと述べ、これに対してフロイトは、セッション後に検討したと思われるようなカッコつきの文章で、「売女」という言及は母親を意味すると述べている。

#37では、ラット・マンによって、有名な彼の奇行が語られる。それは彼が、ちょうど父親が亡くなった時刻のころまで勉強し、その後裸になって自らのペニスが「小さ過ぎる」のではないかと不安を感じ、ある程度の勃起を確かめて自らを安心させるというものであるが、しかも、その時に、亡くなった父親が訪れるのではないかと考えたのである。そして、ラット・マンは、この奇行の異常さに気がつき、そのことから、「もし私がこれをすれば、それは父を傷つけるであろう」という考えによって自らを解放したと言うのである。これは、ねずみ刑と同じ内容、すなわち「父親を傷つける」不安を取り上げている。フロイトは、ラット・マンが、マスターベーションのようなことをして父親に反抗したと、やはり、感情のアンビバレンスの問題を解釈している。しかし、大切なことは、その反抗の内容である。筆者は、これをラット・マンの父親に対する主張と考える。すなわち、ラット・マンは、自らのペニスが大きいと見せびらかしているのではなく、「小さ過ぎる」のではないかと心配し、それを父親に見せようとしているのである。すなわち、ラット・マンは、母親に支配されている父親のペニスが小さいため、それを受け継いだ自らのペニスも小さいのではないかと懸念して、そのことを確認しているのではないだろうか。

ここには、父親に対する同一化の問題が存在し、父親に「男でない」と文句を言っていると考えれば、そういう文句を言うことをめぐって、「父親を傷つける」不安が生じているものと考えられる。しかし、この家族全体から鑑みれば、より傷つきやすいのは母親であり、この不安は、元来は、母親との関係性から生じてきているものと考えられるのである。すなわち、父親との二者関係は、その基礎が、母親との関係によって構築されていると考えられる。そして、このことは、同じねずみ刑の強迫観念の対象となったギゼラに対する転移についても同様のことが言え、ギゼラには、部分的に母親が転移しているものと考えられる。そして、これらのことは皆、アンビバレントな感情の問題を浮き彫りにしているのである。

＃38では、フロイトがラット・マンに食事を与えた、有名な事件が起こっている。そして、＃39では、ラット・マンが、この食事のときに出されたニシンについてのファンタジーを語っている。このファンタジーにおいても、ラット・マンは、フロイトが提供した食事を、フロイトの妻と母親の大便からフロイトの娘が作った大便のようにみなし、連想においては、自らがニシンを嫌いなことを強調し、手をつけずに残したことを報告している。このことも、フロイトに対する陰性の感情と考えられる。しかし、フロイトは、ここでは、特に解釈をしていない。このファンタジーについて衣笠は、食べ物という最も母親的なものへの過小評価と拒絶を表わしていて、これは、フロイトの家族がラット・マンに与えたものを自らの母親のように批判する一方で、そのように与えてくれる良い母親を攻撃しようとしているというものであり、ラット・マンの悪い母親（＝祖父）との同一化や、そのような良い母親に対する攻撃性を意味していると述べている（衣笠、一九九三）。このように、ラット・マンは、無意識において強い陰性の感情を抱いているが、また、そのために、強い罪悪感を有していると言えよう。

＃41でも、ラット・マンは奇妙なファンタジーを抱いている。娼婦と見られる人と通りで会い、その娼婦の内部の生殖器の背後にギゼラが居て、その娼婦が性交するたびにギゼラの生殖器があるものを得て、ついにはギゼラが自らを膨張させその娼婦を爆発させるというものである。このファンタジーについてもフロイトは、特に解釈をしていない。しかし、これは、衣笠も述べているように、ギゼラがラット・マンを表わしていて、娼婦は母親を意味するのであろう（衣笠、一九九三）。父親が、お金のために愛情を捨てて母親と結婚したことをフロイトは強調しているが、むしろ母親が、ラット・マンを資産家の娘と結婚させようとしているのであり、母親はラット・マンを「侵襲」（impingement）し、そのようなことに対する「反応」（reaction）として、ラット・マンは資産の無い母親の望まないギゼラと結婚しようとしていて、部分的にはギゼラが、ラット・マンの意志そのものを表わしていると考えられる。娼婦が性交することで得られるのは「お金」であるから、それは母親の望む資産家の「お金」を意味し、ラット・マンはそれを得るくらいなら母親を破裂させて自由の身になる（「存在する」〈being〉Winnicott, 1958）ということを意味しているのではないだろうか。これは無意識における、母親に対する強烈な攻撃性を表わしている。

2　患者と治療者の関係性に焦点を当てた検討

筆者が「森田症例」の各章で論じたように、森田療法では、患者のとらわれと、それに対するはからい、思想の矛盾などに目を向け、それを取り上げていくこと（森田療法的防衛解釈）を中心に、治療は展開する。これに対して、精神分析では、上述したように、精神分析理論の持つ意味が大きい。つまり、何を取り上げるのか、何を解釈するのかは、精神分析理論に依拠している。しかし、そのことは、精神分析理論の進歩に依存するので、その進歩の度合いによって、治療技法は何度も見直されていく必要があり、治療の発展は、精神分析理論の進歩にかかっていると言えよう。その代表的な理論が、転移と逆転移である。フロイトは、本治療の後に、これらの精神分析理論を深め、治療技法を進歩させていったのである。したがって、本治療の問題点を具体的に見ていくことは、とりもなおさず、精神分析の、その後の発展を見ていくことにもなるのである。

A　第Ⅰ期（#1～#20）

筆者は、本治療上の問題点を、まず初めに、#2に見出す。初回面接で、ラット・マンは、フロイトの著作*を読み好奇心をそそられたことを明らかにしていて、フロイトに会う前から、かなりの陽性転移を起こしていたものと考えられる。そして、#2では、セッションの初めにラット・マンは、「今日、……ここに来る直接的なきっかけになった体験」を話すと言っていながら、その直後に、「その詳細の説明を勘弁して欲しい」と言い出し、その後ねずみ刑の話が始まってからも、「起き上がって、恐怖と抵抗のあらゆる身振り」を示し、さらに、すぐに続けて「……のなかに押し分けて進む」と、……の部分を空かして述べている。このラット・マンの一連の言動は、無意識的に、フロイトに迎合し、フロイトを挑発し、フロイトをコントロールしようとしていると言えよう。そして、これらのラット・マンのそれぞれの言動は、フロイトに、このセッションの最初に概念を説明した「抵抗」を解釈させ、「できるすべてのことを行なう」とまで言わせ、「肛門のなかへ」と「手助け」までさせている。すなわち、今までに見てきたように、ラット・マンが、フロイトに母親転移して行動化（「実演」〈enactment〉Joseph, 1985）し、フロイトは、それに対して逆転移を起こし行動化しているのである。このようにして、ラット・マンは、早すぎる告白を続けていく。そして、ラット・マンは、フロイトに対して「いい子」を演じつつ、フロイトを自らにとって「いい対象」であるようにコントロールしようとするのである。

次に問題となるのは、フロイトがラット・マンに理論を教えているところである（#4、#5、#6）。特に#5では、ラット・マンは、まず、「思い切って」という言葉を使用してフロイトに質問をしている。これに対して、フロイトが、治療効果は「未知の内容の発見」にあると答え、ラット・マンは、自分の疑問は「正にその点」にあると応えている。そこからフロイトは、彼の部屋にある骨董品を指し示したり、ポンペイの滅亡という歴史上の事柄を例にとりながら悦に入り自信たっぷりに説明している。それらに対して、ラット・マンが、さらに、フロイトに次々と自説を述べさせるような迎合した受け応えをしているように感じられるのである。これらのこ

＊ *Zur Psychopathologic des Alltagslebens.*（Freud, 1901）訳注『日常生活の精神病理学』

とは、上述したように、ラット・マンのフロイトへの母親転移、すなわち投影性同一視（projective identification）が起こさせているものと考えられる。

以上のことは、前項で検討した、フロイトが、ラット・マンの父親の死の願望（父親に対する陰性感情）を解釈するところ（#6）まで続いている。この時に、ラット・マンは、強く動揺しているが、フロイトは、その起源を見出すことが課題であると明言している。そして、次のセッション（#7）においても、フロイトは、ラット・マンを、父親に対する陰性感情をめぐって、せきたてている。これに対してラット・マンは、ギゼラに対する陰性感情を取り上げているが、前項で検討したように、彼は結局そこから逃げてしまうのである。また、#8、#9においてフロイトは、ラット・マンの抵抗に苛立っているように見える。すなわち、フロイトは、ラット・マンに、何でも話すという「誓い」を守っていないことを訴えたり、ギゼラの写真を持ってくるように頼んでいる。このように、フロイトは、一貫して、父親に対する陰性感情とギゼラをめぐって、ラット・マンを追いつめていくのである。ここまでのことをまとめると、ラット・マンが、フロイトに迎合しフロイトをコントロールしようとするが、フロイトは、ラット・マンに迎合されて悦に入るものの、自説に対する固執の方が強く、ラット・マンの迎合しコントロールしようとする無意識のコミュニケーションに気づいていないということになる。そして、フロイトは、自らの精神分析理論を成り立たせるために、子どもに罪は無いのだからと言って（#7）、ラット・マンに告白させ、情報および証拠を得ようとしているのである。

フロイトの焦点づけは、母親との問題点が明らかになってきた#10でも、#11でも、同様である。#12でも、前項で検討したように、母親との問題点が見え隠れするのだが、フロイトは取り上げていない。さらに、#14で、フロイトは、ギゼラの名前をラット・マンを説得して言わせている。このことも、ラット・マンに、フロイトへの陰性の母親転移を強めさせた可能性がある。#19でも、同様にフロイトは、父親に対する陰性の感情をめぐって解釈しているが、ラット・マンは父親に対する死の不安を取り上げている。

Ｂ　第Ⅱ期（#21～#45）

各セッションにおいて、ラット・マンは、自らの感情のアンビバレンスについて葛藤し、それを、あるときは強迫観念として、またあるときはフロイトへの転移において、表現してきた。そして、フロイトは、それらを、当初は、父親に対するアンビバレントな感情として取り上げていったが、その後、フロイトとしても、どうにも父親に対する感情のアンビバレンスだけでは説明がつかなくなり、フロイトに対する激しい攻撃性を示し始めた#21ごろより、フロイトは、自らの解釈に疑問を持ち始めたようで、そのことをラット・マンに見抜かれ、ラット・マンに、フロイトの問題もあることを指摘されている。すなわち、#21において、ラット・マンは、フロイトに無理強いされてフロイトの娘についてのファンタジーを述べる前に、「すべての題材が、私自身にのみ関係しているということを示そうとする先生の作業は、先生の方の不安のように見えます」と訴えている。あるいは、迎合しようとしているのに学問上の興味しか持とうとせず自説を強いてくるフロイトに、この主張をしたかったので、ラット・マンは、セッションの最初にフロイトに対して「深い抑うつ状態」を無意識的にわざと示し、挑もうとしたのかもしれない。

このことは、次のセッション（#22）においてもうかがわれる。このセッションでは、何と、フロイトが、ラット・マンに、ラット・マンの母親に対する陰性感情（母親の死の願望）を取り上げると、ラット・マンは、フロイトに、フロイトが「復讐しようとしている」「復讐することを望んでいる」と訴え、「復讐」という言葉を二度も使用しながら、迫害的なファンタジーを露わにしている。この「復讐」という言葉は、ラット・マンがフロイトに挑んだ証拠ではないだろうか。すなわち、フロイトに挑んだら、今度は、フロイトに、さらに、母親に対する陰性感情まで取り上げられ、「復讐」されてしまったということではないだろうか。これに対して、ラット・マンは、次に、フロイト夫妻の子どもの死のファンタジーを報告することで応戦しているが、フロイトは、それをラット・マンの姉の死と結びつけている。このように、フロイトは、本治療において、「いま、ここで」の転移解釈を行なっていない。ここにおいても、治療技法上のその後の発展が生まれることになるのである。

#23でも、フロイトが「彼は、それを報告することに、最高に、すさまじい困難さを感じた」と説明しているが、恐らくはラット・マンが最も報告したかったものと考えられる、フロイトの母親が子どもたちを皆絞首刑にされ絶望しているファンタジーを、ラット・マンは述べている。これに対して、フロイトは、ラット・マンが、このようなファンタジーを持つ理由が分からないことを、素直に認めている。

その後も、ラット・マンは、フロイトに母親転移を向け続け、#25、#28では、前項で考察したように、自分がフロイトの娘と結婚することを、フロイトが望んでいるというファンタジーを、抱いている。北山は、フロイトがギゼラ・フルス（Gisera Fluss）という女性と思春期に恋に落ちたことがあり、このギゼラの名前がラット・マンによって語られて混乱していること、さらにマホーニィの研究に言及して、フロイトの論文の書き方が他のフロイトの論文に比較して患者に強い影響を受けていることを述べ、フロイトのラット・マンへの同一化を論じている（北山、一九九二）。

ところで、前項でも検討したように、ラット・マンの母親は、ラット・マンを、資産家の娘と「結婚させたがっている」のであるが、このことと、フロイトがラット・マンに同一化して逆転移を生じていたことにより、フロイトは、セッションでは、ラット・マンに対して自説を貫こうとしているのに、それ以外のところでは、「真心を込めて」と署名した葉書を出したり、後のセッションでは、ラット・マンに食事を与えたり、ラット・マンと同じ主題を扱った本を渡したりしているのは、フロイトが、その逆転移を、このような方法で、行動化していたものと考えられる。そして、このような、物を与える行動化は、ラット・マンにとって、誘惑として感じられたのではないだろうか。すなわち、「結婚させたがっている」という部分で、母親とフロイトが重なっているように、ラット・マンに感じさせたのであろう。ラット・マンは、頑な態度をとる一方で誘惑してくるフロイトに対して、母親転移を強めて行なったものと考えられる。ここには、禁欲規則や逆転移、行動化の問題が存在し、これらの課題をフロイトは先送りにしている。また、フロイトは、ここでも、「いま、ここで」の転移解釈を行なっていないが、このことも、フロイトがその後に残す課題となったのである。

#34で、ラット・マンが、自ら気づき、自分の問題はすべて母親から受け取っていると直接言及するに及んで、フロイトは、ラット・マンの母親に対する陰性感情を自覚したのであった。そして、#35では、フロイトは、ラット・マンが母親に同一化して、批判的になっていることを取り上げ、ラット・マンは、父親に対する自らの評価が上がり、母親への陰性感情に気づき、喜んだのである。そして、#36では、フロイトは、カッコ付きではあるが、「売女」は母親を意味すると、記録に書き添えてまでいるのである。ところが、なぜかその後、フロイトは、おそらくは自らの精神分析理論に沿わなかったためと考えられるが、再び、父親中心の解釈をするか、あるいは、解釈をせずに無視をするようになるのである。そして、ラット・マンが必死になって無意識的に伝えようとしていることを、フロイトは否定し続けたことになる。すなわち、#37では、フロイトは、一時的に母親をめぐっての解釈をしていたのが、再び、父親中心の解釈に戻り、自説を頑なに貫こうとしている。

さらに、今度は、#38で、フロイトは、ラット・マンに、食事を与え、ラット・マンと同じ主題を扱ったものとみられる本を渡している。このように、物を与えることは、フロイトの、ラット・マンに対する愛着と、自らの理論に対する愛着との葛藤の産物であったと考えられる。これらのことも、同様に、行動化や禁欲規則、逆転移の問題として、その後の課題となったのである。そして、この「食事」に関しては、前項で検討したように、ニシンのファンタジーへと続くのであるが、#42で、ラット・マンは、フロイトがラット・マンに与えた食事から利益を得ていることを明言している。これは、フロイト自身が、ラット・マンへの自らの解釈に本当は自信を持っておらず、それが、ラット・マンに伝わって、ラット・マンが、食事を与えるというやり方でごまかそうとするフロイトを、非難しているのではないだろうか。

しかし、フロイトは、その後のセッション（#43、#44）でも、自説を、盲目的、頑なに貫き、その結果、ラット・マンを怒らせ、このため、ラット・マンは、歯科医に間違った歯を抜かれ、しかも、その歯が、とても大きかったという夢を見ている。この夢は、ラット・マンが、フロイトに、大きな間違いをしていると訴えているものと考えられるが、それでも、フロイトは、父親中心の解釈を続け、父親に対する復讐を認めさせようとしてラット・マンを怒らせ、ラット・マンは、フロイトに対して、さらに、母親転移を強めていったのである。この後の記録が残っていないことには諸説があるが、もし、フロイトが、このような解釈を続けていけば、ラット・マンは、陰性の母親転移を強めるであろうから、さらに、フロイトに対して攻撃的となり、また、母親に対しても攻撃性を示したことも考えられ、治療が収拾のつかないものになったことが推測され、治療が最後まで続かなかったという事実は、そのことを示唆しているのかもしれない。

3　本治療の治療意義についての検討

ラット・マンは、本治療によって、症状は改善し、ギゼラと結婚している。このギゼラとの結婚は、母親の望まない結婚をして母親へ反抗（反応）するという、行動化の可能性もあるが、しかし、それだけのことであろうか。本治療においては、まず、フロイトが、ラット・マンに、フロイトに対する母親転移を強めさせたことが強迫神経症の強固な防衛をラット・マンに突破させ、次に、フロイトの、どこまでも探求し理解しようとした姿勢が、その当時の、その地での、患者と医師の関係においては異例とも思われる、治療場面での患者の医師に対する陰性感情の体験と、そのような感情に対するフロイトの「生き残り」（survival）（Winnicott, 1958）を実現させたとも考えられる。したがって、筆者は、本治療が、ラット・マンに、母親をめぐってのモーニング・ワークの機会を、転移について、「いま・ここで」充分には解釈されていないので不充分にではあるにせよ、与え得たものと考える。

最後に、さらに、もう一つの治療要因として考えられるものを挙げておきたい。すなわち、フロイトが頑なに自説を貫く態度が、ラット・マンに与えた影響である。本治療において、フロイトは、自説を構成しようとして、実に、自由奔放に、解釈を行なっている。しかし、そこには、フロイト自身が、本当に自信を持って解釈を行なっている部分と、フロイトの神経症的問題や、ラット・マンの転移（投影性同一視）による影響によって、不安を防衛するために苦し紛れに行なった解釈の部分が存在するであろう。

この後者の影響も、無視することはできない。たとえば、ラット・マンが、「先生の不安のように見えます」（#21）と訴えたように、フロイトは、素人でも分かるこじつけをしている。筆者は、このときに、フロイトほどの権威が、そういうことを、たやすく行なってしまうことを、ラット・マンが取り入れ同一化し、そのことが、ラット・マンに、超自我の緩和をもたらした可能性もあると考えている。

4　自我心理学による理解

ところで、筆者は、これまでの検討において、主として、対象関係論を、理解のための主要な理論として、用いてきた。そうしてきた理由は、筆者の受けた訓練が、対象関係論を中心としたものであり、そして、それは、その後も、最も理解を深めたいと思ってきた理論だからである（第8章「森田症例――根岸症例」参照）。しかし、ここで、この本の著者の一人である、皆川の協力を得て、自我心理学的な理解を示しておきたい。それは、フロイトを理解するに当たって、自我心理学が、必須の理論であることは言うまでもないし、また、自我心理学と対象関係論は、症例を理解するうえで、対照的かつ相補的な関係にあると、筆者は考えるからである。次のパラグラフは、皆川の寄稿によるものである。

フロイトとラット・マンの作り出す物語は、彼が六歳のときの勃起と、その事を母親に訴えたこと、さらに、幼いときから去勢不安の変形（自らの喉を切る強迫衝動）と、父親が死ぬかもしれない、そう考えると憂うつになったことをフロイトに告げて、父親転移の展開を予感させるところから始まっている。そして、記録の最後である四三回目のセッションで、フロイトは、抜歯の夢を去勢として、ラット・マンに解釈投与している。その結果、父親に対する復讐を、とうとう認めたというのである。したがって、その間の四十数セッションにラット・マンの示した言動は、去勢不安に圧倒されて前性器期、おもに肛門期の固着点への退行と、陰性エディプス・コンプレックス（去勢不安から逃れるために、自らを去勢・女性化して父親に愛されたい、必然的に母親が性愛関係におけるライバルになる、という立場に立つ。すなわち無意識の同性愛願望）が混入したものであるという理解も、また、成立する。母親と同一化しつつ、フロイトに自分と同じような惨めな思いをさせたいというラット・マンの羨望が、フロイトの母親や娘に対するサディスティックな連想を生み出したのであろう。こうしたアクティング・インを繰り返しつつ、ラット・マンは、夢を通して、もっと率直に、フロイトを去勢したいと伝えることができるようになって来た、すなわち、フロイトの面前で、彼は、陽性エディプス・コンプレックスを保つことができるようになりつつあると、言うこともできるであろう。これらの過程で、フロイトは、ラット・マンがフロイトと対等な立場から、ものを言うようになるまで、ラット・マンの挑発に乗らずに言いたい放題を言わせていたという理解も成り立ち得るが、たぶん、真実は、ラット・マンの挑発、サディスティックな連想を前に、どう対応すべきか分からずに、黙って聞いていたのではないか、と推測する。その後の記録がないので、陽性エディプス・コンプレックスを中心とする展開については、読者が想像する以外にない。

対象関係論では、自我心理学における、父親に対する同性愛願望と、母親に対するライバル心は、それぞれ、父親に対する陽性感情と、母親に対する陰性感情に相当する。また、陰性のエディプス・コンプレックスと、（ペニス）羨望を、自我心理学とは逆に、母親に対する羨望（陰性感情）として、理解する。さらに、陽性のエディプス・コンプレックスは、母親に対する陽性感情と、父親に対するライバル心（陰性感情）から成り立つが、この解決は対象関係論においても最重視されることの一つであり、そのためには、それらの陰に隠れた、母親に対する陰性感情と、父親に対する陽性感情に、取り組む必要があると考える。そして、これらの、アンビバレントな感情のモーニング・ワークと、そのワーク・スルー（work through）（抑うつポジション〈depressive position〉のワーク・スルー）を重視するのである。このように対比すると、一見、両者は、全く異なったことを主張しているように見えるが、さらに、よく吟味してみると、どちらの理論にも、その相手には無いエッセンスが含まれているように感じられ、対象関係論と自我心理学は、対照的かつ相補的であるようにも思われる。

筆者は、これらの二つの理論のうち、どちらに、より親和性を感じ、どちらを、より理解しやすいかは、その者の、素質や生い立ちなどによって生じる、ある種の必然性が影響していると考えているが、また、互いに、理解を深め合うことも必要であると思う。筆者は、以上のテーマについて、ここでは、これ以上、議論を深める余地を持たないが、いずれの理論も、フロイトが、心の病いの理解および治療のために生み出し、それぞれの後継者たちが、さらに深め発展させたものであることを、述べておきたい。

第4節　おわりに

本治療の概要は、ラット・マンが、母親の支配から自由になることをめざし、フロイトが、その手助けをしたものとして語り得る。当初は、父親に対するアンビバレントな感情が問題となったが、次第に、母親に対するアンビバレントな感情が問題となり、遂に、ラット・マンは、フロイトに対して激しい陰性転移を起こした。フロイトは、このときに、「いま、ここで」の転移解釈を行なっていないが、観察する気持ちを放棄することなく、自らの理解をラット・マンに伝えていこうとする姿勢を維持した。その結果、ラット・マンは、自らのアンビバレントな感情について、不充分ながらも、モーニング・ワークする機会を得た。

本治療で、フロイトは、ラット・マンに、無意識的に、挑発され、迎合され、コントロールされたし、フロイトも、ラット・マンに、自説を押しつけ、頑な態度をとり、自らの不安を否認しようとしたり、あるいは、ラット・マンに、強引に恋人の素性を明かさせようとした。さらに、フロイトは、ラット・マンに食事を与え、本を渡し、葉書を送ったりし、ラット・マンは、それらに反応して、ファンタジーを抱き、夢を見たりし、そして、それらが、激しい転移につながっていった。

筆者は、本書の元になった研究会において、このフロイトのラット・マンの治療について取り組み報告していたときに、それは、一年以上の期間を要したのであるが、発表する度に、気分が落ち込んだ。毎回、研究会で討論を進めていくと、自分自身が否定されているかのような気持ちに襲われたからである。そして、それは、登場人物の相互の関係性が明確になり、治療のストーリーが浮き彫りになるにしたがって、著しくなっていった。筆者は、フロイトに同一化し、自分の治療が否定されているかのように感じていたのである。「何かが、おかしい！」と、モヤモヤとした感じが続いたが、しばらくは、何が起こっているのかが、分からなかった。ところが、その後、この論文の執筆に取り組むうちに、それが、明確になってきたのである。これには、また、本書の「森田症例」の検討を並行して行なったことも、役に立った。そして、筆者は、精神分析理論や、治療技法の、その後の発展に目を向けるにしたがって、明るさを取り戻していったのである。

たしかに、本報告および記録（Freud, 1909, 1954）は、フロイトに多くの課題を残した。以後、精神分析理論は、エディプス・コンプレックスの概念の確立（Freud, 1910a）、感情のアンビバレンスやモーニング・ワークの概念の深まり（Freud, 1917）を必要とし、さらには、フロイト以後の後継者へ課題を残した。治療技法では、逆転移（Freud, 1910b）、行動化（Freud, 1914）、禁欲規則（Freud, 1919）、「いま、ここで」の転移解釈（Freud, 1912a）、中立性（Freud, 1912b, 1913, 1919）などの概念の展開を必要とし、同様に、フロイト以後の後継者へ課題を残した。

しかし、筆者は、これらの流れが、精神分析自体の持っている必然的な流れであることを論じた。すなわち、それは、精神分析が精神分析理論を中心に発展し、それに治療技法が追従しながら進歩するうちに、新たな精神分析理論が展開していくという流れである。

第12章
森田とフロイト――人間理解の方法論をめぐって

北西憲二

第1節　はじめに

本論では、森田とフロイトの人間理解に関する方法論の比較を行ない、おのおのの特徴を明らかにすることを目的とする。まず森田とフロイトの精神病理とその克服がこの精神療法の創始にどのように関わったのか、という病跡学的検討を行なう。森田とフロイトの伝記や病跡についてはすでに優れた著書が多く存在するので、本論では森田とフロイトの比較に焦点を絞って論じることにする。さらに本書で明らかにされた森田とフロイトの精神病理学と治療方法を比較し、その方法論的特徴について述べる。ここで取り上げるものとして、①森田とフロイトの病跡とその精神療法、②森田とフロイトの人間理解と精神療法の特徴について、である。このような人間理解の方法論の検討なしに相互の概念を比較しても実りあるものにならない、と考えるからである。今までさまざまな精神分析と森田療法の概念について検討がなされたが、その多くは精神分析の立場から森田療法をみるとどうなるかであり、お互いの臨床に役に立つ見解は得られなかった（北西ら、一九九〇）。そのひとつの原因として、この方法論の比較検討を欠いたためであり、異なった人間理解の方法から導き出された概念を相互に検討しても、意味あるものをもたらさなかったからである。

そこで筆者は森田とフロイトに戻って、その時代と病跡学的検討から彼らの人間理解の方法論を比較し、その特徴を明らかにしようと試みた。

第2節　森田とフロイトの病跡とその精神療法

1　変化の時代と成功した精神療法家

フロイトは一八五六年に生まれ、一九三九年に没し（八十三歳）、森田は一八七四年に生まれ、一九三八年に没した（六十四歳）。森田はフロイトに十八年遅れて生まれ、ほぼ同時期に死んだ。この時代的背景とそれぞれの人生については第13章で三宅が論じるので、簡単に精神療法との関連する事項のみ触れることにする。

この時代、つまり十九世紀後半から二十世紀にかけて、当時の精神医学の中心であったヨーロッパでは、近代的な精神医学が生まれつつあった。一つはクレペリンに代表される身体論的立場から、主として精神病を対象に分類し、記述することを試みるもので、他は精神疾患における心因の探求に新たな学問的、臨床的関心を向けるものである。エレンベルガー（Ellenberger, 1970）によると、十九世紀末に西欧では、産業革命とプロレタリアートの勃興と民族主義の成長などが新しい神経症の形式を生み、つまり神経衰弱と恐怖症の二形式が出現し、それとともに新精神治療技法の必要性も台頭したという。それと共にヨーロッパ文化圏の古代からの長い歴史のなかで、その時々の医学の疾病観を反映したヒステリーにもジャネ、フロイトによって新しい理解がもたらされた時代であった。

森田はヒステリーをその治療の対象外とし、この時代の新しい神経症の形式、すなわち神経質と恐怖症について、西欧とは異なった立場からの理解と治療を提出した。その治療と研究の対象が森田とフロイトではそのスタートから違っていたことには多くの注目を払うべきであろう。

そして西欧ではこの時代に精神療法を必要とし，それに対して決して安価ではない料金を支払うブルジョア階層が生まれてきた。この事情は約二十～三十年遅れて日本でも出現する。

フロイトも森田も伝統的価値体系がしっかりと存在し，それに合わせて生きざるを得なかった時代から，個の能力が問われる時代への転換期に生まれ，そして青年期を過ごした。フロイトはユダヤ人として初めて成功した精神療法家でまた当時の世界に影響を与え続けた思索家でもあった。

フロイトの生涯はエレンベルガーが指摘するように，下層中産階級から上流ブルジョア階級への斬新的社会上昇の一例であった。そのことも十九世紀のユダヤ人解放とゲットー廃止という時代的背景を抜きにしては理解できないであろう。このユダヤ人解放は今まで思いもよらなかったさまざまな可能性の世界が開かれるという強烈な体験だった（Ellenberger, 1970）。そして実際多くのユダヤ人の弁護士，医師，科学者が生まれたのである。成功したウィーンの精神療法家であるフロイトの顧客の多くは，上流社会の患者だった。

そして森田も日本で最も成功した最初の精神療法家であった。森田は郷士（禄高をもらわずに農業を営み生活をしている武家）の出身である。ちなみに明治維新のときに尊皇攘夷論者として活躍した土佐出身の武士，半平太，龍馬など多くはこの郷士出身であった（野村，一九七四）。森田の家は決して裕福とはいえず，父親は小学校の教師をしながら，農業を営み，家計を支えた。後には農業のみで生計を立てていたという。そのような家に育った森田は高知の田舎から，高校時代は熊本へ，そして大学は東京へといわば中央に上昇し，精神科医となり，精神療法を自宅で開業し，成功した。後に故郷の小学校の講堂，運動場，その他の寄付が当時のお金として数千円に上った社会的成功者の一人だったのである（野村，一九七四）。当時はすでにこのような自由な個人の社会的な移動と上昇の可能性が個人の能力を発揮するチャンスを野心的な青年に与え，実際，森田のように社会的成功を手に入れることを可能にしたのである。森田の場合もこの療法が確立した後の自宅での精神療法はかなり高額であり、その対象は中産階級から上でなければ、その支払いは困難だったろうと思われる。すでに当時の日本でもそのような金額を払って精神療法を受ける社会階層が存在したことは注目に値する。

2　生い立ちとそれぞれの精神療法理論
――母親の愛の独占者と父との葛藤をめぐって

ジークムント・フロイトは、一八五六年にフライベルグでユダヤ人の家庭に生まれ、一九三九年ロンドンで死去した。死亡の年を除けば、全生涯をウィーンで過ごした。父親ヤーコブは毛織物商人で、再婚、二人の異母兄は二十歳も年上であった。父親と母親は二十歳も年が離れており、彼女もユダヤ人で初婚であった。最初の子どもがフロイトで、母親の寵愛と期待を一身に集めた特別な子どもであった。その後フロイトには、五人の妹と二人の弟が生まれた。フロイトは森田と違って幼児期、あるいは思春期にかけて神経症的エピソードはない。森田が父親への反抗を軸に、波瀾万丈な思春期を送ったのとは対照的に、フロイトはむしろどの学科でも最優秀賞を勝ちとる優等生であり、そのために家族は協力を惜しまなかった。森田に比べてフロイトの方がはっきりとした母親の愛の独占者であり、家族のなかで特権的地位を占めていた。そして父親への敵意、反発は森田とは逆に心の奥底に抑え込まれていたようだ。フロイトは森田と対照的に商家で生まれ、ユダヤ人共同体の伝統に基づいた家父長的イデオロギーの元で育った。それは男性の支配と女性の従属、大家族への奉仕、きびしい清教徒的な規範的慣習に特徴づけられるという（Ellenberger, 1970）。

森田正馬は、森田家の長男として一九七四年に高知県に生まれた。フロイトの生い立ちと異なり、母親が年上で再婚、すなわち父正文は、二十一歳のときに森田家の養子となり、森田の母亀女と結婚した。妻より四歳年下であった。母亀女は、十九歳のときに結婚して長女をもうけたが、夫婦仲が悪くて離婚し、二十五歳で再婚したのである。正馬は結婚した翌年に生まれた。その正馬を母親は溺愛し、彼の死の直前まで密な情緒的接触を保っていた。そのような意味では彼は母親の特別な子で、その期待を一身に受けて育ったであろうことは想像に難くない。しかし一方では、森田も小さい頃から折に触れて家事や農業の手伝いをさせられていた。母親はうつ病を二度ほど罹患したらしい。そのときには心気的となり、死の恐怖におびえた。父親は教育熱心で躾もやかましく、厳しく小学校時代の森田に接し、その父への反発、反抗が森田の青年期をさまざまな形で彩ることになる。そのような森田を陰に陽にかばったのは森田の母であったようだ。この森田家は父が婿養子に入ったことから分かるように、どちらかというと母系家族で農業を家族で営みながら、生活を送っていた（野村、一九七四）。

ここに森田とフロイトが自ら背負った不安をどのように理解したかの最初の鍵がある。フロイトの父への敵意は森田と対照的にその心の奥深くに抑圧され、フリースといういわば自らの不安、抑うつを分析する相手を得て、エディプス葛藤の発見に至るのである。森田は後に父との関係を振り返り、その父との葛藤と父への反抗を自分が生まれ持った素質のよるもの、つまり自己の業（素質、つまりは自然）と理解したのである。父との葛藤を自らの反応形式でそれは受け入れざるを得ないとし、彼の精神療法理論の骨格に自然論を据えることになった（森田、一九二八／一九七四）。

両者は同じ父への葛藤の探求を通して全く対照的な理解に到達したのである。フロイトの場合はユダヤ的父系家族を背景にフロイトが母の愛の独占者であったことと自らの葛藤や不安への理解とその解決方法が関係した。一方、森田の葛藤や不安への理解とその解決方法はアジア的女系家族、農業を営むこと（つまり自然とより密接に生きることの体験）などと関係しよう。いずれも父との葛藤をどのように理解するかで、その精神療法の世界観が規定された。

そして一方、フロイトが自ら語ったように「確実に母親のお気に入りになっていた人間は一生征服者の感情を、しばしば本当の成功を引き起こす原因となる、自分は成功するのだという確信を持ち続ける」のである（Trilling, 1961.『フロイトの生涯』前書き〈Jones, 1961〉一九六九）。この事情は森田にとっても同様であろう。

森田が最後まで自己の精神療法の完成をめざして取り組んでいられたのはやはり森田が母親に最も期待され、愛された存在だったからであろう。森田もフロイトも晩年までその母親の愛に支えられて、成功するという確信を持ち続けることができたのである。

3　それぞれの神経症体験と精神療法理論

さてフロイトは十七歳でギムナジウムを優秀な成績で卒業し、ウィーン大学で医学の道を進むことになる。二十五歳のときにユダヤ人であるマルタと婚約。この当時にパニック発作を伴わない広場恐怖で悩んでいたという。小此木によれば、フロイトの不安神経症の概念は、フロイトの婚約中の経験を素材にして作り上げられたという（小此木ら、一九八七）。

フロイトの医学部在学期間は八年間であった。当時の最先端の科学的素養を身につけた人であったようだ。解剖学、生理学などの研究に従事した後に、医師として神経学を専攻し、パリのシャルコーのもとに留学。ここからヒステリー研究が始まる。そして彼の生涯をかけた神経症の、そして人間一般への心理学的モデルの構築の試みがはじまった。パリのシャルコーの元を辞したフロイトはウィーンで開業する。エレンベルガーによれば、その後十年間、フロイトは自分の家族を養い、自分の医業をもりたて、神経学の研究を行ない、そして一つの心理学を創造した。彼の理論と治療はヒステリーから恐怖症、強迫神経症へと広がっていった。一八九六年、フロイトは自説とその治療法について「精神分析」と命名した。一八九四年から一八九九年に至る約六年間は、フロイトの人生と切り離せない事件が四つあった（Ellenberger, 1970）。第一はフリースとの親密な関係であり、第二はフロイトが神経症で悩んだことであり、第三はフロイトの自己分析であり、第四は精神分析の基本原則を磨きあげたことであった。ジョーンズ（Jones, 1961）によれば、フロイトの神経症は、気分の極端な変化からなり、恐怖症状として発作的に死のおそれが起こることと鉄道旅行に対する不安であったという。気分の変化は昂揚と自信の時期を一方に置き、激しい失意、懐疑、制止の時期を他方に置くものであった。一八九六年に父親が死に、フロイトの内面の苦悩はその後一年間に悪化した。しかしこの時期こそがエレンベルガー（Ellenberger, 1964）のいう創造の病いの時期で、フリースとの書簡のやり取りを通した自己分析から幼児期の記憶がゆっくりと浮かび上がって、それが彼の理論の骨格をなすのである。それらは幼児期の精神性的発達であり、エディプス葛藤であり、隠蔽記憶であった。それら自己分析とクライエントの分析が相互に絡み合いながら、フロイトの説が作られていく。これらの試みは森田の実践的探求と対照的に不安、葛藤に対する原因の飽くなき探求であり、その概念化、理論化の試みであった。この探求が、フロイトの心の奥底に封印されていた父殺しというエディプス葛藤の本質に触れるものだっただけに、彼はフリースを必要としたのである。

さてフロイトの自己分析の導き手であったフリースとの関係も六年間で終止符が打たれ、彼の神経症も終焉がうたれた。一九〇〇年に出版された『夢解釈』は、その里程標と考えられるが、それはフロイトが自らを語った「偽装された一種の自叙伝」ともいえるものであった。そして一九〇二年からのフロイトの人生は精神分析運動の物語となる。つまりその後の精神医学のみならず、心理学、哲学、人類学、社会学など広範囲に影響を与えることになる精神分析学派の創立がなされたのである。

一方、森田は幼少時期から活発、好奇心が強い反面かなり神経質であった。九歳ごろ村の寺で極彩色の地獄絵を見て、死の恐怖に襲われ、夢にうなされた。これが彼の人生を決めることになる。彼は後に述べる。「私は少年時代から四十歳頃までは、死を恐れないように思う工夫をずいぶんやってきたけれども、『死は恐れざるを得ず』という事を明らかに知って後は、そのようなむだ骨折りをやめてしまったのであります」（森田、一九三二）。このころから死の恐怖をいかに克服するかが、彼の人生上のテーマとなり、森田の精神療法家になるべき運命を決定した。

また森田が悩んでいたのは、このような死の恐怖だけではない。森田自身の日記によると、かなり年長になるまで夜尿があり、彼が十五歳のときから心臓病で悩み、自分で心臓が悪いと思い、十九歳のときにはパニック発作を経験した。そのほかにも、麻痺性脚気、脚気恐怖、慢性頭痛、座骨神経痛（心因性疼痛）、神経衰弱兼脚気などでさまざまな治療を受けていた。森田は、このころから宗教、東洋哲学に興味を持ち、また高等学校から大学時代にかけて腹式呼吸、白隠禅師の内観法などを試み、加持、祈祷などの観察、実験を行なった。これらが死の恐怖に基づく自らの心身の不調を乗り越えるためのものであったにせよ、森田の精神病理仮説や治療論を作り上げる基礎となった。またこれらはまた東洋的な人間理解（人間観）に基づいていることがこれらからも理解できる（森田、一九二八）。

森田は高等学校への進学を許さぬ父に逆らって、大阪の篤志家と養子縁組をする条件で学費を出してもらうことにした。それを知った森田の父は驚いて、森田の学費を出す代わりに従姉妹の久亥《ひさい》との結婚を条件とした。明治三一年（二十五歳）のとき、東京帝国大学医学部へ入学した。大学入学後も相変わらずさまざまな身体症状にとらわれ、内科で神経衰弱および脚気の診断をくだされ、治療服薬をしていたが、捗々しくなかった。このころには今でいう全般性不安障害に病状は変化していたようである。進級試験を前に悶々として勉強に身が入らず悩んでいたとき、父からの学費の送金が遅れた。後の研究によるとそれは森田の誤解で、すでに試験の前に学費は送られていたという（水谷、一九六六）。いずれにせよ子どものころからの父親に対する反感、憤懣が自分の苦境とあいまって爆発する。森田は父親へのあてつけもあり、必死の思いで開き直り、今まで飲んでいた薬や治療を一切止めた。そして、とりあえず目の前の課題であった試験勉強に打ち込んだ。そこで驚くべき体験を森田はする。彼を長年にわたって悩ませ、苦しめてきた神経衰弱や脚気の症状は一時的に軽快し、試験の成績も意外に良かった。恐怖に入り込むこと（恐怖突入）の体験と必死必生の思いが不安にとらわれた人の心理的変化をもたらすことを森田はみずからの体験から知った。しかしこれは父親への反抗心から生じた自己愛的怒りとも理解でき、一過性のカタルシス効果は見られたが彼の神経症の問題解決にはさらに時間を要した。

いずれにせよ、ここで森田は恐怖突入、不安の逆説、体験の重視、捨て身になることなど森田療法の技法の根幹に関連する体験をした。ここでも森田療法が森田の病と父への反抗とその克服過程といかに密接に関係しているか、が分かる。森田自身は父の反対を押し切って精神科医という職業選択をしたころから次第にこれらの症状に悩まされることはなくなった。

そして森田が中年を過ぎたころに、はじめて「死は恐れざるを得ない」ことと「欲望はあきらめることが出来ない」という二つの事実を自覚した。つまり真の洞察を得て、最終的な神経症の終焉を迎えたのである。森田は、一九〇八年に「精神療法」、一九〇九年に「神経衰弱性精神病性體質」を発表してから十年間沈黙を守った。この時期に彼の神経症への精神療法の開発に没頭したものと思われる。そして一九一九年に入院森田療法のシステムを作り上げるとともに、堰を切ったように多くの著作を発表し始める。おそらく、彼が最終的な自覚、洞察に至ったのはこの少し前であろうと考えられる。

その後、森田が一九〇〇年代前後から死に至るまでの期間で取り出した森田療法の理論と実践は、森田自身が体験したそのものといってもよい。その自己治癒過程が森田療法の理論と実践の血となり、肉となったのである。それとともにいうまでもないが、外来、入院療法におけるクライエントの変化が森田の個人的体験に普遍性を与えることになったのである。

実際、森田がつかんだ治療的事実は、その理論化の不徹底と対照的に完成度の高いものだった。それゆえ驚くべきことだが、森田療法の理論と治療は本質的な変更を加えられることなく、現在に至っている。それがまた良くも悪くも、森田の理論と治療の特徴をなしている。

ここで注目すべきこととして、森田はフロイトと対照的に自己の死の恐怖がなぜ起こったのか、とその起源を探求するのではなく、それをどうしたら克服できるのか、を終始一貫して問うたのである。その原因探求は素質（あるいはその人間の持っている業、先天的な反応様式）、つまりわれわれの自然なるもの、に還元し、その自然をどのように受け入れるのか、という回復そのものに彼の思索と実践は向けられていた。これはわれわれがどのように生きるべきか、を主題とする東洋的な哲学、宗教の思惟方法にそのまま通じるものである。

フロイト、森田共にパニック障害とともに多彩な神経症症状に悩み、その克服過程が自ら創始した精神療法と不可分な関係にあった。それとともにその神経症理論が当時の家族、特に父親との葛藤や社会文化的状況と密接に関係していたかが分かるのである。

4 創造の病いとしての森田とフロイト

フロイトの診断はなんであろうか。パニック発作を伴う広場恐怖、そして全般性不安障害といえるかもしれない。それに気分変調性障害、心気的傾向、ヒステリーなど一つのカテゴリーに分類することができないさまざまな神経症的傾向を示した。では、森田の診断はなんであろうか。はっきりしているのは、DSM-Ⅳに従えば、広場恐怖を伴わないパニック障害そして全般性不安障害であろう。それ以外にも、九歳時以来の死の恐怖、夜尿症、さまざまな形での心気的傾向、対人恐怖的でもあり、また頭痛、腰痛などの心身症的な痛みを訴えるなど多彩であった。

フロイトも森田も山田が指摘するようにパニック障害を有していた（山田、一九九七）。そして森田の精神病理の中核は死の恐怖でそれが彼の生涯をある意味では決定したのである。フロイトの場合は、彼自身が婚約時代に経験し、そして後に不安神経症の概念の中核にすえた性の抑圧と考えることもできよう。飯田・中井（一九七二）はフロイトとウィーナーの分析から、彼らがさまざまな神経症的症状につきまとわれていて、どれか一つに分類できない複雑な神経症の様相を呈していると指摘した。そしてそれは複合神経症ともいうべき〈豊かな〉神経症は、内面の豊饒性、柔軟性の反映であることを指摘している。森田の神経症もそれに該当しよう。また森田の性格も大原らも指摘するように単に神経質とはいえない（大原ら、一九八九）。強迫的、完全主義的で自己の身体にあれほど神経質であるとともに、自分の身体の病い、特に結核に対して無頓着で、子どものような側面も見え隠れした。一方では熱中性、徹底的、執着的な側面を色濃く持った人でもあり、これは母、亀の性格を受け継いだのかもしれない。また一方では、自己中心的であっけらかんとした自己愛の持ち主でもあった。これらが相まって森田の人間的魅力を作り出している。

フロイトの場合はエレンベルガー（Ellenberger, 1964）のいう創造の病いといえるだろう。創造の病いは、しばしばありふれた神経症の形をとるが、その特徴として、①病いの開始は、一般に、知的集中作業、長い省察、瞑想の時期に引き続いて起こる。②病いの全経過中、一般に本人はとりつかれたように何らかの支配観念、あるいは事象に専念没頭する。③病いの終結は、単に長期間の苦しみの解放であるだけではない。ひとつの頓悟体験である。④快癒に続いて永続的人格変化が起こる。本人は新しい生命に到着したという感銘を抱く、と一般的図式を示した。エレンベルガーがフロイトを念頭にこの概念を提出したが、すでに述べたように森田にも②、③、④はほぼ該当しよう。

フロイトの病いは青年期から中年期にかけて出現し、中年期に自らの父との葛藤を意識化し、それを精神療法理論の中核に据えることで終止符をうった。森田の場合は、幼少期の「死の恐怖」を元にさまざまな神経症症状が思春期、青年期に出現し、中年期に森田療法の治療システムと治療論を作り上げてから、その病いに対して終止符が打たれた。いずれも中年で深い自己洞察を得ることとそれを理論化することからこれらの病いが終わったのである。

5　喪失体験と精神療法理論

しかし神経症体験とその克服のみが彼らの精神療法理論に寄与したのではない。フロイトも森田もその喪失体験が彼らの精神療法の深化や完成に大きな影響を与えたのである。

フロイトにおける父の死は、彼に直接的な影響を与えた。すでに述べたように、フロイトが一八九〇年から一九〇〇年にかけて、精神分析を創始すべく苦心を重ねた時期に父の死（フロイト四十歳のとき）に遭遇する。この時期は学問上の父、シャルコーの死、そして最初の研究共同者であるブロイラーとの決別、そして父の死と、父親的存在の喪失、別れからもたらされたクライシスがフロイトを襲い、そしてフリースとの手紙のやり取りから精神分析の発見へと結びついたのである。

森田も喪失と深く関連した人生を生きた人であった。森田は高校時代に伯母を亡くし、大学卒業後に弟が日露戦争の旅順で戦死、一九二三年に父（七十一歳）を、一九三〇年に息子（十九歳）を亡くし、そして一九三五年、森田が六十一歳のときに妻を亡くす。彼にとって悲痛な喪失体験であったが、それは森田に思想的深みを与え、そして彼の治療をよりダイナミックなものとした。森田自身の死への直面、つまり自分自身をそのまま失うかもしれないという経験、そして何よりもつらい子どもの死という喪失を通して、彼は自らの欲望に気づき、それを発揮するようになったのである。そして森田の場合は、父の死はすでに彼が森田療法の骨格を完成していたせいか、フロイトほど深刻な影響を与えなかった。

フロイトは自らの精神分析を通してエディプス葛藤と転移という事実を見出し、対象関係から世界を理解する視点を提供した。森田は死の直面と子どもの死を通して、「死は恐れざるを得ない」「欲望はあきらめられない」という二つの事実を見出し、さらにその治療論として「自然なるもの」と「人間の限界」を発見し、それを中核にすえたのである。この二人の共通するものとして、その混沌とした時代から浮かび上がってきた人間理解を治療、世界の理解という体系に取り込み、治療という具体的な営みを作り上げたことである。

そのような意味では、森田もフロイトもその時代の申し子であったのである。

第3節　森田とフロイトの人間理解と精神療法の特徴について

1　森田のフロイト批判――症例を通して

森田がフロイトの鋭い批判者であったことは日本の精神医学会ではよく知られている。フロイトの思想の導入者であった丸井と森田の論争は、日本の精神医学会の白眉であったと内村は述べている（内村、一九六八）。この両者の人間理解の方法の違いを浮き上がらせるために、森田の症例を通したフロイト批判を取り上げてみよう。

一九三四年の『強迫観念の本態（紙・革類恐怖）・臨床講義』のなかで森田は症例を挙げて、フロイトとの違いを説明している。簡単に症例を紹介してみる。

［症例］　二十五歳男性　材木商の家庭に育つ。同胞五人の第二子、未婚である。発症以来五年を経過している。徴兵に行く前のころ、感冒で病臥中に母親が落としたはさみの音に、非常にびっくりした。以来、はさみを見ると悪寒、恐怖を感じるようになった。それ以後、はさみで切られるもの、紙・革類などに対して恐怖を覚えるようになった。さらに頭内もうろう、抑うつ、さまざまな神経衰弱症状を呈するようになった。

この症例に対する森田の理解は、次のようなものである。①はさみの落ちた音に、びっくりした（感動事実）、②神経質な人は、自分の身体の感じに注意を集中し、その不快気分におびえるようになる。そして自分の恐怖にのみ支配されてしまう（この自己観察と恐怖にとらわれてしまうのは素質である）、③はさみに驚いたということ自体には意味がない。④はさみからこれに関連して、ものに恐怖が移り変わっていく（連想、感情の転移）と理解する。そしてこれらをシェーマとして、発症＝素質×感動事実（一般の恐怖）×機会とし、それはいわば因縁果の法則（仏教哲学）で素質が因で、感動事実が縁に相当すると述べる。そして何よりも重要なのは、現症そのものを分析観察し、現象を忠実にみること（恐怖症発現過程の観察）であると力説する。ここで述べられている因縁果の法則とはAとBが関連しあることがらを生じる、あるいはAとBが相互に強め合ってあることがらを作り上げていくという考え方である。仏教でいう因と縁という関係性の理解法である。仏教ではただ一つの原因——たとえそれが根本原因であっても——だけであることがらは生じないという。その根本原因が具体的に働くためには、別の補助的原因が必ず必要でそれを縁と呼ぶ。つまりことがらは因と縁の二つから生じると考える。ある心身に起こった出来事でもそれが原因として働くには、関係がなくてはならないという理解である。

森田のフロイト説によるこれと類似の症例の理解は次のようなものである。ある寡婦の刃物恐怖について、森田の精神分析理解の紹介である。①刃物は、男性の性器の象徴であることが判明した、②自分の性的願望に対する良心の不安を、外界に投影したもの（刃物に恐怖することに意味がある）、この症例の強迫観念の移行について、③はさみへの恐怖がはさみで切る、と移行したことはサジスムス・コンプレックスと関連する（はさみで切るということに意味がある）という。

これをシェーマで理解すると、その発症＝感動事実（あたかも性欲の）×機会となり、それは因果の法則（西欧の哲学）である。感情事実（幼児期の性欲、感動事実つまり無意識）が因に相当し、その原因を発生学的（過去の経歴を探求する）に理解するとする。森田の精神分析理解はあまりに単純化しているが、その人間理解の立場の違いがよく示されている。

つまり少なくとも森田は人間理解の方法がフロイトと全く異なっているものであることをよく理解していた。フロイトは自然科学的、発生論的、そして歴史的であり、森田は現象学的で、円環論的で、それに基づいた空間論を展開したのである。これについてはさらに検討を加える。

2　精神療法の基盤

森田もフロイトもその時代の思惟方法に強い影響を受けていたことは間違いのない事実であろう。フロイトの思惟方法は、飯田、中井が指摘するように、十九世紀的な分析的、自然科学的思想そのものである。彼は人間の精神を分析していくつかの要素に分解し、それを再構成し心的装置を構想する。そしてそこに働く心的エネルギーを当時の物理学にならって投射、転移、転換などの操作概念を用いて説明する。つまりきわめて因果論的、要素主義的である（飯田・中井、一九七二）。

しかしその一方で忘れてならないのは、豊原が本書第十一章「〈フロイト症例〉『ラット・マン症例』の検討」で示したように、徹底した原因探求と理論化への欲求、つまり普遍化への情熱である。それが単に分析的、要素主義的傾向を超えて、全体への志向、つまりメタサイコロジーの構築を目指したのであろう（皆川、一九九九）。しかしここに同じ不安を理解するにも、森田とフロイトの間には広く、深い溝があるといわざるを得ないだろう。そしてこの思惟方法、あるいは人間理解の方法論といってもよいが、の違いを理解しておく必要がある。その理解なしには森田がフロイト（あるいは正確には日本にその当時もたらされた精神分析理論）を一方的に批判して、あるいは丸井が森田を表面的であると非難したような両学派の対話は感情的なやり取りに終わってしまう危険性があるのである。

森田の思惟方法の特徴を一言で言えば、現象即実在論と呼べる。これは中村元（一九六二）によれば諸現象の存する現象世界をそのまま絶対者と見なし、現象を離れた境地に絶対者を認めようとする立場を拒否する思惟方法で、それを現象即実在論と明治以降の哲学者によって呼ばれている。いわゆる西欧的な意味での現象学、本質への飽くなき探求でなく、道元のいう「実相は諸法なり」である。その表現される現象においては、もはやわれわれには隠されているものは何も存在しないのである。つまり生死輪廻の流転のすがたがすなわち絶対者の境地にほかならない。現象世界の無常なるすがたがそのまま絶対的意義を有するのである。そしてそこには、動的であること、現状肯定、人と自然への一体などが特徴として現われている。このような現象世界の認識方法が森田の思惟方法と人間理解の骨格をなしている。

さて、その現象即実在論と自然科学主義はさらに人間理解の面ではどのような特徴を相互に示すのであろうか。ここでそれぞれの人間の認識方法の違いについて示すことにする。

フロイトの自然科学主義は徹底した原因探求モデルである。それはまず現象即実在論と対照的に、時間論に立脚し、その視点は歴史的であり、必然的に発生論的であり、その起源への探求を第一義とするのである。そしてその葛藤の起源として、家族との歴史的関係を問題として、そこでの母をめぐる父との葛藤にフロイトはわれわれの苦悩の源泉をみたのである。そしてその葛藤的関係を治療者との関係に置き換え、つまり転移させ、そこでの歴史的関係の探求を通して自己を知る作業を行なうのである。したがって精神分析にはフロイトにおけるフリース、つまり治療者は必須であるが、森田療法ではしばしば人は森田の著作を読むだけで問題の解決に至ることがある。ここにもその治療の方法論の違いが出ていよう。つまり精神分析にとって自己を知ることとは、歴史的な存在としての自己を知ることであり、それは最終的には母と父と自分の関係の物語としての自己を知る作業となる。同じ自己を知る作業を森田療法も精神分析も行なうのであるが、このように一見すると大きな違いがあるのである。

現象即実在論とは徹底して空間論である。今ここでのその人の存在様式を自己と世界の関わり合いを探求していくのである。そしてそこでの苦悩は生老病死をめぐる問題であり、それはいわばわれわれの自然なるもので、それをいかに受け入れていくか、つまりそれと共にどのように生きていくのか、を問題としていくのである。これは伝統的な東洋の仏教、道教などを基盤としてわれわれの生き方と問題解決法に通底するのである。そして森田は苦悩とはとらわれ（悪循環）という現象（あるいは様式）であり、その悪循環には身体、精神、外界（世界、自然）との連鎖を想定し、その介入を試みたのである。そしてこのとらわれを抜けるには、先ほど述べた二つの事実、死は恐れざるを得ない、欲望はあきらめられない、の体験的自覚が必須であるとした。つまりこれらの事実は、森田の考えるわれわれの自然なるものであり、そのわれわれに内包する自然なるもの、にいかに関わるのか、への探求こそ本質である、としたのである。つまり自己に対する自己の関わり合いの探求であり、優れて東洋的な自己の探求である（北西、二〇〇四ａ）。

次にこれらの精神療法が生活史と他者との関係をどのようにみているのか、について簡単に述べてみよう。フロイトも森田も現在の人間関係を直接的に治療の主題にしなかったし、自己洞察を重視したことも共通する。

精神分析では自己は他者との関係、特に両親をめぐる愛と憎しみの物語から理解され、その重要な他者への固着をめぐって治療は展開する。その歴史的な他者との関わり合いを知ること、その固着から離れていくことが自己を確立する道筋であると理解するのである。いわゆる自己の確立である。

森田療法には他者という治療の主題は存在しない。むしろいうならば自己に対する自己の、そして自然との関わり合いを問題としたのである（新福、一九八〇）。そこには関係という視点は存在するが、確固たる自己と他者を分ける、あるいは自己を確固たるものとしてその世界から分ける視点はない。それゆえ森田療法の視点はむしろ自己心理学とでもいうべきものに焦点を当て、そこでの肥大した自己愛のあり方（思うがままに世界を操作したい欲望）を問うのである。そしていわゆる自己と自己、自己と自然との調和をこの精神療法は目指していくのである。

したがって精神療法の方法も違ってくる。精神分析の作業は、治療者とともに患者は過去の心的外傷の探求を行ない、それらは治療者－患者関係にやがて転移され、再現され、そして患者に治療者の解釈を経て、患者に気づかれるようになる。それが洞察であり、自己を知ることである。またこのような洞察は、さらに治療者と別離を通して確固たるものにされる。治療の終結を精神分析では重視する所以であろう。

精神分析では、治療関係そのものを治療の道具とする。一方、森田療法では治療者との関係は前面に出ないが、治療者を理想化するような治療関係が治療の推進力である。そして森田療法では自己の世界への関わり合いの不自然さ（とらわれ）の共有から治療は始まり、治療者のその修正を目指すための提案を患者は生活場面で実践し、その経験をさらに治療者が明確化するという手順を取る。そして自らの不自然な生き方を知るとともに、自己の健康な欲望の気づきと発揮をこの精神療法では目指す。

フロイトにとって、そして西欧の社会にとって不安は病的なものでしかない。したがってその原因を発生的、歴史的に探求し、その原因を家族との関係から知ることが不安の解決であると考えるのである。

しかし不安は森田にとって、その人の生まれ持った反応様式であり、本来自己のものであるが、それを非自己と認識し、それを排除しようとしていることにこそ問題があると考えるのである。したがって不安に対する認識（認知療法でいう認知、さらにはスキーマと呼んでもよい）を排除から受容へと変えることが治療の最初のステップとなる（北西、二〇〇三）。

しかしいずれにせよ、不安を媒介に自己を知る作業をするという点においてはこの二つの精神療法は共通する。今まで述べてきたようにその知り方が違うのである。

そしてその人間理解としてフロイトも森田もある構造を考え、そこでの対立から人間の葛藤を理解した点では共通する。フロイトは三層構造論を提出した。それはいうまでもないが発生論的、歴史的、そして発達的見地から想定されたものであろう。それらの間の抗争・固着が神経症の症状を形成すると考えたのである。一方、森田の基本的な考え方は二つの極を想定し、それらが抗争すれば葛藤となり、とらわれを産むとした。それらはたとえば、感情と思想（認知）、主観と客観、自己と環境などで、それらは常に対をなし、一つがなければ、他も存在しないような関係にある。したがってそれらは調和し、拮抗するもので、それでこそ適切な外界の対する適応や健康な生の欲望が発揮されるのと理解した。これはやはり空間論である（北西、二〇〇四ａ）。

いずれの精神療法も心的エネルギーを考え、抗争にそれが使われるのか、自己の実現（森田では生きることそのもの）に使われるのかを問題とし、ある三層あるいは二極の間の抗争、あるいは調和を考えるという点では両者とも力動的である。

最後のこれらの精神療法の特徴を述べる。すでに何回も強調してきたように、フロイトは人間一般を、葛藤を通して知ること、それをメタサイコロジーという学問体系にまとめることに、森田は治すこと、患者の人生の回復に強い情熱を注ぎ、これはそれぞれの文化の持つ哲学、人間観をそのまま反映する（北西、二〇〇四b）。

フロイトの提出した理論は広範で、論理的である。彼は何よりも概念を重視したのである。その概念が抽象化されていればいるほど、その人間理解の仮説と患者の実際の体験には開きがあり、そのためにもその介在者としての治療者を必要としよう。森田はその当時の精神療法家としては最も多くの神経症を治癒に導いたであろう。その治療はある手順を用いて治療すれば、あるタイプの神経症は治癒に導かれるという意味では、高い再現性を持ち、実証的である。しかしそれらを概念化するには不十分であったことは否めない。そしてまた森田の人生の経験と治療がそのまま重なるように、患者の体験と治療理論は密接で連続的である。ここに森田の本を読み、治療者を必要としないで治癒に至る一群の人たちが存在する理由で、おそらく精神分析ではこのようなことはあり得ないであろう。

第4節　おわりに

森田とフロイトの時代と病跡、その人間理解の方法論を比較し、それがいかに当時の社会文化的状況や彼らの人生と密接に関係しているかが分かった。そのような意味では西欧と東洋という二つの文化の生み出した問題解決の代表的な方法であろうと思われる。この二つの精神療法を比較することから、二つの精神療法の特徴が明らかになるとともに、お互いに立脚する点の確認ができるように思われる。それと共に二十一世紀の精神療法を考える場合、どのようにこのような対照的な精神療法がどのような役割を果たしていくのか、興味深い。色濃くその文化的社会的状況が反映していたフロイトや森田の時代から、今やグローバルな時代となったのである。お互いの精神療法の方法論を尊重しながら、さらに精神療法としてお互いに生き残るためには、率直な意見交換とそれを通した理論の再構築が望まれる。

これらの精神療法はある意味ではまさに対極にあるものだが、一方では共通するものも少なくない。その共通なものこそ精神療法の本質とも考えられ、そこからまた新しい発想で自らの臨床とその実践の理論化に取り組む土台を提供するものでもある。

第13章 フロイトと森田の時代背景

三宅　由子

フロイトと森田正馬は、ほぼ同じ時代を生きている。現在はチェコの一地方であるモラビアで、フロイトが一八五六年に生まれた十八年後、日本の高知で森田が誕生している。そして、森田が六十四歳で亡くなった次の年、一九三九年にフロイトが八十三歳で亡くなった。この十九世紀後半から二十世紀前半は、ヨーロッパにとっても日本にとっても激動の時代と言えるかもしれない。フロイトと森田の軌跡を日本史、世界史と重ねてみた。

十九世紀半ばヨーロッパでは、産業革命後、フランス革命を経て、諸国はようやく現在のような国家体制に向かって動こうとしていた。ヨーロッパの内部では「王」が独裁支配する封建国家から産業革命によって力を持ち台頭してきたブルジョアジーが発言権を拡大して、いわゆる「民主主義」国家を形成していく途上にあった。一方で、中世を支配してきた神聖ローマ帝国の終焉の時期であり、他方で共産主義を提唱する革命（四十八年革命）も、成功することはなかったが、勃発していた。国家間の戦争が頻発し、講和条約が結ばれては、また他の戦争が起こるという繰り返しがある。同時期の日本では、江戸幕府という長期安定政権が崩壊し、ペリー来航と日米和親条約、そして明治維新という近代国家への脱皮の時期であった。

フロイトが生まれたのはクリミア戦争終結の年である。その前年にはパリ万博が開催され、数年後にはスエズ運河の工事が開始され、『種の起源』も刊行された。つまり現代の基礎となっている科学技術の時代の幕開けである。フロイトは父親四十歳、母親二十歳のとき、後妻である母親の最初の息子として誕生した。丈夫な子どもで、母乳で育てられたという。フロイトは同胞七人（一人死亡）で、末弟は一八六六年に生まれている。それとは別に、父の先妻の子はもう成人しており、フロイトは生まれながらに「叔父」であった。

北米で南北戦争が起きたのは一八六一年、フロイトが五歳のときであり、その前年、日本では桜田門外の変が起きている。そのころフロイトは、毛織物商であった父について、出生地のモラビアから、ライプツィヒを経てウィーンへ移住している。

明治維新は一八六八年、フロイト十二歳の年であり、明治七年（一八七四年）に森田正馬が生まれている。父二十二歳、母二十六歳の長男である。異父姉がひとり、弟と妹がいる。森田の実家の家業は農業であるが、養子に入った父はできたばかりの小学校の教師をしていた。そのころフロイトはギムナジウムを卒業してウィーン大学の医学部に入学し、哲学、動物学などにも興味を示しながら学生生活をしている。偏頭痛が持病であったらしい。森田はおとなしく手のかからない子であったが、幼時から夜尿症があった。森田が三歳の一八七七年に東京大学が設置され、イギリスのビクトリア女王がインド女帝を宣言した。フロイトが二十五歳で医学の学位を得たころ、ヨーロッパでは独墺伊三国同盟が結ばれ、日本では近代国家の体制を整えるため、国会を設置し憲法を作る準備を始めていた。一八八一年、一八八二年に森田の祖母と祖父（いずれも母方）が相次いで亡くなり、その後森田の父は小学校教師を辞して家業の農業を継いでいる。このころ、フロイトは医学の学位を得たものの、ユダヤ人であることを含むさまざまの理由から研究所助手の地位を得ることができず、神経衰弱症（本人による）やうつ症状に悩んでいた。一八八二年にフロイトは五歳年下のマルタ・ベルナイスと婚約を交わした。

フロイトは一八八五年、二十九歳でパリへ留学し、シャルコーの催眠暗示によるヒステリー症状再現の実験に立ち会っている。そのとき森田はまだ十一歳、高知で小学校に通っている。このころ寺の地獄絵をみておびえたり、悪夢をみたりしたという。日本では内閣制度が創設され、伊藤博文内閣ができた年にあたる。

パリから帰るとフロイトは三十歳で結婚してウィーンに住み、シャルコーとベルネームの著作の翻訳などをしながら、カタルシス法や催眠法を試みている。そのころ森田は高等小学校を卒業して高知県下唯一の中学校へ入学し、下宿生活に入っている。頭痛もちで病弱であり、心臓が悪いと病院通いをしている。フロイトには三十一歳で第一子が誕生し、その後一八九五年（三十九歳）までに六子を得ている。このころヨーロッパでは宰相ビスマルクが罷免され、日本では大日本帝国憲法と衆議院議員選挙法が公布されている。

フロイトが初めて催眠を使わずに治療を行なったのは一八九二年（三十六歳）のときであり、そのころの森田は中学在学中、あまり学業に熱心ではなく、宗教や占いなどに凝って留年したり、病気（腸チブス）で落第したりしている。この回復期に心悸亢進発作を経験し、死の恐怖を味わったという。一八九三年、フロイトはフリースとの定期的な文通を開始している。一八九四年にはドレフュス事件が起こり、日本では日清戦争の宣戦布告がなされた年にあたる。

一八九五年、三十九歳のフロイトが『ヒステリー研究』で初めて「転移」を定義づけたころ、二十一歳の森田は医学の奨学金への推薦を受けて（後に奨学金辞退、結婚を条件に父から学費を貰う）、熊本の第五高等学校へ進学する。最初は工科志望であったが医学に変更し、熊本で寮生活を送っている。この年、日本では日清講和条約が調印され、それに対してヨーロッパから三国干渉という横槍が入った。その翌年、フロイト四十歳、アテネで近代オリンピックの第一回大会が開かれた年に、フロイトの父が八十一歳で亡くなった。森田はその年、二十二歳で結婚式をあげたが、その後数年は別居のままである。森田は二十三歳のとき坐骨神経痛を経験するが、温泉や鍼灸の治療効果はなく、後に神経性のものと自覚する。フロイトは四十一歳、自己分析を開始し、自分自身の無意識について考え始めている。

一八九八年、森田は二十四歳で五高を卒業して東京帝国大学医科大学に入学する。森田はこのころ、健康に自信なく、進級試験の準備ができないなど、神経衰弱に悩んでいた。転地療養、服薬などしていたが、父からの送金の遅れとそれに対する反発から、一転勉強に打ち込んでうまくいき、「神経症恐るるに足りず」という経験をする。大学入学の初年度は、母が上京して森田の世話をしていたが、翌年には妻が上京して新居をかまえた。この年、日本では初の政党内閣である大隈内閣が成立した。フロイトは四十二歳、「神経症の病因における性」について発表し、初めて幼児性欲について発言している。また一九〇〇年には『夢解釈』を発表した。このころからフリースと不和になり、疎遠になりはじめる。

一九〇二年、四十六歳でフロイトは精神分析の講義を始め、ウィーン精神分析学協会の源である水曜会が始まっている。フリースに最後の葉書を送ったのはこの年である。森田は医科大学の卒業試験の時期である。この年、日英同盟協約が調印された。翌年二十九歳の森田は東京帝国大学医科大学助手となり、巣鴨病院に勤務しながら、年末には大学院生になっている。また東京慈恵会医院医学専門学校で精神病学の講義を開始している。喀痰に血がまじることがあり、肺尖カタルと診断されて、生命保険に加入できなかった。

一九〇四年、フロイト四十八歳で『日常生活の精神病理』出版、森田三十歳で巣鴨病院勤務中。この年、日露戦争宣戦布告、翌年、日露講和条約調印となる。森田の弟は旅順で戦死した。一九〇五年、フロイトは「性欲理論に関する三論文」発表、森田は陸軍幇助員として傷病兵の診察にあたっている。ロシアで血の日曜日事件、ハンガリーで血の金曜日事件が起きている。一九〇六年にフロイトはユングと定期的な文通を開始し、以後七年にわたった。

一九〇八年、フロイトは五十二歳、公式にウィーン市民となり、ザルツブルグで第一回の国際精神分析学大会を開いて、「鼠男」（ラット・マン）症例を発表している。森田は、三十四歳で千葉医学専門学校で臨床講義を行なっている。一九一〇年に第二回の国際精神分析学大会が行なわれ、三十六歳の森田はこの年から臨床的な研究テーマを決めて研究を開始している。この年、日本は韓国を併合した。翌一九一一年には森田の長男が誕生する。その年フロイトはアドラーと袂を分かっている。

一九一二年、フロイトは五十六歳で『トーテムとタブー』を出版、しかし国際分析学協会の会長であるユングとの関係は悪化し始める。森田は三十八歳、自宅で「日曜宅診」を開始する。この前年には辛亥革命が始まり、この年、中華民国成立宣言がなされる。日本では明治天皇が崩御し、大正に改元となる。タイタニック号の沈没もこの年である。

一九一四年、フロイト五十八歳、森田四十歳。この年はサラエボ事件から第一次世界大戦が勃発する。フロイトの長男は陸軍に志願し砲兵となる。日本はドイツに宣戦布告する。この後数年、フロイトは次々と論文を発表し、精神分析学を形にしていく。森田は一九一五年ごろ、初めて精神性心臓症の患者を自らの体験から説得し治癒させるという経験をしている。一九一六年にはオーストリア皇帝フランツ・ヨーゼフが没した。一九一七年に森田は四十三歳、日本精神医学会評議員となり、『精神療法』を執筆し、また神経学雑誌等に多数の論文を書いている。この年はロシアで革命が成功し、ソビエト政権が成立している。一九一八年には日本はシベリアに出兵し、この年第一次世界大戦が終結する。フロイトの長男はこの年、従軍中に行方不明になり、その後消息が判明した。

一九一九年、ヴェルサイユ講和条約調印、国際連盟の規約が採択される。フロイトは六十三歳で、娘のひとりの急死に直面する。森田はこの年四十五歳、精神病恐怖、赤面恐怖、ヒポコンドリーの治療経験から森田療法を考案し、その普及に努めるようになる。一九二〇年、フロイトは六十四歳、『快感原則を超えて』を出版する。

一九二一年、フロイト六十五歳、このころからフロイトの業績が重要性のあるものとして学界でも認められるようになってくる。森田は四十七歳、『精神療法講義』を出版し講演などを行なっている。この年、原敬首相が暗殺された。一九二二年に森田の弟子、宇佐玄雄が、森田に次いで二番目の森田療法専門施設、三聖医院を京都に開業した。

一九二三年、フロイト六十七歳、『自我とイド』を出版する。この年、口蓋に癌が発見され、手術が行なわれて、以後フロイトはこの病気に苦しめられつつ生きていくことになる。森田は四十九歳で医学博士号請求論文を提出するが、この論文執筆には母の励ましが力となったということである。関東大震災の年である。この年、森田の父が七十二歳で亡くなっている。一九二四年にはレーニンが死去。この年、オットー・ランクがフロイトから離反してゆき、森田は博士号を得て、翌一九二五年、東京慈恵会医科大学教授となる。森田は八月には肺結核で静養を勧められ、土佐に帰郷している。この後数年にわたり、肋膜炎や肺炎などを患うことになる。ヨーロッパではヒトラーの『わが闘争』が出版され、日本では治安維持法と普通選挙法が成立した。

一九二五年、フロイトは六十九歳、『自己を語る』という自伝を発表しているが、この年弟子のアブラハムが亡くなっている。翌一九二六年、フロイトは七十歳、「制止・症状・不安」を発表、このころ狭心症の発作に悩まされている。森田は五十二歳、『神経衰弱および強迫観念の根治法』を出版する。日本では大正から昭和に改元された。

一九二六年、下田光造（当時九州大学教授）が当時日本の精神医学会であまり注目を浴びることのなかった森田の学説の真価を認め、それを教科書『最新精神病学』で紹介、森田は非常に喜んだという（『形外先生言行録』森田正馬生誕百年記念事業会、一九七五）。

一九二九年、世界大恐慌が勃発した。この年に森田の後継者となる高良武久が森田の代わりに根岸病院医長に就任した。すでにこのころには、森田診療所に東京慈恵会医科大学生で後の森田学派の有力なメンバーとなる野村章恒、古閑義之などが森田療法を学んでいた。一九三二年には東京慈恵会医科大学生である竹山恒寿も加わった。一九三〇年には日本の浜口首相が暗殺された。この年、フロイトの母が九十五歳で亡くなり、森田はひとり息子を肺結核で失っている。一九三一年には満州事変が起こり、一九三二年にはドイツでナチスが第一党となった。同じ年、満州国の建国宣言もなされている。このころフロイトは弟子のフェレンツィと不和となる。一九三三年、日本は国際連盟に脱退通告し、アメリカがソ連を承認した。この年、フロイト七十七歳、森田五十九歳である。ヒトラーは精神分析学関係書物を焚書し、翌年にはドイツ精神分析学は「清算」されてしまった。ここから世界は第二次世界大戦へと急激に傾斜していく。

一九三四年、森田は六十歳で『生の欲望』を出版し、神経学会で丸井清泰教授と討論を行なっている。オーストリアではナチスが蜂起し、出版所の財産差押えなど、ユダヤ人迫害の危険がフロイト周辺にも迫ってきているが、フロイトは動かない。一九三五年にはドイツが徴兵制をしいて再軍備を開始する。この年、森田の妻久亥が急死した。

一九三六年、フロイトは八十歳となり、各国の精神分析学協会や精神医学会などから名誉会員として迎えられる。森田は六十二歳、「倉田百三氏の悩みたる強迫観念の心理的解説」を発表した。日本はロンドン軍縮会議を脱退し、二・二六事件もこの年である。翌年、森田は東京慈恵会医科大学の名誉教授となる。盧溝橋事件が起きた年である。

一九三八年、ドイツはオーストリアに侵攻し、独墺合邦を成立させる。フロイトは八十二歳、娘アンナがゲシュタポに連行される事件などもあり、ついにウィーンを脱出しロンドンへ移住する。最後の出版物である『モーゼと一神教』『精神分析学概説』が発表された。この年一月に森田の母親は九十歳で逝去、その後を追うように六十四歳で森田も死去する。森田の死の直前に、日本精神神経学会で高良武久が「神経質の問題」と題した宿題報告を行なう。森田学派は、フロイトの精神分析学派と異なり、森田の後継者である高良を中心に森田学説を補充、発展させたが最近までその理論の本質的なものに関する限りほとんど変化がない。また、いわゆる森田学派が分派したということもないのが特徴である。この年、日本では国家総動員法が公布された。翌年、フロイトも八十三歳でロンドンで死去する。翌一九四〇年には日独伊三国同盟が成立する。そして世界は第二次世界大戦へとなだれ込んでいく。

年表　統合と歴史

以下、次頁よりフロイトと森田の統合と歴史について時代背景と共にまとめてみた。

年表　統合と歴史

西暦	フロイト満年齢	フロイト学歴・職歴／著作等	日暦	森田満年齢	森田学歴・職歴／著作等	世界史	日本史
一八五三						クリミア戦争開戦	ペリー浦賀来航
一八五四							日米和親条約
一八五五						パリ万博	
一八五六	0	五月六日モラヴィアにて出生				クリミア戦争終結	
一八五七	1						
一八五八	2						安政の大獄
一八五九	3	ライプツィヒ移住				スエズ運河工事開始・『種の起源』刊行	
一八六〇	4	ウィーン移住					桜田門外の変
一八六一	5					南北戦争勃発	
一八六二	6					ビスマルク、プロイセン宰相に	
一八六三	7						
一八六四	8					シュレスヴィヒ・ホルスタイン戦争（墺普対デンマーク）	
一八六五	9	シュペール・ギムナジウム入学許可（初めての学校・それまでは父に習い、独学）				南北戦争終結、ヨーロッパでコレラ流行（〜六七）	
一八六六	10					普墺戦争開戦、ロンドンで金融恐慌	
一八六七	11	クラスの主席、以後主席を保つ				オーストリア・ハンガリー二重王国成立、マルクス『資本論』刊	
一八六八	12		明治元			明治維新	
一八六九	13		明治二			スエズ運河開通	

一八七〇	14		明治三			普仏戦争開戦	
一八七一	15		明治四			パリ・コミューン成立、崩壊、普仏戦争休戦協定	
一八七二	16		明治五				
一八七三	17	ギムナジウム卒業（最優等）秋ウィーン大学医学部入学・医学の勉強にはあまり熱心になれない	明治六			オーストリア「暗黒の金曜日」経済恐慌	
一八七四	18	必修ではない哲学を履修	明治七	0	一月十七日高知にて出生		板垣退助ら民選議院設立建白書
一八七五	19	動物学・物理学・哲学などを余分に履修	明治八	1			
一八七六	20	動物学の奨学金を得てトリエステの研究所へ、生物学に熱中。ウナギの生殖腺の解剖学的研究 助手として生理学研究所へ、ブリュッケの下で生理学研究	明治九	2			
一八七七	21		明治十	3		ヴィクトリア女王がインド女帝宣言	東京大学設置
一八七八	22	医学の勉強を続けながらヤツメウナギの神経細胞について研究。ブリュッケが学会で発表	明治十一	4	いろはの文字を憶え絵本を読む		
一八七九	23	軍務に招集（病院待機）	明治十二	5	富家尋常小学校入学 光(みつ：幼名)は学校嫌い		
一八八〇	24		明治十三	6			
一八八一	25	医学の最終試験を優秀で合格。学位を得る。引き続きブリュッケの下で研究	明治十四	7			天皇が国会開設の勅諭発し、大隅重信免官

一八八二	26	研究所での地位を断念し、医者としての修行を開始・ウィーンの総合病院に籍を置く（外科・内科）	明治十五	8		独墺伊三国同盟
一八八三	27	五月、精神病臨床教室（マイネルト教授）に移る 十月皮膚科に移る（梅毒に関心）	明治十六	9		マルクス没
一八八四	28	一月、神経科に移る 七月、科長眼科でコカインを用いる	明治十七	10		
一八八五	29	九月、神経病理学私講師 パリでの研修のための給費獲得 八月、病院退職 十月、サルペトリエールでの研修（十九週間）最初、脳解剖学・ヒステリー症状を催眠暗示によって再現するシャルコーの実験に立会う	明治十八	11		太政官制度廃止、内閣制度創設、伊藤博文内閣
一八八六	30	パリからの帰途、ベルリンで小児科の研修 公立小児病研究所神経病科長 十月、ウィーン医師会で講演。外傷（事故）後神経症のヒステリー性諸特性に関し聴衆から異議	明治十九	12	尋常小学校卒業 高等小学校へ通う	
一八八七	31		明治二十	13		
一八八八	32	シャルコーとベルネームの著作翻訳に没頭	明治二十一	14	高等小学校卒業 高知県立尋常中学（県下一校のみ）入学、下宿	

一八八九	33	カタルシス法を用い始める マイネルトと対立・論争 ナンシーでベルネームの実験を見る	明治二十二	15			大日本帝国憲法公布、衆議院議員選挙法公布
一八九〇	34	『心的治療』発表。特に催眠について扱う	明治二十三	16		ビスマルク宰相罷免	
一八九一	35	『失語症』出版。神経病学者としての仕事が続く	明治二十四	17			
一八九二	36	『催眠』発表 初めて催眠を用いずに、エリザベート・フォン・Rの治療をする。その後次第に催眠の使用を制限。自由連想法への移行が始まる（前額法） 神経症の性的原因に関する最初の草案を作る	明治二十五	18	東京で苦学せんと友人と上京 郵便電信学校で官費生となることを目指す（予備校通学） 二か月で帰郷、中学に復学、宗教、占いなどに凝り、学業にあまり熱心ではなく留年		
一八九三	37	麻痺の比較研究 ブロイラーと『ヒステリー現象の心的機制』発表・マイヤーズがイギリスに紹介 フリースとの定期的文通開始	明治二十六	19	中学寄宿舎		
一八九四	38		明治二十七	20	病気で落第	ドレフュス事件	日清戦争宣戦布告
一八九五	39	不安神経症の病因に性的問題を指摘した論文 催眠治療を放棄 『ヒステリーの研究』で転移を初めて定義	明治二十八	21	六月、大黒田龍医師の奨学金（医学）への推薦を受ける 七月、中学卒業、熊本五高工科志望。父の許しを得て奨学金を受けるため医学に変更 九月、習学寮に入る		日清講和条約調印、独仏露三国干渉

一八九六	40	十月、父死去（八十一歳）『ヒステリーの病因について』講演。早すぎる性的体験	明治二十九	22		近代五輪第一回大会	
一八九七	41	患者の語る幼児期の性的外傷体験が事実でないかもしれないと思い始める	明治三十	23			
一八九八	42	『神経症の病因における性』発表。幼児性欲について最初の発言	明治三十一	24	七月、五高卒業 九月、東京帝国大学医科大学入学（四年間の課程）		大隈重信内閣（初の政党内閣）
一八九九	43		明治三十二	25	進級試験準備できず、補欠試験を考えたが友人に励まされて勉強に熱を入れ、受験進級 成績は百十九人中二十五番	ドレフュス特赦、清・義和団運動	
一九〇〇	44	『夢解釈』を発表	明治三十三	26		列国・義和団鎮圧のため派兵、清は列国に宣戦布告、連合軍北京制圧	
一九〇一	45		明治三十四	27			
一九〇二	46	精神分析の講義開始。水曜会。ウィーン精神分析学協会の源	明治三十五	28	四月、精神病学教室助手志願書提出、四年級の席次十九番、卒業試験九‐十二月の席次五十番		日英同盟協約調印
一九〇三	47		明治三十六	29	二月、東京帝国大学医科大学助手・東京府立巣鴨病院勤務 八月、土佐「犬神憑」実地調査出張 九月、東京慈恵会医院医学専門学校精神病学講義 十二月、助手のまま大学院学生。テーマ「精神療法」		

一九〇四	48	『日常生活の精神病理』出版	明治三十七	30	四月、巣鴨病院女子部主任		日露戦争宣戦布告
一九〇五	49	『性欲理論に関する三論文』出版 あるヒステリー患者の分析の断片（ドラ症例）	明治三十八	31	一月、陸軍幇助員として戸山分院に派遣、傷病兵診療	露・血の日曜日、ハンガリー・血の金曜日	日露講和条約調印
一九〇六	50		明治三十九	32	十二月、大学助手辞任・根岸病院顧問（医長）	ドレフュス無罪宣言	満鉄設立
一九〇七	51	ラット・マン初回面接	明治四十	33	午前は根岸病院、午後は大学院生として巣鴨病院病理研究室	オーストリア男子普通選挙法	
一九〇八	52	ザルツブルグ「国際精神分析学大会」ラット・マン症例発表	明治四十一	34	三月、千葉医学専門学校臨床講義（以後六年）集中講義 三月、日本女子音楽体操学校講師		
一九〇九	53	アメリカからの招待（クラーク大学で講演） 『ハンスの症例』	明治四十二	35			
一九一〇	54	第二回国際精神分析学大会	明治四十三	36	臨床的研究テーマ「麻痺性痴呆の瞳孔障碍による初期診断」 独語症の分類に着手		韓国併合
一九一一	55	自伝的に記述されたパラノイア（妄想性痴呆）の一症例に関する精神分析的考察（シュレーバー症例）	明治四十四	37	二月、根岸病院患者と看護人にピルケー反応検査試みる ヴェルフォルン『人間の精神の発達』訳述紹介	辛亥革命開始	
一九一二	56	『トーテムとタブー』	明治四十五 大正元	38	二月、自宅で「日曜宅診」 五月、児童学会評議会	中華民国成立宣言、タイタニック沈没	大正改元
一九一三	57		大正二	39			

一九一四	58	『ナルシシズム序説』	大正三	40		サラエボ事件、第一次世界大戦勃発	独に宣戦布告，孫文ら東京で中華革命党結成
一九一五	59	『本能とその変遷』『抑圧』『無意識』『夢理論へのメタ心理学的補足』『哀悼とメランコリア』	大正四	41	八月、精神性心臓症を自己の体験をもって説得し、治癒せしめる		
一九一六	60	精神分析学講義第一部	大正五	42		オーストリア-ハンガリー帝国皇帝フランツ・ヨーゼフ没	
一九一七	61	精神分析学講義第二、三部	大正六	43	日本精神医学会（社会精神医学）評議員 催眠術を教授する 『精神療法』執筆	ロシア十月革命、ソビエト権力成立	
一九一八	62	第五回国際精神分析学大会 ある幼児神経症の病歴より（ウォルフマン症例）	大正七	44	『変態心理』誌、『神経学雑誌』に多数執筆	第一次世界大戦終結	シベリア出兵
一九一九	63		大正八	45	精神病恐怖、赤面恐怖、ヒポコンドリーの治験により神経衰弱および強迫観念の森田療法の理論と実際を確立・その普及に努力 根岸症例（九月二十九日〜）	ヴェルサイユ講和条約、国際連盟規約採択	
一九二〇	64	『快感原則を超えて』	大正九	46	十月『神経衰弱及神経質の療法』執筆開始・翌年出版		
一九二一	65	オランダ精神神経学協会名誉会員・フロイトの業績が重要性のあるものとして認知される	大正十	47	『精神療法講義』出版 「神経質の療法」講演		原敬首相暗殺

一九二二	66	アメリカで『精神分析学入門』訳出版	大正十一	48	一月、学位論文「神経質の本態及療法」執筆開始		
一九二三	67	『自我とイド』 癌発見、手術	大正十二	49	二月、父正文死去、腎炎・七十二歳 四月、医学博士号請求論文提出		関東大震災
一九二四	68	第八回国際精神分析学大会「マゾヒズムのエコノミーの問題」	大正十三	50	四月、東洋大学教授、教育病理学（昭和五年まで） 八月、医学博士号 『恋愛の心理』出版	レーニン没	
一九二五	69	『自己を語る』	大正十四	51	三月、東京慈恵科医医科大学教授（実質は大学となった当初から） 通信症例　十一月初診	ヒトラー『我が闘争』	治安維持法成立、普通選挙法成立
一九二六	70	『制止・症状・不安』	大正十五 昭和元	52	四月、「神経衰弱の話」NHKラジオ 十一月『神経衰弱及強迫観念の根治法』出版		昭和改元
一九二七	71	『フェティシズム』 『幻想の未来』	昭和二	53			
一九二八	72	『ドストエフスキーと父親殺し』	昭和三	54	八月、『迷信と妄想』『神経質の本態及療養』出版 十一月、東京慈恵科医医科大学在職二十五周年		
一九二九	73		昭和四	55	四月、仙台神経学会出席 根岸病院医長辞職 日本大学医学部兼任教授辞職。形外会	世界大恐慌勃発	
一九三〇	74	ゲーテ賞『文化とその不快』 九月、母死去（九十五歳）	昭和五	56	九月、一子正一郎死去（肺結核）		浜口首相狙撃

一九三一	75		昭和六	57	五月、土佐協会評議員 日本精神衛生協会評議員	満州事変
一九三二	76		昭和七	58		ドイツ・ナチス第一党 第一次上海事変、満州国建国宣言
一九三三	77		昭和八	59	四月、京都の医学会出席。神経学会分科会で精神分析学説を批判討論	アメリカ・ソビエト承認 国際連盟脱退通告
一九三四	78		昭和九	60	四月、東京大学の神経学会で「強迫観念の成因」演説、丸井清泰教授と討論。 十一月、『生の欲望』出版	オーストリアでナチス蜂起
一九三五	79		昭和十	61	『赤面恐怖の療法』『神経質療法への道』出版 十月、妻久亥急逝（脳出血・脳腫瘍?）	ドイツ徴兵制導入、再軍備開始
一九三六	80	アメリカ精神医学協会、アメリカ精神分析学協会、フランス精神分析学協会、ニューヨーク精神学協会、王立医学心理学協会から名誉会員 王立協会の客員	昭和十一	62	『健康と変質と精神異常』出版 『倉田百三氏の悩みたる強迫観念の心理的解説』発表	ロンドン軍縮会議脱退、二・二六事件
一九三七	81		昭和十二	63	四月、東京慈恵科医医科大学名誉教授	盧溝橋事件
一九三八	82	パリ国際精神分析学大会。以後数年中断 ロンドンへ移住	昭和十三	64	一月、母九十歳で逝去（土佐） 四月十二日自宅で死去	ドイツ・オーストリア侵攻、独墺合邦成立 国家総動員法公布
一九三九	83	九月二十三日ロンドンにて死去				独伊鋼鉄同盟締結
一九四〇						日独伊三国同盟

参考文献

第1章

藍沢鎮雄・大原健士郎・増野肇・宮田国男（一九六八）「森田療法における諸問題――治療者の基本的態度を中心として」『精神医学』一〇、八一一-八一五頁。

藍沢鎮雄（一九八七）「森田神経質」土居健郎ほか編『異常心理学講座』四、みすず書房、三〇九-三五五頁。

Bion, W. R.（1961）: *Experiencesin Groups and Other Papers*. Tavistock, London.〔池田数好訳（一九七三）『集団精神療法の基礎』岩崎学術出版社〕

土居健郎（一九五八）「神経質の精神病理――特に〈とらわれ〉の精神力学について」『精神神経誌』六〇、七三三-七四四頁。

土居健郎（一九六一）『精神療法と精神分析』金子書房。

Ekstein, R.（1952）: Structural Aspectsof Psycho-therapy. *Psychoanal. Rev.*, 39; 222-229.

福島章（一九七七）「〈甘え〉理論と森田療法」大原健士郎編『現代の森田療法』白揚社、三六〇-三七一頁。

池田数好（一九五九）「森田神経質とその療法」『精神医学』一、四六一-四七三頁。

井村恒郎・新福尚武・荻野恒一・武村信義・西園昌久・小此木啓吾・土居健郎シンポジウム（一九六八）「〈甘え理論〉土居をめぐって」『精神分析研究』一四、二一-一九頁。

岩崎徹也（一九七三）「対象関係論 Object Relations Theory の歴史と現況」『精神分析研究』一八、四一-五四頁。

岩崎徹也（一九八九）「治療チームと集団力学」小此木啓吾編『新・医療心理学読本』日本評論社、四〇-四三頁。

北西憲二・橋本和幸・小松順一ほか（一九八七）「対人恐怖者への森田療法」『季刊精神療法』一三、三一三-三二一頁。

北西憲二・吉田則昭・松沢信彦（一九八八）「対人恐怖と分裂病一　森田療法の場を起点として一」『精神医学』三〇、一一八七-一一九五頁。

北西憲二・皆川邦直・三宅由子ほか（一九九〇）「森田療法と精神分析的精神療法の比較研究――第一報　精神療法比較研究の方法論」『精神科治療学』五、二二九-二三七頁。

Kohut, H (1968): The psychoanalytic treatment of narcissistic personality disorders. *The Psychoanalytic Study of the Child*, 23; 86–113.

近藤章久（一九五八）「神経症に関する精神分析学派　フロイトおよびホーナイの理論とこれに対比してみたる森田の神経質理論」『慈恵医大誌』七三、二〇七七–二一二三頁。

近藤章久（一九六一）「心理療法における治療者・患者関係——ホーナイ学派及び森田療法の立場から」『精神分析研究』七、三〇–三五頁。

近藤章久（一九六二）「知的洞察、情緒的洞察、体得について」『神経質』三、三七–四三頁。

近藤章久（一九六四）「森田療法」小此木啓吾編著『精神療法の理論と実践』医学書院。

近藤章久（一九六六）「森田療法」『精神医学』八、七〇七–七一五頁。

近藤喬一（一九六六）「短期精神療法と森田療法・神経質」『神経質』六、四七–六一頁。

近藤喬一（一九七六）「治療に対する抵抗の諸相と森田療法におけるその取り扱い」『季刊精神療法』二、一三九–一四四頁。

近藤喬一・中村敬（一九八七）「集団療法と森田療法」大原健士郎編『精神科ＭＯＯＫ　森田療法——理論と実践』一九、金原出版。

皆川邦直（一九八五）「沈黙・転移・逆転移」『精神分析研究』二九、一二五–一三二頁。

森温理・北西憲二（一九八四）「森田神経質とＤＳＭ–Ⅲ」『臨床精神医学』一三、九一一–九二〇頁。

森田正馬（一九三四／一九七四）「強迫観念の本態　臨床講義」高良武久他編『森田正馬全集』四、白揚社、五五–六五頁。

村上靖彦（一九八一）「対人恐怖」清水将之編『青年期の精神科臨床』金剛出版、八三–一〇〇頁。

長山恵一（一九八四）「森田療法の治療理論に関する考察」『慈恵医大誌』九九、九七五–九九五頁。

西園昌久・村田豊久・神田橋條二（一九六九）「各精神療法における治癒像」『精神療法研究』一、四七–五七頁。

西園昌久（一九七七）「精神分析と森田療法」大原健士郎編『現代の森田療法』白揚社、四一〇–四二〇頁。

小此木啓吾（一九六四）「精神療法の理論と実際」医学書院。

小此木啓吾（一九八七）「比較精神療法学の立場から——精神分析と森田療法」大原健士郎ほか編『精神科ＭＯＯＫ　森田療法——理論と実際』一九、五六–六四頁。

大原健士郎・石川元（一九七八）「神経症と心気症——森田療法と精神分析の立場から」『臨床精神医学』七、一一五一–一一五七頁。

新福尚武（一九五四）「〈とらわれ〉」の精神病理と森田説の立場」『精神神経誌』五五、七三七―七四二頁。

新福尚武（一九五九）「神経症説としての森田説と分析説との関係」『精神医学』一、四七五―四八八頁。

第2章

Alexander, F., & French, T., et al (1946): *Psychoanalytic Therapy*. Rorand Press, New York.

フロイトS（一九一四／一九七〇）「想起・反復・徹底操作」井村恒郎・小此木啓吾・懸田克躬ほか編訳『フロイト著作集』六、四九―五八頁。

フロイトS（一九二三／一九七〇）「自我とエス」井村恒郎・小此木啓吾・懸田克躬ほか編訳『フロイト著作集』六、人文書院、六三―二九九頁。

フロイトS（一九三七／一九七〇）「終わりある分析と終わりなき分析」井村恒郎・小此木啓吾・懸田克躬ほか編訳『フロイト著作集』六、三七七―四一三頁。

Freud, S. (1915): *Obsdervations on Transference-Love*. (Further Recommendations On The Technique of Psycho-Analysis III). S. E., XII, 157–173, Hogarth Press, London.

Greenson, R. (1968): *The Technique and Practice of Psychoanalysis*, 1. International University Press, New York.

橋本和幸（一九八七）「精神分析的精神療法と森田療法の治療構造及び治療過程をめぐって――強迫神経症の治療経験から」『精神分析研究』三一、三七―四六頁。

岩崎徹也（一九八九）「治療チームと集団力学」小此木啓吾編『新・医療心理学読本』日本評論社、四〇―四三頁。

北西憲二（一九八九ａ）「神経質の精神病理――診断と類型をめぐって」森温理・北西憲二『森田療法の研究』金剛出版、一一九―一四九頁。

北西憲二・橋本和幸・小松順一ほか（一九八七）「対人恐怖者への森田療法」『季刊精神療法』一三、三一三―三二〇頁。

Jacobsen, A. & Berenberg, A. (1952): Japanese psychiatry and psychotherapy. *American Journal of Psychiatry*, 109: 321–329.

北西憲二（一九八九ｂ）「森田療法における治療論――基本的概念の検討を通して」森温理・北西憲二『森田療法の研究』金剛出版、一六八―一八六頁。

北西憲二・皆川邦直・三宅由子ほか（一九九〇）「森田療法と精神分析的精神療法の比較研究（第一報）――精神療法比較研究の方法論」『精神科治療学』五、一二二九―一二三七頁。

北西憲二（二〇〇一）『我執の病理』白揚社。

Kohut, H. (1968): The psychoanalytic treatment of narcissistic personality disorders. *The Psychoanalytic Study of the Child*, 23: 86–113.

皆川邦直（一九八五）「沈黙・転移・逆転移」『精神分析研究』二九、一二五―一三二頁。

皆川邦直（一九八六）「解釈とIndifferenz」『精神分析研究』三〇、一七九―一八二頁。

皆川邦直・三宅由子・北西憲二ほか（一九九〇）「森田療法と精神分析的精神療法の比較研究（第二報）――治療対象の比較検討」『精神科治療学』五、三七九―三八七頁。

森田正馬（一九二六／一九七四）「神経衰弱と強迫観念の根治法」高良武久ほか編『森田正馬全集二』白揚社、七一―二八三頁。

森田正馬（一九二八／一九七四）「神経質ノ本態及療法」高良武久他編『森田正馬全集二』白揚社、二八三―四四二頁。

村上靖彦（一九八一）「対人恐怖」清水将之編『青年期の精神科臨床』金剛出版、八三―一〇〇頁。

長山恵一（一九八八）「とらわれの精神病理についての一考察」『精神医学』三〇、一七―二五頁。

長山恵一（一九八九）「森田療法における防衛処理の仕組みと治療構造の特徴について」『精神医学』三〇、四六七―四七五頁。

新福尚武（一九八〇）「精神療法で起こりがちな〈精神療法的な副作用〉」『季刊精神療法』六、一六―二三頁。

第3章

American Psychiatric Association (1980): *Diagnostic and Statistical Manual of Mental Disorders*, Third Edition. APA., Washington, D.C.
American Psychiatric Association (1987): *Diagnostic and Statistical Manual of Mental Disorders*, Third Edition-Revised. APA., Washington, D.C.
橋本和幸・北西憲二・小松順一ほか（一九八八）「対人恐怖者への森田療法（第二報）――対人関係の展開様式をめぐって」『季刊精神療法』一四、一五六―一六三頁。
岩崎徹也・橋本雅雄（一九八三）「力動精神医学から見た境界例概念」『精神科ＭＯＯＫ』四、金原出版、二六頁。
北西憲二「森田神経質」（一九八六）（特集・私の治療八六［一］）『臨床精神医学』六、七四五―七四八頁。
北西憲二（一九八九）「神経質の精神病理――診断と類型をめぐって」森温理・北西憲二『森田療法の研究』金剛出版、一二九―一四九頁。

北西憲二・皆川邦直・三宅由子ほか（一九八九）「森田療法と精神分析的精神療法の比較研究（第一報）——精神療法比較研究の方法論」『精神科治療学』五、二二九–二三七頁。

Masterson, J.F. (1972): *Treatment of Borderline adolescent; Developmental Approach.* John Wiley & Sons, New York.〔成田善弘・笠原嘉訳（一九七九）『青年期境界例の治療』金剛出版〕

皆川邦直（一九八二）「精神分析的面接（その二）——発達診断」小此木啓吾・岩崎徹也・橋本雅雄ほか『精神分析セミナーⅠ』岩崎学術出版社、一一七–一五六頁。

皆川邦直・三宅由子・北西憲二ほか（一九九〇）「森田療法と精神分析的精神療法の比較研究（第二報）——治療対象の比較検討」『精神科治療学』五、三七九–三八七頁。

森温理・北西憲二（一九八四）「森田神経質とＤＳＭ-Ⅲ」『臨床精神医学』一三、九一一–九二〇頁。

森温理・北西憲二・藤本英生（一九八九）「十五年間の治療対象と治療成績」森温理・北西憲二『森田療法の研究』金剛出版、一七–五二頁。

Nagera, H. (1963): The developmental Profile: Notes of some practical considerations regarding its use. *Psychoanalytic Study of the Child.* 28; 511. Yale University Press, New Haven.

小此木啓吾・岩崎徹也（一九六二）「いわゆる潜在性精神病の研究」『精神医学』五、九八九–九九六頁。

第４章

Ablon, J.S. & Marci, C. (2004): Psychotherapy Process: The Missing Link. *Psycholo. Bull.* 130: 664–668.

橋本和幸（一九八八）「精神分析的精神療法と森田療法の治療構造及び治療過程をめぐって（第二報）——強迫観念症者に対する森田療法の経験から」『精神分析研究』三二、一三五–一四三頁。

Jones, E.E. (2000): *Therapeutic Action.* Aronson, Northvale.〔守屋直樹・皆川邦直監訳（二〇〇四）『治療作用　精神分析的精神療法の手引き』岩崎学術出版社〕

Jones, E.E. & Pulos, S.M. (1993): Comparing the process in psychodynamic and cognitive-behavioral therapies. *Journal of Consulting and Clinical Psychology,* 61: 306–316.

北西憲二・長山恵一・立松一徳ほか（一九八八）「森田療法と精神分析的精神療法の比較研究その（三）同一症例に対する初回面接の比較」『第八四回　日本精神神経学会総会抄録集』五八。

北西憲二・立松一徳・橋本和幸ほか（一九九〇）「森田神経質の診断面接――初期面接のマニュアル化の試み」『森田療法学会誌』一、二一―三〇頁。

北西憲二（一九九五）「自己愛的傾向の強い対人恐怖の治療――森田療法における感情の扱いをめぐって」『精神科治療学』一〇、一三一九―一三二七頁。

皆川邦直・三宅由子・橋本元秀ほか（一九八八）「森田療法と精神分析的精神療法の比較研究その（四）〈葛藤〉の定義の再検討――同一症例の検討を通して」『第八四回日本精神神経学会総会抄録集』五六。

森田正馬（一九二六／一九七四）「神経衰弱と強迫観念の根治法」高良武久他編『森田正馬全集』二　白揚社、七一―二八三頁。

森田正馬（一九三二／一九七四）「赤面恐怖症（又は対人恐怖症）と其療法」高良武久他編『森田正馬全集』三　白揚社、一六四―一七四頁。

山科満・守屋直樹・皆川邦直ほか（二〇〇六）「森田療法と精神分析的精神療法の比較研究――精神療法過程Qセットを用いた実証研究に向けて」『精神科治療学』二一、三一三―三二〇頁。

第5章

Alexander, F. (1930): *Psychoanalysis of the Total Personality.* Nerv. Ment. Disease Publishing Co.
フロイト S（一九〇五／一九七〇）「性欲論三篇」井村恒郎・小此木啓吾・懸田克躬ほか編『フロイト著作集』五、人文書院、七―九四頁。
フロイト S（一九一四／一九七〇）「想起・反復・徹底操作」井村恒郎・小此木啓吾・懸田克躬ほか編『フロイト著作集』六、人文書院、四九―五八頁。
フロイト S（一九一五／一九七〇）「無意識について」井村恒郎・小此木啓吾・懸田克躬ほか編『フロイト著作集』六、人文書院、八七―一一三頁。
フロイト S（一九一六／一九七〇）「精神分析入門」井村恒郎・小此木啓吾・懸田克躬ほか編『フロイト著作集』一、人文書院、七―三八六頁。
フロイト S（一九二六／一九七〇）「制止・症状・不安」井村恒郎・小此木啓吾・懸田克躬ほか編『フロイト著作集』六、人文書院、三二〇―三七六頁。
Greenson, R (1968): *The Technique and Practice of Psychoanalysis,* 1. International Universities Press, New York.

橋本和幸（一九八八）「精神分析的精神療法と森田療法の治療構造及び治療過程をめぐって（第二報）――強迫観念症者に対する森田療法の経験から」『精神分析研究』三二、四三-五二頁。

橋本和幸（二〇〇〇）「外来森田療法――入院森田療法及び精神分析的精神療法との比較から」『こころの科学』八九、四七-五一頁。

橋本和幸（二〇〇二）「不問と解釈――森田療法と精神分析的精神療法の比較」『日本森田療法学会雑誌』一三、八九-九四頁。

北西憲二・長山恵一（一九八九）「総説――森田療法における治療論を中心に」森温理・北西憲二編『森田療法の研究』金剛出版、一一五-一二八頁。

北西憲二（一九九九）「森田療法――感情と欲望の理解とその扱い」黒澤尚・北西憲二・大野裕編『精神科プラクティス　神経症とその周辺』三、星和書店、二三-四〇頁。

皆川邦直（一九九〇）「精神科面接の構造と精神力動――神経症、パーソナリティ障害を中心に」『精神科治療学』五、九九五-一〇〇五頁。

森田正馬（一九二五／一九七四）「生の欲望と死の恐怖」高良武久ほか編『森田正馬全集』第三巻、白揚社。

森田正馬（一九二六／一九五三）『神経衰弱と強迫観念の根治法』白揚社。

森田正馬（一九二八／一九七四）「神経質の本態及び療法」高良武久ほか編『森田正馬全集』第二巻、白揚社。

長山恵一（二〇〇一）『依存と自立の精神構造――「清明心」と「型」の深層心理』法政大学出版局。

小此木啓吾（一九八一）「精神療法の構造と過程」小此木啓吾・岩崎徹也・皆川邦直ほか編『精神分析セミナーI精神療法の基礎』岩崎学術出版社。

内村英幸（一九七〇）「森田療法における〈とらわれ〉と治療の〈場〉について」『精神医学』一二、七四一頁。

第6章

藍沢鎮雄・大原健士郎・増野肇・小島洋・岩井寛（一九六七）「森田療法における場所的条件について」『野村章恒教授定年退職記念論文集』東京慈恵医大精神神経科教室、二七-三〇頁。

藍沢鎮雄・大原健士郎（一九六九）「森田療法の諸問題――治療環境を中心に」『精神医学』一一、一〇五-一一〇頁。

Chemama, R. et Vandermersh, B. (1998): *Dictionnaire la Psychanalyse.* Larousse.〔小出浩之・加藤敏・新宮一成ほか訳（二〇〇二）「禁制の規則」『新版　精神分析事典』弘文堂、九八頁〕

土居健郎（一九九二）『方法としての面接』（新訂版）医学書院。

藤田千尋（一九六九）「森田療法でいわれる不問の意味」『精神療法研究』一、六八–七〇頁。

Gendlin, E. T. (1964): A Theory of Personality Change. In Philip Worchel and Donn Byrne (Eds.), *Personality Change.* pp. 100–148, John Willey, New York.〔村瀬孝雄訳（一九八一）『人格変化の一理論、体験過程と心理療法』ナツメ社、三九–一五七頁〕

橋本和幸（一九八五）「新森田療法棟における治療上の諸問題――治療環境の設定の変化とその影響に関する考察」『森田療法室紀要』七、三三–三九頁。

岩井寛・阿部亨（一九七五）『森田療法の理論と実際』金剛出版。

神田橋條治（一九九七）『対話精神療法の初心者への手引き』花クリニック神田橋研究会。

北西憲二（一九八三）「精神科治療方法論と治癒の概念――森田療法の立場から」『臨床精神病理』四、二七–三六頁。

北西憲二（一九八七）「日本における集団と個の問題――森田療法の立場から」『集団精神療法』三、一一九–一二四頁。

北西憲二ほか（一九九〇）「森田神経質と対人恐怖症、強迫症のパーソナリティ構造」『精神科治療学』五、一一三三–一一四二頁。

近藤章久（一九六四）「森田療法」小此木啓吾編『精神療法の理論と実際』医学書院。

近藤喬一（一九六六）「短期精神療法と森田療法」『神経質』六、四七–六一頁。

近藤喬一（一九九九）「日本の心理療法」『内観医学』一、一–八頁。

高良武久（一九七二）「神経質の理解のために」『精神療法研究』三、二七–三七頁。

Laplanche, J. et Pontalis, J.-B. (1976): *Vocabulaire de la Psychanalyse.* (5th edition) Presses Universitaires de France〔村上仁監訳（一九七七）「禁制（禁制の規則）〔禁欲〕」『精神分析用語辞典』みすず書房、九二–九三頁〕

皆川邦直（一九八一）「精神分析的面接その三　診断面接」小此木啓吾ほか編『精神分析セミナー　精神療法の基礎』岩崎学術出版社、一五七–一九三頁。

皆川邦直（一九九〇）「精神科面接の構造と精神力動――神経症、パーソナリティ障害を中心に」『精神科治療学』五、九九五–一〇〇二頁。

光元和憲（一九九七）『内省心理療法入門』山王出版。

満岡義敬・皆川邦直（一九八八）「強迫神経症の精神分析療法」『精神科治療学』三、六五三–六六三頁。

Moore, B.E. & Fine, B.D. (Ed.) (1990): *Psychoanalytic Terms & Concepts.*〔福島章監訳（一九九五）「禁欲」『アメリカ精神分析学会　精神分析事典』新曜社、六三–六四頁〕

森田正馬（一九二一／一九七四）「神経質及神経衰弱症の療法」高良武久編集代表『森田正馬全集』第一巻、白揚社、二三九頁。

長山恵一（一九八三）「森田療法における男性要素と女性要素」『森田療法室紀要』五、一四–二九頁。

長山恵一（一九八四）「森田療法の治療理論に関する考察」『慈医誌』九九、九七五–九九五頁。

長山恵一（一九八九）「森田療法における防衛処理の仕組みと治療構造の特徴について」『精神医学』三一、四六七–四七五頁。

長山恵一（一九九〇ａ）「森田療法の不問技法と精神分析の禁欲規則の比較検討――治療における秘密の視点から」『精神医学』三二、二九–三五頁。

長山恵一（一九九〇ｂ）「森田療法の治療論の再考――ウィニコットの〈生き残り〉を基点として」『精神医学』三二、九四九–九五六頁。

長山恵一（二〇〇一）『依存と自立の精神構造――「清明心」と「型」の深層心理』法政大学出版局。

大原健士郎・藍沢鎮雄・増野肇・小島洋・岩井寛・石田達雄（一九六九）「森田療法の諸問題――その理論と技法上から」『精神医学』九、五一九–五二四頁。

大原健士郎・藍沢鎮雄・岩井寛（一九七〇）『森田療法』文光堂。

小此木加江（二〇〇三）「禁欲規則」『精神分析辞典』岩崎学術出版、一〇三頁。

新福尚武（一九六七）「森田療法」井村恒郎ほか編『神経症』医学書院。

Sullivan, H. S. (1956): *Clinical Studies in Psychiatry.* The Willam Alanson White Psychiatric Foundation, W. W. Norton. New York.〔中井久夫ほか訳（一九八三）『精神医学の臨床的研究』みすず書房〕

鈴木知準（一九七一）「心的転回の側面からみた森田療法による神経質の治癒機制」『精神療法研究』三、一–一九頁。

鈴木知準（一九八八）「森田療法について」『精神神経誌』八九、九一〇頁。

滝川一廣（一九九八）「精神療法とは何か」星野弘・滝川一廣・五味渕隆志ほか著『治療のテルモピュライ』星和書店、三七–七九頁。

田辺巌（一九七五）「禁欲規則」『精神医学事典』弘文堂、一三九頁。

立松一徳（一九九〇ａ）「森田療法における作業の体系と構造」『精神科治療学』五、六七–七六頁。

立松一徳（一九九〇ｂ）「森田療法施行中の治療者イメージの推移」『森田療法室紀要』一二、九–一九頁。

Winnicott, D. W. (1971): *Playing and Reality.* Tavistock, London.〔橋本雅雄訳（一九七九）『遊ぶことと現実』岩崎学術出版社〕

第7章

Beck, A. T. (1976): *Cognitive Therapy and Emotional Disorders.* International Universities Press.〔大野裕訳（一九九〇）『認知療法』岩崎学術出版〕

Ellenberger, H. F. (1970): *The discovery of the unconscious.* Basic Books, New York.〔木村敏・中井久夫監訳（一九八〇）『無意識の発見　上』弘文堂〕

Freeman, A., Pretzer, J., Fleming, B., Simon, K. M. (1990): *Clinical Application of Cognitive Therapy.* Plenum Press〔高橋祥友訳（一九九三）『認知療法ハンドブック』金剛出版〕

北西憲二（一九八九）「森田療法における基本的概念の検討」『精神神経誌』九一、六一–七二頁。

北西憲二（二〇〇一）『我執の病理——森田療法による「生きること」の探求』白揚社。

北西憲二（二〇〇三ａ）「知の体系としての森田療法Ⅰ——序論・森田の病跡との関連から」『精神療法』二九、五七六–五八四頁。

北西憲二（二〇〇三ｂ）「知の体系としての森田療法Ⅱ——認知療法との比較から」『精神療法』二九、七一五–七二二頁。

北西憲二（二〇〇四）「知の体系としての森田療法Ⅲ——不問と〈抱える〉こと、〈あきらめる〉こと」『精神療法』三〇、七〇–七五頁。

森田正馬（一九〇八／一九七四）「精神療法」高良武久編集代表『森田正馬全集』第一巻、白揚社、三九–五五頁。

森田正馬（一九〇九ａ／一九七四）「精神療法の話」高良武久編集代表『森田正馬全集』第一巻、白揚社、五六–七一頁。

森田正馬（一九〇九ｂ／一九七四）「神経衰弱性精神病性體質」高良武久編集代表『森田正馬全集』第一巻、白揚社、七二–八二頁。

森田正馬（一九一九／一九七四）「神経質ノ療法」高良武久編集代表『森田正馬全集』第一巻、白揚社、五六–一〇八頁。

森田正馬（一九二一／一九七四）「神経質及神経衰弱症の療法」高良武久編集代表『森田正馬全集』第一巻、白揚社、二三九–五〇八頁。

森田正馬（一九二五／一九七四）「生の欲望と死の恐怖」高良武久編集代表『森田正馬全集』第三巻、白揚社、一〇二–一一三頁。

森田正馬（一九二六／一九七四）「神経衰弱及強迫観念の根治法」高良武久編集代表『森田正馬全集』第二巻、白揚社、七一–二八二頁。

森田正馬（一九二八／一九七四）「神経質ノ本態及療法」高良武久編集代表『森田正馬全集』第二巻、白揚社、二八三–四四二頁。

森田正馬（一九三〇ａ／一九七四）「第六回形外会」高良武久編集代表『森田正馬全集』第五巻、白揚社、五六–六五頁。

森田正馬（一九三〇ｂ／一九七四）「第七回形外会」高良武久編集代表『森田正馬全集』第五巻、白揚社、六六–九八頁。

森田正馬（一九三一ａ／一九七四）「第一二回形外会」高良武久編集代表『森田正馬全集』第五巻、白揚社、一一〇–一一九頁。

森田正馬（一九三一ｂ／一九七四）「第一五回形外会」高良武久編集代表『森田正馬全集』第五巻、白揚社、一三四–一四五頁。

森田正馬（一九三二ａ／一九七四）「赤面恐怖症（又は対人恐怖症）と其療法」高良武久編集代表『森田正馬全集』第三巻、白揚社、一六四–一七四頁。

森田正馬（一九三二ｂ／一九七四）「神経質の概念」高良武久編集代表『森田正馬全集』第三巻、白揚社、四五–五七頁。

森田正馬（一九三二ｃ／一九七四）「第一八回形外会」高良武久編集代表『森田正馬全集』第五巻、白揚社、一七六–一八八頁。

森田正馬（一九三二ｄ／一九七四）「第二五回形外会」高良武久編集代表『森田正馬全集』第五巻、白揚社、二四六–二六二頁。

森田正馬（一九三二ｅ／一九七四）「第二六回形外会」高良武久編集代表『森田正馬全集』第五巻、白揚社、二六三–二七五頁。

森田正馬（一九三三ａ／一九七四）「第三六回形外会」高良武久編集代表『森田正馬全集』第五巻、白揚社、三八九–四〇一頁。

森田正馬（一九三三ｂ／一九七四）「第三七回形外会」高良武久編集代表『森田正馬全集』第五巻、白揚社、六一〇–六二二頁。

森田正馬（一九三五／一九七四）「第五四回形外会」高良武久編集代表『森田正馬全集』第五巻、白揚社。

野村章恒（一九七四）『森田正馬評伝』白揚社。

Persons. J.B. (1989) *Cognitive Therapy in Practice.* W.W. Norton.〔大野裕監訳（一九九三）『実践認知療法』金剛出版〕

新福尚武（一九五九）「神経症説としての森田説と精神分析説との関係」『精神医学』一、四七五–四八八頁。

新福尚武（一九八〇）「森田療法で起こりがちな〈精神療法的副作用〉」『精神療法』六、一六–二三頁。

第8章・第9章

Frued, S. (1909): *Notes Upon a Case of Obsessional Neurosis.* S.E. X
Freud, S. (1910): *The Future Prospects of Psycho-Analytic Therapy.* S.E. XI
Freud, S. (1914): *Remembering, Repeating and Working-through.* S.E. XII
Klein, M. (1935): A contribution to the psychogenesis of manic-depressive states. In, The Writings of Melanie Klein, Vol. I, Hogarth Press, London.〔安岡譽訳（一九八三）「躁うつ状態の心因論に関する寄与」『メラニー・クライン著作集』三、誠信書房〕
Klein, M. (1940): Mourning and its relation to manic-depressive states. In, The Writings of Melanie Klein, Vol. I, Hogarth Press, London.〔森山研介訳（一九八三）「喪とその躁うつ状態との関係」『メラニー・クライン著作集』三、誠信書房〕

Kohut, H. (1971): *The Analysis of the Self.* International Universities Press, New York.〔水野信義・笠原嘉監訳（一九九四）『自己の分析』みすず書房〕
Kohut, H. (1977): *The Restoration of the Self.* International Universities Press, Inc., Madison, Conneticut.〔本城秀次・笠原嘉監訳（一九九五）『自己の修復』みすず書房〕
Kohut, H. (1984): *How Does Analysis Cure?* The University of Chicago Press, Chicago/London.〔本城秀次・笠原嘉監訳（一九九五）『自己の治癒』みすず書房〕
Malan, D.H. (1979): *Individual Psychotherapy and the Science of Psychodynamics.* Arnold, a member of the Hodder Headline Group, London〔鈴木龍訳（一九九二）『心理療法の臨床と科学』誠信書房〕
森田正馬（一九二二／一九七四）「神経質及神経衰弱症の療法」日本精神医学会（『森田正馬全集』第一巻、白揚社）
森田正馬（一九二六／一九七四）「神経衰弱及強迫観念の根治法」実業の日本社（『森田正馬全集』第二巻、白揚社）
森田正馬（一九二八／一九七四）「神経質ノ本態及療法」吐鳳堂書店（『森田正馬全集』第二巻、白揚社）
森田正馬（一九三五）「赤面恐怖の療法」人文書院〔（一九五三）『赤面恐怖の治し方』白揚社〕
森田正馬（一九七五ａ）「我が家の記録」『森田正馬全集』第七巻、白揚社。
森田正馬（一九七五ｂ）「第二十二回形外会」『森田正馬全集』第五巻、白揚社。
長山恵一（一九八九）「森田療法における防衛処理の仕組みと治療構造の特徴について」森温理・北西憲二編「森田療法の研究」金剛出版。
真保弘編（一九八四）「真人間の復活一〇二」生活の発見（二九六）、六〇-六三頁。
真保弘編（一九八五ａ）「真人間の復活一〇二」生活の発見（二九八）、三五-三九頁。
真保弘編（一九八五ｂ）「真人間の復活一〇二」生活の発見（三〇一）、五〇-五四頁。
新福尚武（一九五四）「〈とらわれ〉の精神病理と森田説の立場」『精神神経誌』五五。
Steiner, J. (1993): *Psychic Retreats.* Routledge, London〔衣笠隆幸監訳（一九九七）『こころの退避』岩崎学術出版社〕
豊原利樹（一九九三ａ）「森田療法の治療機序についての一視点——森田自験例（根岸症例）を通して」『森田療法室紀要』一五、六七-七三頁。
豊原利樹（一九九三ｂ）「森田療法と精神分析的精神療法の比較研究——森田療法における治療者の理想化と置き換えの機制について」『(財) メンタルヘルス岡本記念財団　研究助成報告集』六、一五七-一五九頁。

Winnicott, D. W. (1958): *Collected Papers*. Tavistock, London.〔北山修監訳（一九九〇）『児童分析から精神分析へ』岩崎学術出版社〕
Winnicott, D. W. (1971): *Playing and Reality*. Tavistock, London.〔橋本雅雄訳（一九七九）『遊ぶことと現実』岩崎学術出版社〕

第10章

Breuer, J. & Freud, S. (1893): *Studies on Hysteria*. S. E., II.
Chertok, L. & Saussure, R. (1973): *Naissance du Psychoanalyste*.〔長井真理訳（一九八九）『精神分析学の誕生――メスメルからフロイトへ』岩波書店〕
Freud, A. (1936): *The Writings of Anna Freud*. Vol. II. *The ego and the mechanisms of defense*. International Universities Press〔牧田清志・黒丸正四郎監修、黒丸正四郎・中野良平訳（一九六六）『アンナ・フロイト著作集』第二巻『自我と防衛機制』岩崎学術出版社、一九八二年〕
Freud, S. (1894): *The Neuro-Psychoses of Defence*. S. E., III, 41–61.
Freud, S. (1895): *Project for a Scientific Psychology*. S. E., I, 281–3.97.
Freud, S. (1896): *The Aetiology of Hysteria*. S. E., III, 187.
Freud, S. (1900): *The Psychology of the Dream Processes in The Inter. pretation of Dreams*. S. E., V. 3.3.9–621.
Freud, S. (1905a): *Fragment of an Analysis of a Case of Hysteria*. S. E., VII, 7–122.
Freud, S. (1905b): *Three Essays on The Theory of Sexuality*. S. E., VII.
Freud, S. (1908): *On the Sexual Theories of Children*, S. E., IX, 205–226.
Freud, S. (1909a): *Analysis of a Phobia in a Five-Year-Old Boy*. S. E., X, 1–149.
Freud, S. (1909b): *Notes upon a Case of Obsessional Neurosis*. S. E., X, 152–249.
Freud, S. (1910a): *Five Lectures on Psycho-Analysis*. S. E., XI. 9–55.
Freud, S. (1910b): *Leonardo Da Vinci and a Memory of His Childhood*. S. E., XI, 59–13.7.
Freud, S. (1910c): *A Special Type of Choice of Object made by Men*. S. E., II, 171.
Freud, S. (1911a): *Psychoanalytic Notes on an Autobiographical Account of a Case of Paranoia* (*Dementia paranoides*). S. E., XII, 1–80.
Freud, S. (1911b): *Formulations on the Two Principles Mental Functioning*. S. E., XII, 213.–226.

Freud, S. (1912a): *The Dynamics of Transference*. S. E., XII, 97–108.

Freud, S. (1912b): *Types of Onset of Neurosis*. S. E., XII, 227–23.8.

Freud, S. (1912c): *Recommendations to Physicians Practising Psycho-Analysis*.

Freud, S. (1913a): *On Beginning the treatment* (*Further Recommendations on the Technique of Psycho-Analysis. I*). S. E., XII, 121–146.

Freud, S. (1914a): *Remembering, Repeating and Working-Through* (*Further Recommendations on the Technique of Psycho-Analysis. II*). S. E., XII, 145–156.

Freud, S. (1914b): *On Narcissism*. S. E., XIV, 67–102.

Freud, S. (1915a): *Instincts and their Vicissitudes*. S. E., XIV, 109–140.

Freud, S. (1915b): *The Unconscious*. S. E., XIV, 181.

Freud, S. (1915c): *Observation on Transference-Love*. (*Further Reccommendations on the Technique of Psycho-Analysis*).

Freud, S. (1916): *On Narcissism: An Introduction*. S. E., XIV,:73–109.

Freud, S. (1916-1917) : *Introductory Lectures on Psycho-Analysis*, S. E. XV, XVI.

Freud, S. (1917a): *Mourning and Melancholia*. S. E., XIV, 237–260.

Freud, S. (1917b): *Introductory Lecture*. S. E., XVIII.

Freud, S. (1918): *From the History of an Infantile Neurosis*. S. E., XVII, 7–122.

Freud, S. (1919): *Lines of Advance in Psycho-analytic Therapy*. S. E., XVII, 157–168.

Freud, S. (1920a): *Two Encyclopaedia Articles*. S. E., XVIII, 247.

Freud, S. (1920b): *Beyond the Pleasure Principle*. S. E., XVIII, 1–64.

Freud, S. (1923): *The Ego and the Id*. S. E., XIX, 29–77.

Freud, S. (1924a): *The Dissolution of the Oedipus Complex*. S. E., XIX, 174.

Freud, S. (1924b): *The Loss of Reality in Neurosis and Psychosis*. S. E., XIX, 183–187.

Freud, S. (1925): *An Autobiographical Study*. S. E., XX, 7–74.

Freud, S. (1926): *Inhibitions, Symptoms and Anxiety*. S. E., XX, 87–156.

Freud, S. (1928): *Dostevsky and Parricide*. S. E., XXI, 173–196.

Freud, S. (1930): *Civilization and it's Discontent*. S. E., XXI, 57–145.

Freud, S. (1931): *Female Sexuality.* S. E., XXI, 221–243.

Freud, S. (1933): *New Introductory Lectures on Psycho-Analysis.* S. E., XXII, 16–189.

Freud, S. (1937): *Moses and Monotheisism.* S. E., XXIII, 7–137.

Freud, S. (1940): *An Outline of Psycho-Analysis.* S. E., XXIII, 13.9–207.

Freud, S. (1954): *The Origins of Psycho-Analysis,* Imago.

Freud, S. (1955): the Hogarth Press and the Institute of Psycho-Analysis, London. as follows: '*Notes upon a Case of Obsessional Neurosis,*' The Standard Edition of the Complete Psychological Works of Sigmund Freud X.

Gay, P. (1988): *Freud: A Life for Our Time,* W. W. Norton, New York/London.〔鈴木晶訳（二〇〇四）『フロイト一、二』みすず書房〕

Nagera, H. (1969a): Basic Psychoanalytic Concepts on the Libido Theory. *The Hampstead Clinic Psychoanalytic Library.* Vol I: 107–112. Maresfield Reprints. London.

Nagera, H. (1970b): Basic psychoanalytic concept. *The Hampstead Clinic Psychoanalytic Library.* Vol. IV. Maresfield Reprints, London.

Hartmann, H. (1964): *Essays on ego psychology.* International University Press, New York.

Jones, E. (1959): *Sigumund Freud: Life and Work.* Hogarth Press, London.〔竹友安彦、藤井治彦訳（一九七四）『フロイトの生涯』紀伊国屋書店〕

丸田俊彦（一九九二）「エディプス理論の大前提とその再検討——Kohut のディプス理解とその意義」『精神分析研究』三六、七八–八四頁。

皆川邦直（一九九一）「固着・退行・ワークスルー」『精神分析研究』三五、三九–四六頁。

皆川邦直（一九九二）「エディプスコンプレクス——そのメタサイコロジーと実際」『精神分析研究』三六、二一–八頁。

皆川邦直「プレエディプスからエディプスコンプレクスを越えて」『精神分析研究』三八、一九九四年、一四〇–一四七頁。

皆川邦直「自我心理学派」『精神科治療学体系』中山書店、一九九九年。

Nagera, H. (1969a): Basic psychoanalytic concept. *The Hampstead Clinic Psychoanalytic Library.* Vol. I. Maresfield Reprints, London.

Nagera, H. (1969b): Basic psychoanalytic concept. *The Hampstead Clinic Psychoanalytic Library.* Vol. II. Maresfield Reprints,

London.
Nagera, H.（1970）: Basic psychoanalytic concept. *The Hampstead Clinic Psychoanalytic Library*. Vol. III. Maresfield Reprints, London.
小此木啓吾（一九八三）「解題」『フロイト著作集』九、人文書院、四五七–五一四頁。
Strachey（1934）: The Nature of the Therapeutic action of psycho-Analysis. *International J of Psycho-Analysis*, 15, 127–159.

第11章

Freud, S.（1900）: *The Interpretation of Dreams*. S. E., IV–V.
Freud, S.（1901）: *The Psychopathology of Everyday Life*. S. E., VI.
Freud, S.（1909）: *Notes upon a Case of Obsessional Neurosis*. S. E., X.
Freud, S.（1910 a）: *A Special Type of Choice of Object made by Men*. S. E., XI.
Freud, S.（1910 b）: *The Future Prospects of Pscho-Analytic Therapy*. S. E., XI.
Freud, S.（1912 a）: *The Dynamics of Transferenc*. S. E., XII.
Freud, S.（1912 b）: *Recommendations to Physicians practising Psycho-Analysis*. S. E., XII.
Freud, S.（1913）: *On Beginning the Treatment*. S. E., XII.
Freud, S.（1914）: *Remembering, Repeating and Working-through*. S. E., XII.
Freud, S.（1917）: *Mourning and Melancholia*. S. E., XIV.
Freud, S.（1919）: *Lines of Advance in Psycho-Analytic Therapy*. S. E., XVII.
Freud, S.（1954）: *Original Record of the Case*. S. E., X.
Joseph, B.（1985）: Transference: The total situation. In, *Melanie Klein Today*, Vol. 2（ed. E. B. Spillius）. The Institute of Psycho-Analysis, London.〔古賀靖彦訳（二〇〇〇）『転移――全体状況』メラニー・クライントゥディ（3）〔松本邦裕監訳〕岩崎学術出版社〕
衣笠隆幸（一九九三）「対象関係から見た鼠男の治療要因」吾妻ゆかり・妙木浩之編『現代のエスプリ　フロイトの症例』三一七、一三七–一五〇頁。
北山修（一九九二）「フロイトと〈鼠男〉について」『精神分析研究』三六、二〇二–二〇九頁。

Winnicott, D. W. (1958) *Collected Papers*, Tavistock, London〔北山修監訳（一九九〇）『児童分析から精神分析へ』岩崎学術出版社〕

第12章

Ellenberger, H. F. (1964): La Notion de Maladie creatrice. *Canadian Philosophical Review*, 25–41.〔中井久夫・西田牧衛訳（一九八四）「Ⅶ〈創造の病い〉という概念」『精神の科学　諸外国の研究状況と展望』別巻　岩波書店〕

Ellenberger, H. F. (1970): *The Discovery of the Unconscious*. Basic Books, New York.〔木村敏・中井久夫監訳（一九八〇）『無意識の発見』（上・下）弘文堂〕

飯田真・中井久夫『天才の精神病理』中央公論社、一九七二年。

Jones, E. (edited): Trilling L., Marcus, S. (abridged) (1961): *The Life and Work of Sigmund Freud*. Basic Books, New York.〔竹友安彦・藤井治彦訳（一九六九）『フロイトの生涯』紀伊國屋書店〕

北西憲二・皆川邦直・三宅由子ほか（一九九〇）「森田療法と精神分析的精神療法の比較研究——第一報　精神療法比較研究の方法論」『精神科治療学』五、二二九-二三七頁。

北西憲二（二〇〇三）「知の体系としての森田療法・Ⅱ——認知療法との比較から」『精神療法』二九、七一五-七二二頁。

北西憲二（二〇〇四ａ）「知の体系としての森田療法・Ⅳ——恐怖と欲望のダイナミズムから」『精神療法』三〇、一八八-一九六頁。

北西憲二（二〇〇四年ｂ）「知の体系としての森田療法・Ⅴ——回復という視点から」『精神療法』三〇、三、一九-三二六頁。

皆川邦直（一九九九）「自我心理学派」（松下正明総編集）臨床精神医学一五、精神療法、中山書店、二一一-二三四頁。

水谷啓二（一九六六）「真人間の復活（第二六回）」『生活の発見』七二、二〇-二六頁。

森田正馬（一九〇八／一九七四）「精神療法」高良武久編集代表『森田正馬全集』第一巻、白揚社、三九-五四頁。

森田正馬（一九〇九／一九七四）「神経衰弱性精神病性體質」高良武久編集代表『森田正馬全集』第一巻、白揚社、七二-八二頁。

森田正馬（一九二八／一九七四）「神経質ノ本態及療法」高良武久編集代表『森田正馬全集』第二巻、白揚社、二八三-四四二頁。

森田正馬（一九三一／一九七四）「第一二回形外会」高良武久編集代表『森田正馬全集』第五巻、白揚社、一一〇-一一九頁。

森田正馬（一九三四／一九七四）「強迫観念の本態（紙・革類恐怖）・臨床講義」高良武久編集代表『森田正馬全集』第四巻、白揚社、五五-六五頁。

中村元（一九六二）「東洋人の思惟方法　三」『中村元選集』第三巻、春秋社。

野村章恒（一九七四）『森田正馬評伝』白揚社。

小此木啓吾（一九八七）「精神分析理論の成り立ち」小此木啓吾・岩崎徹也・橋本雅雄・皆川邦直編『精神分析セミナーⅣ　フロイトの精神病理学理論』岩崎学術出版社。

大原健士郎・大原浩一（一九八九）「森田正馬の病跡（Ⅰ）」『病跡誌』三七、二九―三八頁。

新福尚武（一九八〇）「森田療法で起こりがちな〈精神療法的副作用〉」『精神療法』六、一六―二三頁。

内村祐之（一九六八）『我が歩みし精神医学の道』みすず書房。

山田和夫（一九九七）「森田正馬とS・フロイトのパニック障害に関する比較病跡学的考察（抄録）」『病跡誌』五四、八二頁。

第13章

Jones, E.（一九六九）竹友安彦・藤井治彦訳『フロイトの生涯』紀伊國屋書店。
野村章恒（一九七四）『森田正馬伝』白揚社。

初出一覧

・第1章は、次の論文の一部を書き改めたものである。
北西憲二・皆川邦直・三宅由子・橋本和幸・橋本元秀・柘野雅之・長山恵一・立松一徳・中村敬・豊原利樹・深津千賀子・久保田幹子「森田療法と精神分析的精神療法の比較研究（第一報）――精神療法比較研究の方法論」『精神科治療学』五（二）一九九〇年、二二九-二三七頁。
・第3章は、次の論文の一部を書き改めたものである。
皆川邦直・三宅由子・北西憲二・立松一徳・橋本和幸・中村敬・豊原利樹・久保田幹子・長山恵一・橋本元秀・柘野雅之・深津千賀子「森田療法と精神分析的精神療法の比較研究（第二報）――治療対象の比較検討」『精神科治療学』五（三）、一九九〇年、三七九-三八七頁。

あとがき

一九八五年から始めた毎月一回の森田・分析研究会の成果を一冊の本にまとめることができたことは著者全員にとって望外の喜びである。専門誌に残されている両学派の先達の議論は必ずしも噛み合うものではなく、その後も両学派の学び合う機会はないままであった。そのような状況にあって近藤喬一先生がこの研究会のできるきっかけを作られたのは、一九八四年から一九八五年にかけてのことであった。近藤先生は当時私が所属していた都精研（東京都精神医学総合研究所）の社会精神医学研究室の研究会の重鎮であり、当時の研究室主任、吉松和哉先生の親友でもある。先生は研究会後の席で着任間もない私に「皆ちゃん、小此木先生から了解を得たから、うちの北西と研究会をしないか」と言われた。こうして本研究会は立ち上がったが、確立した方法論もないので、先行きどうなるかは分からない、というのが本音であった。北西憲二にしても同じ思いであったであろう。しかし近藤先生の勧めでもあり、互いの精神療法を理解し合おうという目標が最初から私たちの間には共有された。これがなければ、この本の出版はなかったであろう。その意味で近藤喬一先生と吉松和哉先生に心より感謝申し上げたい。

精神分析的精神療法グループの参加者は井之頭病院の橋本元秀、慶應義塾大学精神神経科学教室の守屋直樹、臨床心理士の深津千賀子と私であった。その後しばらくして井之頭病院の柘野雅之氏が参加した。守屋は境界性パーソナリティ障害の実証研究のため、このグループからは一時期離れねばならなかった。しかし彼は、この三、四年、長期にわたる精神療法の効果測定法として確立してきているＰＱＳをわが国に導入して精神療法関係の実証研究を始めた。それを用いて同一症例に対する森田と分析の初回面接比較の研究を山科満（順天堂大学）と行なった。こうして彼はちょうど良いタイミングで本会に復帰した。深津は東京慈恵会医科大学の久保田幹子と共同で両療法患者の心理検査の比較に大いに活躍した。また栢野は精神分析療法を学びつつ、学生時代から森田療法にも深い関心を寄せていた。その彼の視点は両学派の議論を深めるのに役立った。

この本の目次を眺めて見ると、本研究会は順調に成果を挙げてきたかのようにも感じられる。しかし、実際のところは決して楽な道のりではなかった。始めたばかりのころは研究会をどのように構造化すべきか、比較研究の方法論として、どのようなものを準備できるかなど、非常に心細い状況にあった。そのなかでお互いに相手の症例報告を聞いて、理解できる部分もあるかもしれないが、できない部分も少なくないであろう、という合意のもとで、お互いの症例の話をまずは聞いてみよう、話してみよう、ということになった。そして、それぞれの専門用語は相手にとっては外国語であり、意思の疎通が充分にはできないことが明らかになった。お互いに気楽に議論ができるようになるまでのあいだ、それぞれの用語を解説・理解する作業を続ける必要のあることで合意したのを思い出す。これは思いのほか時間を要する作業であった。こうした初期のチューニングができあがったところで、実際に比較精神療法の研究計画を立てることになった。そこで都精研の同僚で臨床疫学者の三宅由子に参加を願った。

橋本元秀はコフートの自己愛パーソナリティと自己対象転移に興味を抱いていたが（橋本元秀「自己愛の障害と対象喪失」『精神分析研究』三四、一九九一年、三二三―三三〇頁、「病態水準の比較からみた青春期症例――その技法上の考察」『精神分析研究』二九、一九八五年、六三―六八頁）、研究会での彼の発言から、対人恐怖の人の児童期における「黄金時代」――これは村上靖彦氏の用語で森田療法グループがよく使っていたもの――をはじめ、森田療法から得られてきた対人恐怖理解と自己愛パーソナリティの病理との関係に焦点が当てられるようになった。彼は慶應義塾大学病院での一年間の研修医生活の後、一九七九年より井之頭病院で研修を続けつつ毎週金曜日には大学病院に戻って精神療法の研修を続けた。小此木啓吾氏からスーパービジョンを、土居健郎氏からは教育分析を受けて、精神分析協会の分析家資格を得た。さらに、精神分析学会の認定精神療法医、認定スーパーバイザーとして東京精神療法研究会において後進の教育にも活躍していた。その橋本氏が井之頭の病院長になってからは業務多忙で研究会への参加が難しくなっていた。そのような折、あることで彼に電話をしたところ、「ヘルニアで腰が痛い」と言っていた。二〇〇三年の十二月であった。翌年の三月、ヘルニアではなく悪性腫瘍で入院治療が始まった。その夏には退院の報告を兼ねて彼からのメールが届いた。病院と家族への思いなどが述べられていて、それが私との別れの挨拶であった。入院後の彼の病気への一貫した態度については彼の奥様から知らされていたこともあり、私はこのときに、橋本元秀氏の誠実さと強さに改めて触れる思いがした。それはたぶん天賦のものであり、であるからこそ彼は、四半世紀にわたり情熱を失うことなく精神療法家として、また教育者としてやり通したのだ、と私は思った。彼は森田・分析研究会の中核メンバーの一人であり、東京精神療法研究会の欠かすことのできない指導者でもあった。彼の死はそれぞれの研究会にとって非常に大きな喪失であり痛手である。ここに哀悼の意を表したい。

ところで研究作業中に私が一番悩んだのは、比較研究の方法論が未だないなかでビデオ録画した面接記録をどのように比較すれば良いか、どうすれば自分の感覚にぴったりの比較になるかという点であった。三宅は、見通しの立たないままにデータの出し方について何回もしつこく注文をつける私に嫌な顔一つせず、本当によくデータ・ハンドリングを続けた。まあ、私だけでなく北西もあれこれと注文を付けていたような記憶もある。おそらく面接比較は重要な研究テーマであるが、守屋・山科のＰＱＳを用いた面接比較の方法には充分な客観性があり、その意味で今後が楽しみである。

豊原利樹は両療法の臨床訓練を受けているが、「根岸症例」および「通信治療症例」と「ラット・マン症例」を提示した。ことにラット・マンはフロイトの臨床記録は逆転移を整理せずに書き綴られていることもあり、英文は非常に分かりにくい。豊原はそれを整理してラット・マンとフロイトの間で何が起こっているかを明確にした。これによって理解しやすくなり、多くの読者がラット・マンに親しみやすくなったと思われる。

長山恵一と橋本和幸も、両療法の臨床訓練を受けた数少ない精神療法家である。長山は「精神療法の三角形」から掘り起こして、精神療法の基本事項を述べ、そのうえで両療法の共通性と異種性を明解化しつつ、森田療法技法に新たな説明を加えている。時間のない読者はこれを読めば、両療法のエッセンスを知ることになるであろう。橋本は両療法の基礎的な用語を取り上げている。無意識（局所論）と意識過剰（とらわれ）、自我の三層構造論と拮抗論、転移感情とリアルな感情、治療抵抗（防衛とはからい）、解釈と不問などである。さらに精神性的発達論に対応する森田理論のないことを指摘しているところは興味深い。

北西憲二と私は、それぞれの療法の創始者の精神病理学説と治療法の発展について展望した。以上、簡単に説明をした章は、各著者の書き下ろしであり、それ以外の比較研究論文は、臨床疫学者の三宅が加わって行なった実証研究で、以前専門誌に発表した論文である。また三宅はフロイトと森田の生きた時代背景を明らかにするためにフロイト、森田の時代背景と統合年表を書き下ろした。以上のようにしてようやく出版にこぎ着けることができたが、比較精神療法を研究するという作業は自分の行なう精神療法を客観化する作業でもあり、それによって得られるものは決して少なくない。とは言うものの、その作業においては自己愛を慎む営みに、相当の自制心と根気が求められた。それが正直な感想である。

私が森田療法から最も多く学んだと思うことは、強迫性障害の精神病理と治療的対応についてである。すなわち「とらわれ」「はからい」「不問」「事実本位」「気分本位」などの森田語で表現されるそれである。これによって私は強迫症状の無意識の意味を解釈投与しなくなった。また気分本位と事実本位の識別は連想内容に左右されるのではなく、事実本位に意味ある連想とゴミとしてのそれを識別することの大切さを教えてくれた。フロイトが強迫の感情隔離には抑圧等価の作用があり、投与した解釈は強迫病理に取り込まれて意味をなさなくなる、ということを述べているが、この言葉は、強迫観念や行為の意味にとらわれる限り、精神療法による前進が期待できないことを示唆する。

最後に、二十年もの間、同一の中核メンバーで研究会を続けたこと、その結果、各人の成果をこのような形にまとめることができたことを嬉しく思う。そのきっかけを作っていただいた近藤喬一先生、吉松和哉先生に再び感謝を捧げるとともに、初期から現在までの研究会に参加してきたメンバー全員に、深甚の謝意を表したいと思う。そして、この本が精神療法を志し、また理解を深めようとするすべての人びとにとって、少しでも役立つものであれば、と願っている。

二〇〇七年　九月

皆　川　邦　直

索　引

あ　行

か　行

さ　行

ま　行

や　行

ら　行

わ　行

長山　恵一（ながやま　けいいち）【第１章～第３章，第６章】
1951年生まれ
1985年　東京慈恵会医科大学大学院精神医学専攻博士課程修了
現　在　法政大学現代福祉学部教授，法政大学大学院人間社会研究科教授
著　書　『依存と自立の精神構造――「清明心」と「型」の深層心理』法政大学出版局　2001
共著書　『内観法――実践の仕組みと理論』日本評論社　2006，『精神障害者地域リハビリテーション実践ガイド』日本評論社　2002

豊原　利樹（とよはら　としき）【第１章～第３章，第８章，第９章，第11章】
1954年生まれ
1981年　東京慈恵会医科大学医学部卒業
1989年　医学博士
現　在　南青山心理相談室室長，大栄病院精神科医
共著書　『日常臨床語辞典』誠信書房　2006，『こころを癒す音楽』講談社　2005，『精神分析療法』精神科MOOK増刊２　金原出版　1996，『別冊発達17　カウンセリング事例集』ミネルヴァ書房　1994，『森田療法の研究』金剛出版　1989

橋本　和幸（はしもと　かずゆき）【第１章～第３章，第５章】
1956年生まれ
1990年　東京慈恵会医科大学大学院内科系精神医学専攻博士課程修了
現　在　調布はしもとクリニック院長
共著書　『森田療法』ミネルヴァ書房　2005，『森田療法で読むうつ――その理解と治し方』白揚社　2005，『森田療法で読むパニック障害』白揚社　2003，『神経症とその周辺』精神科プラクティス第３巻　星和書店　1999

執筆者紹介

北西　憲二（きたにし　けんじ）【はじめに，第１章〜第４章，第７章，第12章】

1946年生まれ

1970年　東京慈恵会医科大学医学部卒業

現　在　日本女子大学人間社会学部教授・森田療法研究所所長

著　書　『中年期うつと森田療法』講談社　2006,『我執の病理――森田療法による「生きること」の探求』白揚社　2001,『実践森田療法――悩みを活かす生き方』講談社1998

共著書　『森田療法』（編著）ミネルヴァ書房　2005,『森田療法で読むパニック障害』（編）白揚社　2003

皆川　邦直（みなかわ　くになお）【第１章〜第４章，第10章，おわりに】

1946年生まれ

1984年　慶應義塾大学大学院神経精神医学博士課程修了

現　在　法政大学現代福祉学部教授，サイコセラピーインターナショナル院長

著　書　『子育て心理教育』安田生命社会事業団　2003,『親であること，子であること』女子パウロ会　1990

編著書　『コンサルテーション・リエゾン精神医学』精神科プラクティス第４巻　星和書店　1996,『境界例』医学書院　1993,『精神分裂病』精神科プラクティス第１巻　星和書店　1991

三宅　由子（みやけ　ゆうこ）【第１章〜第４章，第13章】

1948年生まれ

1977年　東京大学大学院医学系研究科保健学専攻博士課程修了

現　在　国立精神・神経センター精神保健研究所精神保健計画部統計解析研究室長

著　書　『臨床データのまとめかた――研究計画から論文作成まで』杏林書院　1992,

共著書　『外傷後ストレス障害（PTSD）』臨床精神医学講座Ｓ６巻　中山書店　2000,『看護研究にいかす質問紙調査』医学書院　1996,『境界例』（編著）医学書院　1993

森《もり》田《た》療法《りょうほう》と精《せい》神《しん》分《ぶん》析《せき》的《てき》精《せい》神《しん》療法《りょうほう》

2007年10月25日　第1刷発行

著　者　北西憲二
皆川邦直
三宅由子
長山恵一
豊原利樹
橋本和幸

発行者　柴田淑子
印刷者　田中雅博

発行所　株式会社 誠信書房
〒112-0012　東京都文京区大塚3-20-6
電話　03(3946)5666
http://www.seishinshobo.co.jp/

創栄図書印刷　協栄製本　落丁・乱丁はお取り替えいたします

ISBN978-4-414-40034-2 C3011